Hygiene im chirurgischen Alltag

Hygiene im chirurgischen Alltag

Traditionen, Glaubensbekenntnisse, Fakten

Herausgegeben von
M. Schweins, U. Holthausen, H. Troidl
E. Neugebauer, F. Daschner

W DE G

Walter de Gruyter
Berlin · New York 1993

Herausgeber

Dr. M. Schweins
Dr. U. Holthausen
Prof. Dr. H. Troidl
PD Dr. E. Neugebauer

II. Chirurgischer Lehrstuhl
der Universität zu Köln
Ostmerheimer Str. 200
5000 Köln 91

Prof. Dr. F. Daschner
Klinikum der Albert-Ludwigs-Universität
Hugstetter Str. 55
7800 Freiburg

Die Deutsche Bibliothek – CIP-Einheitsaufnahme

Hygiene im chirurgischen Alltag : Traditionen, Glaubensbekenntnisse, Fakten / hrsg. von M. Schweins ... – Berlin ; New York : de Gruyter, 1993
ISBN 3-11-013887-5
NE: Schweins, Michael [Hrsg.]

Satz und Druck: Arthur Collignon GmbH, Berlin. – Buchbinderische Verarbeitung: Lüderitz & Bauer GmbH, Berlin. – Umschlagentwurf: Rudolf Hübler, Berlin.
Printed in Germany.

Vorwort

Hygienemaßnahmen in der Medizin nehmen seit der Entdeckung der Ursachen des Kindbettfiebers durch Ignaz Semmelweis einen wesentlichen Platz im Alltagsleben eines jeden Arztes ein. Gerade wegen der Problematik ihres Faches waren Chirurgen wie Joseph Lister an der Erforschung und Weiterentwicklung von Hygienemaßnahmen entscheidend beteiligt. Auf der Grundlage dieser Entdeckungen, die die Chirurgie auf ihrem heutigen Stand erst ermöglicht haben, sind im Laufe der Jahrzehnte eine Reihe von Hygieneregeln entwickelt worden.

Das Hygieneverhalten erlernt ein Chirurg meist traditionell, durch Übermittlung von Arztgeneration zu Arztgeneration, mit Hilfe von Vorgesetzten und OP-Schwestern. Vorschriften wie die Richtlinien des Bundesgesundheitsamtes (BGA) und wissenschaftliche Untersuchungen zu diesem Thema waren uns und vielen unserer Kollegen nicht oder nur teilweise bekannt. Erst eine engagierte Hygienefachkraft und die Ernennung eines Hygienebeauftragten für die Klinik führte zu einer neuen Auseinandersetzung mit der Problematik.

Durch einen regen Austausch mit Gästen aus dem In- und Ausland und eigene Beobachtungen mußten wir feststellen, daß sich die „Hygieneriten" national, vor allem aber auch international, teilweise erheblich unterscheiden. Dies war in unserer Klinik Anlaß zur Diskussion und Aufarbeitung dieser Traditionen. Zu diesem Zweck wurde die verfügbare Literatur systematisch gesammelt, gesichtet und nach anerkannten Kriterien bewertet. Dabei zeigte sich, daß ein Großteil der heute gültigen Hygienevorschriften einer lange fälligen Überarbeitung und Anpassung an den neuesten Stand der Wissenschaft, Forschung, Technik, Ökologie und Ökonomie bedurfte.

Wir formulierten einzelne Themenbereiche, denen wir die entsprechende Literatur zuordneten. Aufgrund unserer Ausarbeitungen konnten wir dann, teils von den Vorschriften des BGA abweichende Vorschläge für Hygienemaßnahmen im chirurgischen Alltag erstellen, eingeladenen Experten vorlegen und schließlich in einem Panel gemeinsam mit den Teilnehmern diskutieren. Aus zahlreichen Diskussionsbeiträgen und vor allem aus sorgfältig durchgeführten Studien geht hervor, daß auch teils von den BGA-Richtlinien abweichendes Hygieneverhalten eine sichere Chirurgie mit niedrigen Infektionsraten gewährleistet. Einfache, praxisnahe, patienten- und personalfreundliche Verhaltensweisen erlauben eine Chirurgie mit geringem Infektionsrisiko. Die international schon übliche systematische Erfassung auftretender Infektionen hat dies bestätigt und muß in Deutschland, auch als Qualitätssicherung unseres Handelns, nun endlich verwirklicht werden.

Mit diesem Buch möchten wir die von uns verfaßten Hygieneregeln und die ihnen zugrundeliegende umfassende Literatursammlung einem breitem Publikum zugänglich machen. Wir hoffen auch, daß dadurch die in der Öffentlichkeit teilweise sehr emotional geführte Diskussion um Infektionen im Krankenhaus versachlicht wird.

Wir möchten uns an dieser Stelle ganz herzlich bei allen bedanken, die dieses Buch möglich gemacht haben. Hierzu sind zuerst das Pflegepersonal und die Ärzte des II. Chirurgischen Lehrstuhls der Universität zu Köln zu nennen, die vorbildlich demonstriert haben, wie auch schwierige Themen ausführlich und fair diskutiert werden können. Sie haben durch ihre tatkräftige Hilfe wesentlich zum Gelingen beigetragen.

Die Mitarbeiter der Biochemischen und Experimentellen Abteilung am II. Chirurgischen Lehrstuhl haben durch unermüdlichen Einsatz die chirurgische Schaffenskraft gelenkt, strukturiert und sich vor allem für die Organisation des Projektes verantwortlich gezeigt. Ganz persönlich möchten wir in diesem Zusammenhang Frau Karin Nasskau danken ebenso wie Frau Andrea Elbers für die perfekte Hilfe bei der Erstellung dieses Buches.

Die internationalen Experten waren nie müde, uns mit Rat und Tat zur Seite zu stehen. Besonders erwähnen möchten wir Professor B. Devlin, Professor A. Pollock und Professor P. Nyström, die aufgrund ihrer Erfahrung vom ersten Augenblick an bei der Konzeption der Aufarbeitung dieses Themenkomplexes Paten waren.

Die Firmen Mundipharma und Upjohn tragen einen wesentlichen Anteil an den Kosten dieses Buches, ihnen gebührt der Dank dafür, daß mit diesem Buch den Chirurgen eine praxisnahe Hilfe zur Verfügung steht, in dem die aktuellste Literatur, mit Expertenmeinungen verknüpft, zu Hygieneregeln für die wichtigsten Bereiche des chirurgischen Alltags verarbeitet sind.

M. Schweins
U. Holthausen
H. Troidl
E. Neugebauer
F. Daschner

Geleitwort

E. H. Farthmann

Es ist auffallend, daß Hygienefragen im Programm chirurgisch orientierter wissenschaftlicher Fachgesellschaften keinen oder nur einen geringen Raum einnehmen. Dies gilt für die einzelnen operativen Disziplinen, aber auffallenderweise auch für eine auf die Erforschung chirurgischer Infektionen ausgerichtete Fachgesellschaft wie die Surgical Infection Society (SIS). Diese Gesellschaft hat daher gern die Schirmherrschaft über das Symposium übernommen, deren Ergebnisse in der vorliegenden Monographie festgehalten sind. Dennoch beansprucht sie keinerlei Urheberschaft für die hier erstmals formulierten Regeln, deren Zusammenstellung allein das Verdienst der Herausgeber ist.

Wenn man sich nach den Gründen für die Sonderstellung krankenhaushygienischer Probleme im Spektrum des chirurgischen Interesses fragt, stößt man auf ein vielschichtiges Problem. Wie so oft in der Chirurgie, sind die Wurzeln auch historisch determiniert. Zwar ist jedem heute tätigen Chirurgen bewußt, daß alles in der heutigen Chirurgie Erreichte nur vor dem Hintergrund der Überwindung des Hospitalismus alter Art möglich war; dennoch fehlt das Bewußtsein für die Verhältnisse vor der Zeit von Semmelweis und Lister. Hinzu kommt die Tatsache, daß zumindest zu Beginn wissenschaftliche Erkenntnis und empirische Handlungswissenschaft nicht synchron verliefen: Lister hatte bei der Einführung der Antisepsis nachweislich keine Vorstellung von ihrem Wirkungsmechanismus.

Von diesen Wurzeln her ist hygienisches Verhalten in der Chirurgie weitestgehend von Traditionen und tradierten Riten beeinflußt. Dabei ist häufig nicht genau zu erkennen, wer diese Riten überhaupt formuliert und tradiert. Bei genauem Hinsehen haben Krankenschwestern und Krankenpfleger hieran einen ebensolchen Anteil wie Ärzte, und hygienisches Verhalten ist im allgemeinen nicht Gegenstand dessen, was in chirurgischen „Schulen" weitergereicht wird.

Damit wird das Kernproblem sichtbar: Chirurgie ist notwendigerweise und von ihrem Selbstverständnis her patientenbezogen und handlungsorientiert, genauer: ausgerichtet auf den einzelnen individuellen Kranken. Entscheidungsfindung, ebenso wie ihr Umsetzen in therapeutisches Handeln sind somit durch eine unmittelbare Kausalkette zwischen Arzt und Patient verbunden. Dies gilt für Erfolge ebenso wie für Mißerfolge.

Hygienisches Verhalten jedoch stellt sich anders dar: Die Maximen dieses Tuns abstrahieren notwendigerweise vom Einzelfall, da generelles Verhalten und nicht das Behandeln eines einzelnen Menschen im Vordergrund steht. Es fehlt somit der unmittelbare Bezug zwischen Tun und Erfolg, die Ergebnisse sind nicht zuzuordnen und somit der unmittelbaren Verantwortlichkeit entzogen.

Dennoch bleibt festzuhalten, daß in jeder klinischen Einrichtung eine ununterbrochene „Hygienekette" existiert, die immer nur so stark ist wie ihr schwächstes Glied. Hieraus leitet sich ein Bedarf an rational begründeten Standards des Verhaltens ab, der allgemein akzeptiert werden muß. Die Gegenstände eines solchen standardisierten Verhaltens finden in der vorliegenden Monographie weitestgehend Berücksichtigung. Sie reichen von verwendeten Materialien über Besonderheiten einzelner Einrichtungen der Klinik bis zu den speziellen Anforderungen bei erhöhter Infektionsgefahr. Gewiß kann ein erster Ansatz nicht alle offenen Fragen beantworten, aber er stellt einen wichtigen Schritt in die richtige Richtung dar.

Für die Zukunft ist zu hoffen, daß weitere Bemühungen um eine rationale Begründung vernünftigen Hygieneverhaltens folgen. An die Stelle von Sensationsmeldungen in der Laienpresse („... 30 000 Krankenhaustote ...") sollte eine wissenschaftliche Auseinandersetzung mit einem Gebiet treten, das in der Vergangenheit zu oft der emotionalen Diskussion überlassen blieb.

Inhalt

Verzeichnis der erstgenannten Autoren

Prof. Dr. F. Daschner	Klinikum der Albert-Ludwigs-Universität Hugstetter Str. 55 7800 Freiburg
Dr. H. B. Devlin	North Tees General Hospital Hardwick Stockton-on-Tees Cleveland TS198PE United Kingdom
Prof. Dr. E. H. Farthmann	Klinikum der Albert-Ludwigs-Universität Hugstetter Str. 55 7800 Freiburg
Prof. Dr. M. Hansis	Klinik und Poliklinik für Unfallchirurgie der Rheinischen Friedrich-Wilhelm-Universität Sigmund-Freud-Str. 25 5300 Bonn 1
PD Dr. U. Hartenauer	Klinik und Poliklinik für Anästhesiologie und operative Intensivmedizin Universität Münster Albert-Schweitzer-Str. 33 4400 Münster
Dr. med. I. Kappstein	Klinikum der Albert-Ludwigs-Universität Hugstetter Str. 55 7800 Freiburg

R. Lefering, Dipl.-Math.	II. Chirurgischer Lehrstuhl der Universität zu Köln Ostmerheimer Str. 200 5000 Köln 91
Dr. P.-O. Nyström	Department of Medico-Surgical Gastroenterology Linköping University Hospital S-581 85 Linköping Sweden
Prof. Dr. G. Peters	Institut für Medizinische Mikrobiologie der Westfälischen Wilhelms-Universität Domagkstr. 10 4400 Münster
Dr. Th. Pfeifer	II. Chirurgischer Lehrstuhl der Universität zu Köln Ostmerheimer Str. 200 5000 Köln 91
Dr. A. V. Pollock	Scarborough Hospital Scarborough North Yorkshire, YO126QL United Kingdom
G. Salrein	Klinikum der Albert-Ludwigs- Universität Hugstetter Str. 55 7800 Freiburg
Dr. M. Schweins	II. Chirurgischer Lehrstuhl der Universität zu Köln Ostmerheimer Str. 200 5000 Köln 91
Prof. Dr. W. Steuer	Landesgesundheitsamt Baden-Württemberg Wiederholdstr. 15 7000 Stuttgart 1

G. Wellershaus

II. Chirurgischer Lehrstuhl
der Universität zu Köln
Ostmerheimer Str. 200
5000 Köln 91

Hygiene in deutschen Krankenhäusern: Auswertung einer Erhebung im März 1992

R. Lefering, M. Schweins

Einleitung

Am 20. und 21. März 1992 wurde in Köln das 1. Symposium über Hygienemaßnahmen in der Chirurgie vom II. Lehrstuhl für Chirurgie der Universität Köln durchgeführt. Die Veranstaltung, die unter der Schirmherrschaft der „Surgical Infection Society – Europe (SIS-E)“ stand, gliederte sich in ein wissenschaftliches Symposium und ein anschließendes Seminar für OP-Schwestern und -pfleger. Sinn der Veranstaltung war die Bestandsaufnahme und kritische Hinterfragung der Maßnahmen zur Infektionsverhütung im chirurgischen Alltag, die zu einem großen Teil auf Traditionen und Glaubensbekenntnissen beruhen.

Eine Einladung erging an alle chirurgischen Abteilungen, chirurgisch tätigen Ärzte und Schwesternschulen in den alten und neuen Bundesländern. Dementsprechend breitgestreut und repräsentativ war das Auditorium. Während des Kongresses wurde allen Teilnehmern ein Fragebogen ausgehändigt, der direkt ausgefüllt und in Teilen ausgewertet wurde, so daß ausgewählte Ergebnisse in der abschließenden Paneldiskussion vorlagen. Dieser Fragebogen wurde entwikkelt und zusammengestellt aufgrund von Literaturrecherchen und kontroversen Fragen, die sich in der Vorbereitungsphase des Symposiums ergaben. Er umfaßte die Bereiche OP, Ambulanz, Normal- und Intensivstation, und sollte ein repräsentatives Bild über die heute in Deutschland üblichen Maßnahmen der Infektionsverhütung geben.

Von den insgesamt 549 Teilnehmern an beiden Tagen des Kongresses wurden 262 Fragebögen anonym ausgefüllt und abgegeben. Sie bilden die Basis der hier gemachten Aussagen. Die Zusammensetzung der Teilnehmer war ausgewogen zwischen Ärzten und Schwestern bzw. Pflegern (Abb. 1). 14 Hygienefachkräfte sowie 10 Hygienebeauftragte haben ebenfalls auf unsere Fragen geantwortet. Die Teilnehmer kamen aus großen Häusern (mehr als 600 Betten, 23,7%) ebenso wie aus kleineren (weniger als 300 Betten, 40,1%) und bilden somit einen guten Querschnitt durch die deutsche Krankenhauslandschaft. Der Grund für die Teilnahme am Symposium war für die meisten persönliches Interesse (70,6%) und allgemeine Information (40,1%, Mehrfachnennungen möglich). Probleme in der eigenen Klinik (22,1%), Teilnahme im Auftrag des Vorgesetzten (15,3%) oder

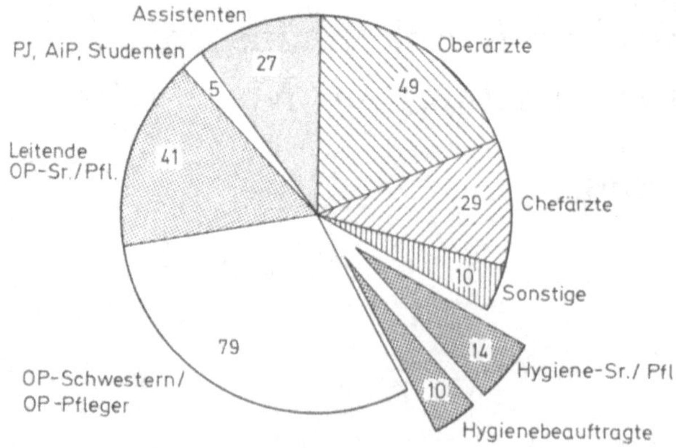

Abb. 1: Tätigkeitsbereiche der Teilnehmer am Hygiene-Symposium, die einen Fragebogen ausgefüllt haben. Unter den Hygienebeauftragten waren 2 Chefärzte, 6 Oberärzte und 2 Assistenzärzte.

Unsicherheit (4,2%) wurden weniger häufig genannt. Ein Hygienebeauftragter ist fast überall vorhanden (90,4%), eine Hygienefachkraft, die laut den Richtlinien des BGA bei Häusern mit mehr als 300 Betten vorgeschrieben ist, dagegen nur bei 70,6% der Teilnehmer.

Die heute in Deutschland übliche Praxis der Infektionsverhütung und Hygiene – so wie sie uns durch die Antworten mitgeteilt wurden – soll nun an ausgewählten Fragen vorgestellt werden.

Ergebnisse

Händereinigung

Das Reinigen der Hände vor einer Operation ist für Ärzte und Schwestern nicht nur Zeremonie, sondern wichtig zur Reduktion der auf der Haut befindlichen Keime. Jedoch kann zu intensives Reinigen auch nachteilige Reaktionen der Haut hervorrufen. Untersuchungen haben gezeigt, daß bei der Händedesinfektion eine Zeit von 2 bis 3 Minuten völlig ausreichend ist [1]. Danach ist keine wesentliche Reduktion der Keimzahl mehr zu beobachten.

Wie sieht es nun in der Praxis aus? Vor der 1. Operation des Tages werden die Hände im Mittel 5,21 Minuten desinfiziert, vor jeder weiteren Operation immerhin noch 4,15 Minuten. Ebenso werden vor der 1. Operation im Mittel 3,67 Minuten lang die Hände mit Wasser und Seife gereinigt. Für einen normalen Tag mit 4 Operationen ergibt sich dann ein Zeitaufwand, der in Abb. 2 dargestellt ist. Rechnet man diese Zeiten auf ein normales Chirurgenleben hoch, so ergeben sich im Mittel über 2000 Stunden, das entspricht etwa der halben Jahresarbeits-

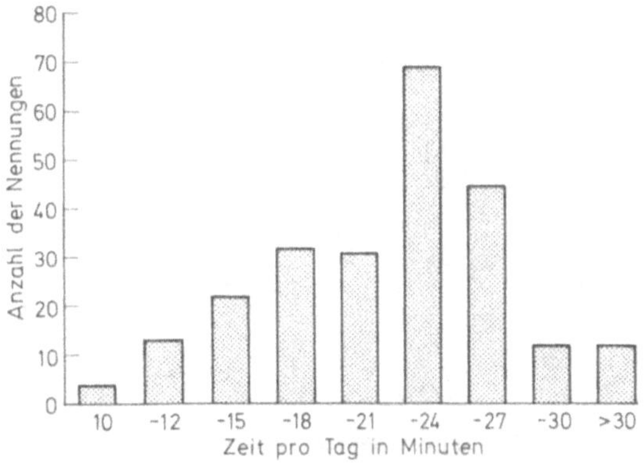

Abb. 2: Benötigte Zeit für die tägliche Reinigung der Hände für einen im OP tätigen Arzt oder Schwester/Pfleger. Diese Zeit setzt sich zusammen aus der Zeit für das Reinigen der Hände mit Wasser und Seife vor der 1. Operation, der Zeit für die Desinfektion vor der 1. Operation und dreimal der angegebenen Zeit für eine Desinfektion vor Folgeoperationen. 240 hatten auf diese Fragen geantwortet.

leistung eines Arbeitnehmers. Folgt man den Empfehlungen aus der Literatur (1 Min. Händewaschen, 3 Min. Desinfektion vor 1. OP, 2 Min. vor jeder weiteren) [5], läßt sich mehr als die Hälfte dieser Zeit einsparen.

OP-Feld

Die Abdeckung des OP-Feldes erfolgt sowohl mit Baumwoll- (76,1%) als auch mit nicht wiederverwendbaren Tüchern (54,7%). Aus der Überschneidung der Nennungen ist ersichtlich, daß in nicht wenigen Häusern beide Materialien eingesetzt werden. Zur Desinfektion wird im wesentlichen Alkohol verwendet. Etwa die Hälfte der Teilnehmer (47,5%) gaben auch der Einsatz von jodabspaltenden Verbindungen an. Die Zeit für die Desinfektion des OP-Feldes schwankt ähnlich breit wie bei der Händedesinfektion: die Nennungen reichten von 1 bis 10 Minuten mit einem deutlichen Maximum bei 5 Minuten. Auch hier werden etwa 2 bis 3 Minuten als ausreichend erachtet [2].

Kleidung im OP

Spezielle Schuhe, Haarschutz und Maske gehören ohne Ausnahme zum heute praktizierten Standard im OP. Nur eine kleine Anzahl von Teilnehmern (5,2%) gab an, daß nur das OP-Team eine Maske tragen muß. Dies ist eine durchaus sinnvolle Maßnahme, da in der Literatur das Tragen einer Maske keinen Einfluß auf die Infektionsrate gezeigt hat und sie lediglich dem Selbstschutz der Beteiligten dient. Beim Material der OP-Kittel herrscht Baumwolle (61,7%) gegenüber Ein-

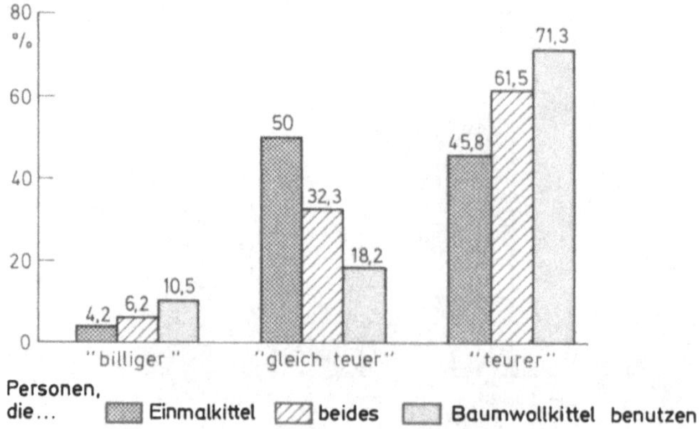

Abb. 3: Einschätzung der Frage, ob Einmalkittel im OP teurer, gleich teuer oder billiger sind als Kittel aus Baumwolle. Es bestehen bemerkenswerte Unterschiede bei OP-Personal, das jeweils nur Baumwoll- bzw. Einmalkittel verwendet.

malmaterialien (10,7%) vor, die übrigen Teilnehmer verwenden beides. Bei der Frage nach den Kosten werden Einmalkittel eher als teurer (64,4%, Kosten vergleichbar: 26,4%) angesehen. Bei den Benutzern von Baumwollkitteln ist dieser Trend noch ausgeprägter, bei Benutzern von Einmalkitteln ist nur jeder zweite dieser Meinung (Abb. 3).

Haarentfernung

Die präoperative Haarentfernung ist Normalität in deutschen Krankenhäusern, nur 2% verzichten darauf. Es werden zum großen Teil Einmalrasierer zur Rasur verwendet (84%), Enthaarungscremes (15%) und Elektrorasierer (9,5%) finden seltener Anwendung. In der Literatur wird – falls überhaupt – eine Haarentfernung möglichst kurzfristig vor der Operation empfohlen [3]. Die Praxis zeigt aber, daß bei fast einem Drittel der Befragten (31,3%) die Haarentfernung 1 bis 2 Tage vorher durchgeführt wird. Am Tage der Operation findet sie größtenteils noch auf der Station statt (70,6%), bei der Einleitung seltener (23,4%) und kaum auf dem Operationstisch (6%).

OP-Planung

Aufgrund lange unentschiedener Diskussionen und einer seit Jahren gut funktionierenden Praxis in benachbarten Ländern muß man davon ausgehen, daß eine räumliche Trennung zwischen aseptischen und septischen Operationen unnötig ist [4]. Die Realität sieht aber so aus, daß 79,2% der Befragten eine räumliche Trennung bejahten. Eine funktionelle Trennung (aseptische zeitlich vor septischen Operationen) führen immerhin 90% der Befragten durch, und nur 4,4% gaben an, keine Maßnahmen zur Trennung durchzuführen.

Wechsel von Infusionssystemen

Die große Mehrheit der Teilnehmer gab an, Infusionssysteme spätestens alle 24 Stunden zu wechseln (71,5%). Nur bei 12,7% geschieht dies alle 2 bis 3 Tage, was auch international empfohlen wird. Die Einstichstelle wird in den allermeisten Fällen mit Pflaster, Kompresse oder Klarsichtfolie abgedeckt. Nur 6,7% lassen die Einstichstelle offen.

Intensivstation

71,7% der auf einer Intensivstation Arbeitenden tragen eine Schutzkleidung, wohingegen nur 5,2% eine Maske tragen. Die hygienische Händedesinfektion nach Patientenkontakten gehört mit 86,2% der Nennung zumindest theoretisch zu den Routinemaßnahmen. Besucher auf einer Intensivstation können in den meisten Fällen zu ihren Angehörigen ans Bett treten, nur in 8,2% ist lediglich ein Sprach- und Blickkontakt möglich oder eine Glasscheibe trennt die Besucher vom Patienten. Nicht selten werden seitens des Personals von Besuchern Maßnahmen verlangt, die überflüssig sind oder deren Nutzen nicht nachgewiesen ist. 75,3% müssen eine Schutzkleidung überziehen, 9,7% müssen sich sogar umziehen. Überschuhe werden in 29% verlangt, Spezialschuhe in 4,8%, Mundschutz in 6,5% und eine Haarhaube sogar in 10,2%. Sinnvolle und wichtige Maßnahmen für Besucher wie zum Beispiel eine hygienische Händedesinfektion (27,4%) werden dagegen zu wenig berücksichtigt (Abb. 4).

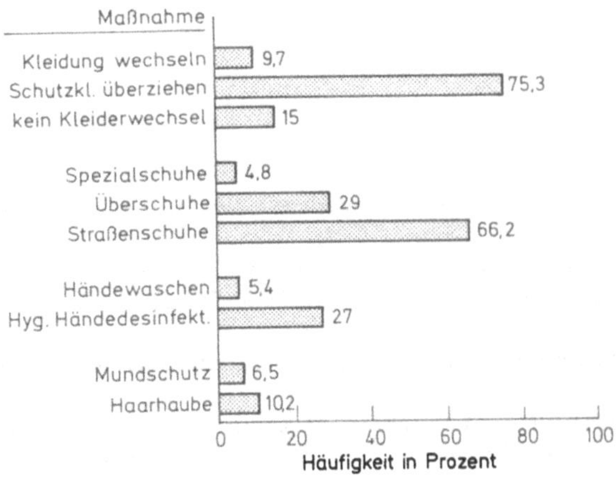

Abb. 4: Hygienemaßnahmen, die ein Besucher vor dem Patientenkontakt auf einer Intensivstation durchführen muß.

Ambulanz

Eines der erstaunlichsten Ergebnisse war, daß 43,6% der Teilnehmer in der Ambulanz ihrer Klinik eine Trennung in septischen/aseptischen Bereich haben. Handschuhe werden häufig getragen (57%), Schutzkleidung nur von 29% der Teilnehmer und selten eine Schutzbrille (3%). Diese Schutzmaßnahmen werden deutlich häufiger von Schwestern und Pflegern benutzt als von Ärzten. Ebenso gibt es Unterschiede bei der Händereinigung zwischen Patientenkontakten. Hier begnügen sich die Ärzte schon mal eher mit einer Reinigung mit Wasser und Seife (Ärzte: 31,6%, Sr/Pfl: 12,5%) als mit einer hygienischen Händedesinfektion (Ärzte: 66,3%, Sr/Pfl: 80,5%).

Zusammenfassung

Die Erhebung zeigt, daß es eine ganze Reihe von Maßnahmen gibt, die in vielen Krankenhäusern zur Routine gehören, für die es aber keine überzeugenden Belege ihrer Wirksamkeit gibt. Die Beibehaltung und Fortsetzung bestehender Maßregeln ist einfach. Auch die Einführung neuer Maßnahmen mit potentiellem oder fraglichem Nutzen ist leichter als die Abschaffung oder Modifizierung etablierter Standards. Neben der kritischen Aufarbeitung und Hinterfragung von Maßnahmen zur Infektionsverhütung in der Chirurgie sollte diese Fragebogenaktion einen Eindruck vermitteln vom aktuellen Stand und von der täglichen Praxis der Hygienemaßnahmen, um damit Anstöße zum Nachdenken und zur Diskussion zu geben.

Literatur

[1] Babb, J. R., J. G. Davies, G. A. J. Ayliffe: A test procedure for evaluating hand desinfection. J. Hosp. Infect. *18* (1991) 41 – 49.

[2] BGA: 5.1 Anforderungen der Krankenhaushygiene an Schutzkleidung (Bundesgesundheitsblatt 28 (1985)). In: Richtlinie Krankenhausinfektion, S. 5 – 6. Gustav Fischer Verlag, Stuttgart 1986.

[3] Cruse, P. J. E., R. Foord: The epidemiology of wound infections. Surg. Clin. North. Am. *60* (1980) 27 – 40.

[4] Garner, J. S.: CDC guidelines for the prevention and control of nosocomial infections: Guidelines for prevention of surgical wound infections. Am. J. Infect. Control *14* (1986) 72 – 82.

[5] O'Saughnessy, M., V. P. O'Malley, G. Corbett et al.: Optimum duration of surgical scrubtime. Br. J. Surg. *78* (1991).

Hygieneregeln in der Chirurgie – auf der Suche nach Fakten

M. Schweins, E. Neugebauer, G. Schmidt, H. Troidl

Einleitung

Aufgeschreckt durch Hochrechnungen des Bundesgesundheitsamtes über hohe Infektionsraten in deutschen Kliniken und hierdurch bedingte hohe Morbiditäten und Mortalitäten von Patienten sahen wir uns aufgefordert, die Diskussion um Hygieneregeln in der Chirurgie durch Fakten zu versachlichen. Dies sollte durch eine möglichst umfassende Literatursuche und -bewertung erreicht werden. Dabei war es unser Ziel, zeitgemäße und praktikable Hygienemaßnahmen für eine chirurgische Klinik zu erarbeiten und zum Gegenstand öffentlicher Diskussion zu machen.

Ausgangspunkt waren die vom Bundesgesundheitsamt (BGA) und anderen Organen (z. B. den Berufsgenossenschaften) veröffentlichten Richtlinien zur Krankenhaushygiene. Diese Richtlinien erschienen uns insofern unzureichend, als daß sie durch keinerlei Literaturhinweise belegt waren. Durch eigene Auslandsreisen und in- und ausländische Gäste unserer Klinik zusätzlich sensibilisiert, mußten wir feststellen, daß viele Hygienemaßnahmen an verschiedenen Orten unterschiedlich gehandhabt werden, ohne daß dies zu Änderungen in der Infektionsrate führte. Dieses Kapitel beschreibt unseren Zugang zur Versachlichung der Diskussion und diente der Vorbereitung des in diesem Buch veröffentlichten Symposiums.

Material

Mit Hilfe der medizinischen Datenbanken (MEDLINE, EMBASE) wurden mit definierten Suchbegriffen (z. B. Hygiene, infection control, Maske, Haube, Kittel, etc.) in der deutschen und angloamerikanischen Literatur im Zeitraum von 1966 bis heute 821 Originalpublikationen, Abstracts und Übersichtsartikel zum Themenkomplex gefunden. Diese initiale Datenbank wurde durch die zitierte Sekundärliteratur sowie die Richtlinien des BGA in der Fassung von August 1991 [1], der Bundesverbände und Berufsgenossenschaften komplettiert. Diese Literatur wurde durch Gutachter nach Themenbereichen geordnet.

Tab. 1: Kriterien zur Bewertung von Informationen und klinischen Untersuchungen zur Infektionsverhütung in der Chirurgie [5].
Anordnung nach Stärke ihrer Überzeugungskraft zur Klärung einer Fragestellung

Evidenzgrad	Art der Information/Untersuchung
III	Mindestens eine prospektive randomisierte Studie guter Qualität (Zielkriterien, Power)
II	Mindestens eine prospektive Beobachtungsstudie guter Qualität: Cohort-Studie, Fall-Kontroll-Studie, Datenbank, vorzugsweise von mehr als einem Zentrum
I	Retrospektive Datenerhebung, Sammelstatistiken Ergebnisse von Expertentreffen Expertenmeinung auf der Basis klinischer Erfahrung
0	Fallberichte, Glaube, Meinung, Richtlinien der Verwaltung, Firmeninformationen, Plausibilität

Da die Literatur bezüglich ihrer Aussagekraft unterschiedliche wissenschaftliche Qualitäten aufwies, wurde von uns eine Einteilung nach Wertigkeiten (Qualität) vorgenommen. In Anlehnung an LaForce [5] wurden 4 verschiedene Evidenzgrade (0 bis III) zur Bewertung von Informationen und klinischen Untersuchungen zur Infektionsverhütung in der Chirurgie herangezogen (Tab. 1).

Danach ist der schwächste Evidenzgrad mit 0 derjenige, welcher sich aufgrund von Fallberichten, Meinungen, Firmeninformationen und ähnlichen Quellen ergibt. Der höchste Grad, und damit immer anzustrebende Evidenzgrad III, ergibt sich, wenn eine Fragestellung mindestens aufgrund einer prospektiven randomisierten Studie guter Qualität mit dem richtigen Zielkriterium untersucht wurde.

Es fanden sich unter den bewerteten Artikeln nur wenige kontrollierte, randomisierte Studien. Dies liegt sicher zum einen daran, daß die Hygienemaßnahmen in den letzten Jahren wenig hinterfragt und getestet worden sind. Es werden z. B. seit Jahren in Deutschland Krankenhäuser mit räumlicher Trennung von septischen und aseptischen OP-Sälen gebaut, obwohl dies in den USA schon länger nicht mehr durchgeführt wird. Erst in den neuesten Bestimmungen des BGA [1] wird dies nicht mehr zwingend verlangt, nur die Berufsgenossenschaft (BG) hält an dieser Vorschrift fest.

Zum anderen bewegen wir uns mit unseren Infektionsraten für saubere Operationen heute um die 1–2%, für die Gesamtchirurgie um 6%, so daß kontrollierte Studien zum Nachweis eines signifikanten Effektes der Veränderung einer einzigen Maßnahme, wegen der großen Anzahl der in die Studie einzuschließenden Patienten, fast nicht durchzuführen sind.

Wie Tab. 2 zeigt, sind z. B. in jeder Gruppe 2515 Patienten notwendig, um zu zeigen, daß die Infektionsrate durch Veränderung der Maßnahme X um 50% von 2 auf 1% sinkt.

Tab. 2: Benötigte Fallzahlen in Studien zur Infektionsverhütung. Annahme: Reduktion der Infektionsrate um die Hälfte

Infektionsrate	Fallzahl pro Gruppe
10%	474
5%	984
4%	1239
3%	1665
2%	2515
1%	5066
0.5%	10168

Annahmen: Exakter Test nach Fisher (zweiseitig)
Fehler 1. Art: 5%
Power: 80%

Studien dieser Größenordnung sind unizentrisch gar nicht und multizentrisch nur unter schwierigsten Bedingungen durchzuführen, so daß auch darin eine Erklärung für das Fehlen von randomisierten Vergleichsstudien zu suchen ist.

Es existieren aber zu verschiedenen Einzelfragestellungen doch Studien guter Qualität, die in der Bewertung einer Maßnahme natürlich einen anderen Stellenwert haben müssen als Richtlinien oder Expertenmeinungen.

Methode

Literaturbewertung

Um eine möglichst zuverlässige Bewertung der Literatur zu erreichen, bestand das Team zur Auswertung der Arbeiten aus 3 Personen, einem Chirurgen (M. S.), einem Krankenhaushygieniker (G. S.) und einem Theoretischen Chirurgen (E. N.).

Um die Aussagekraft von Studien, Buchbeiträgen, Expertenmeinungen und anderen Quellen zu wichten und zu werten, wurden zunächst alle Artikel gelesen und außer nach der oben schon erwähnten Einteilung nach LaForce [5] auch nach dem Bewertungssystem von Evans und Pollock [3] mit einem Punktwert versehen. Obwohl dieses Bewertungsschema zunächst nur für randomisierte Studien gilt, wurde das sinnvolle Check-System von uns auch für andere Arbeiten verwandt. Für die einzelnen wichtigen Themenbereiche der Hygiene im chirurgischen Alltag wurden Einzelfragen formuliert.

Hierzu wurde eine Tabelle erstellt, in der dann, nach Themenbereichen und Einzelfragestellungen geordnet, eine Beantwortung versucht wurde (Tab. 3). Bei Vorliegen mehrerer guter Studien mit Beantwortung der Fragestellung in eine positive Richtung wurde dies als klare Evidenz pro, mit + + bewertet, lagen mehrere gute Untersuchungen in Richtung negativer Beantwortung der Fragestellung vor, wurde dies mit klarer Evidenz gegen, mit – – bewertet. Die

Tab. 3: Schema zur tabellarischen Bearbeitung der Einzelfragen zur Hygiene

Frage/Problem	Studien		BGA	Bemerkungen	Was tun?
	Empfehlung + oder −	Evidenzgrad Grad 0 – III	Empfehlung Richtlinien		Klinischer Hausverstand

Tab. 4: Kategorien für die Stärke der Empfehlung für oder gegen ein Verfahren [5]

+ +	klare Evidenz pro
+	mäßige Evidenz pro
+/−	schwache Evidenzen, Frage offen
−	mäßige Evidenz contra
− −	klare Evidenz contra

Tab. 5: Hygienebereiche in der Chirurgie, formale Bewertung s. Tabelle 6 – 13

1. Händewaschen und -desinfektion
2. Schutzkleidung
3. Präoperative Patientenvorbereitung
4. Organisation OP-Einheit
5. Ambulanz
6. Normalstation
7. Intensivstation

Zwischenstufen sind Tab. 4 zu entnehmen. Außer dem Ergebnis der Literaturanalyse zur jeweiligen Frage ist in der Tabelle auch noch die Empfehlung des BGA enthalten, und die Überlegung, ob der „klinische Hausverstand“, bei gleichwertigen Alternativen, eine Hilfe in der Entscheidungsfindung ist.

Der wichtige Bereich des OP-Traktes umfaßt alleine 4 Gruppen, außerdem unterteilten wir in die Bereiche Intensivstation, Ambulanz und Normalstation (Tab. 5).

Rechtliche Bewertung der BGA-Richtlinien

Wesentlich in der Bewertung der Literatur war die Frage, wie die Richtlinien des BGA einzuordnen sind. Die Richtlinien des BGA sind Bestimmungen, die aufgrund von sogenannten Expertenmeinungen zu speziellen Fragen herausgegeben werden. Diese werden in regelmäßigen Abständen überarbeitet und modifiziert.

Ein Kritikpunkt an diesen Richtlinien war immer schon, daß sie ohne die dazugehörigen Literaturnachweise veröffentlicht wurden, diese auf Anfrage auch nicht vorhanden sind [2]. Trotzdem haben diese Richtlinien richtungsgebenden Charakter, denn:

> Eine Richtlinie beinhaltet immer in gewisser Weise die Vermutung der Richtigkeit.

Ein Bürger, also auch ein Arzt, kann darauf vertrauen, daß sein Handeln richtig ist, wenn er die Bestimmungen einer öffentlich bekanntgemachten Richtlinie beachtet.

Wie Prof. Dr. A. Windorfer [6] ausführt, ist die BGA-Richtlinie weder ein Verwaltungsakt, noch ein Gesetz, noch eine Verordnung, sondern in ihrer Rechtsqualität eine Empfehlung von Sachverständigen, der eine rechtliche Verbindlichkeit nicht zukommt. Im Einzelfall ist natürlich die Frage interessant, wie die Rechtslage ist, wenn neueste Erkenntnisse der medizinischen Fachliteratur guter Qualität zu anderen Auffassungen gelangen, als sie in den Richtlinien vorgegeben sind.

Hierzu, als z. Zt. wohl gültige Rechtsauffassung, die Stellungnahme von Prof. Dr. h. c. W. Weissauer vom 18. März 1992 zu diesem Thema:

> „Die Richtlinien sind eine Sammlung medizinischer Standards. Der Arzt muß die allg. Standards beachten. Dies schließt nicht aus, daß er von Standards abweicht, wenn sie durch neue Erkenntnisse überholt sind. Damit geht er ein forensisches Risiko ein, weil der/die medizinische(n) Sachverständigen u. U. im Prozeß eine gegenteilige Auffassung vertreten."

Die BGA-Richtlinien waren daher ein wichtiger Punkt in der Diskussion mit Experten in der abschließenden Panelsitzung des Symposiums und wurden mit einer eigenen Spalte in der Literaturauswertung berücksichtigt.

Der „Klinische Hausverstand"

Ein weiterer, für die letztendlich entscheidende Empfehlung wichtiger Punkt ist der sog. „klinische Hausverstand" des Chirurgen. Hier spielen Faktoren wie Praktikabilität, Zumutbarkeit für Patienten und Personal und auch Kostenüberlegungen eine Rolle, die von Krankenhaus zu Krankenhaus verschieden sein können. Bei z. B. aus hygienischer Sicht gleichwertiger Zuverlässigkeit von wiederverwendbaren und Einmalmaterialien als Abdeckmaterial für das OP-Feld, kann je nach Kostensituation in dem einen Krankenhaus das wiederverwendbare, im anderen das Einmalmaterial günstiger sein [2]. Die gleiche Fragestellung ergibt sich während Operationen mit zu erwartendem großen Blutverlust: ist die Verwendung von Einmalmaterialien den sich vollsaugenden Baumwolltüchern vorzuziehen [4]?

Ergebnis

Entsprechend der in Kap. 3 erläuterten Vorgehensweise wurden dann die Tabellen angelegt, in denen *zeilenweise* die entsprechenden Fragestellungen aufgeführt, zu jeder Frage die Literatur bewertet und die Empfehlungstendenz zur Frage festgehalten wurde (Tab. 6–12).

Tab. 6: 1. OP-Bereich: Chirurg. Händewaschen und -desinfektion

Frage/Problem	Studien		BGA Empfehlung Richtlinien	Bemerkungen	Was tun? „Klinischer Hausverstand"
	Empfehlung + oder −	Evidenzgrad Grad 0−III			
Wie lange?					
− Wasch-/Reinigungsphase (Seife + Bürste)					
1 min				BGA: Festschreibung	1−2 min waschen
2 min	+/−	I	*	1 min waschen Unterarme + Hände	incl. Nagelbürste
bis 5 min					
− Desinfektionsphase					
1 min					3 min vor 1. OP
2 min	+	I			2 min ab 2. OP
bis 5 min	+	I	*		
Welche Desinfektionsmittel?					
(n = 59 in der BRD)				Hautverträglichkeit	
− Alkoholische Verbindungen	+	II	*	eingeschränkt	1. Alkohol
− Alkohol + Chlorhexidin	+	II		besser bei Alkohol	2. Bei Unverträg-
− Jodabspaltende Verbindungen				+ Chlorhexidin	lichkeit: Gemisch
Welche Reihenfolge?					
1. Bürste: Nagel + Falz				Bürsten von Händen	Vorgegebene Reihenfolge einhalten
2. Wasser, Seife bis Ellenbogen				und Unterarmen	
3. Abtrocknen, Einmalhandtücher	+	I	*	bringt *keinen* Vorteil	
4. Desinfektion bis Ellenbogenniveau					
5. Nur trocknen lassen					
6. Schutzkleidung					

Tab. 7: 2. OP-Bereich: Schutzkleidung

Frage/Problem	Studien: Empfehlung + oder −	Studien: Evidenzgrad Grad 0 – III	BGA Empfehlung Richtlinien	Bemerkungen	Was tun? „Klinischer Hausverstand“
a) Unterbekleidung?					
keine?					Unterwäsche so weit
Spezialwäsche?	+/−	0	keine		wie möglich ausziehen
Socken?					
b) Oberbekleidung (keimarm)					
– Einmalmaterial?	+/−	0	keine	BGA: Einmal/wasch-	kostengünstig und umwelt-
– Waschbares Material?	+/−	0	keine	bar ist beides möglich	bewußt entscheiden
– Straßen- + Überschuhe?	+/−	I			
– Spezielle OP-Schuhe?	+/−	0	*1)	1) Straßenschuhe in Personalschleuse ausziehen	spezielle OP-Schuhe
– Handschuhe				Doppelte Hand-	einfache sterile Handschuhe.
einfach?	+	II	sterile Hand-	schuhe: senken	Nur bei spez. Indikation:
doppelt?	+/−		schuhe	Kontamination,	doppelt
Baumwolle?	+/−			aber nicht Infektion	
c) Haar-, Mund- und Nasenschutz					
– Haube?	+	0	*	Nie getrennt von	Haube ja. Anlegen zum
– Schutzbrille?	+/−	0	keine	übriger Schutzbeklei-	Schutz des OP-Teams (All-
– Mund-, Nasenschutz? (Gesichtsmaske)	−	III	*	dung untersucht	gemein- und Gefäßchirurgie) Anästhesisten, Springer, etc. brauchen keine Maske

Tab. 8: 3. OP-Bereich: Präoperative Patientenvorbereitung

Frage/Problem	Studien		BGA Empfehlung Richtlinien	Bemerkungen	Was tun? „Klinischer Hausverstand“
	Empfehlung + oder −	Evidenzgrad Grad 0−III			
a) Körperreinigung					
−Ganzkörperreinigung?	+ (+)	II	nur Reinig. Haut OP-Gebiet außerhalb	Haarwäsche mit Desinfektionsmittel wird vom Pat. abgelehnt	1 × duschen am Morgen vor OP mit Seife oder Chlorhexidinhaltigen Mitteln
−außerhalb des OP's?	+				
b) Haarentfernung					
Wann?					
Tag vor OP?	−		Wenn erforderlich:	Nur bei stark behaarten Patienten	
unmittelbar vor OP (Einleitung)?	+ +	I−II	−kurz vor OP		
im OP?	−		−möglichst außerhalb		
Wie?			−haut-schonend	Creme: Hautrötungen 3−5%, zeitaufwendiger, teurer	im Bereich der OP-Wunde unmittelbar vor OP
Creme?	−				
elektrischer Rasierer?	+	III			
manuell?	−				
Ausmaß?					
gesamtes OP-Feld?	−				mit elektr. Rasierer
nur Inzision?	+	II			
c) Hautdesinfektion					
Welches Mittel?			−im OP	−mehrmaliges Wechseln des sterilen Tupfers	3 min
alkohol. Verbindung?	+				
Alkohol + Chlorhexidin?	+/−	I−II	−mind. 2 × (zentr > peri)		
Jodabspaltende Verbindung?	+				
Wie lange?			−alkohol. Mittel	−eine prosp. Studie mit Spray positiv (Chlorohexidinin)	
1 min?	−				
2 min?	−				
5 min?	+				
d) Abdecken					
Einmalmaterial?	+		−keine Angaben	Empfehlungen gelten für Allgemein- und Unfallchirurgie	umweltbewußt und kostengünstig entscheiden
Waschbares Material?	−				
Einfach?	+	I−II	−Inzisionsfolien ohne Vorteil		−einmal abdekken reicht
Doppelt?	+/−				
mehrfach?	−				
Inzisionsfolien?	− −	III			

Tab. 9: 4. OP-Bereich: Organisation

Frage/Problem	Studien		BGA Empfehlung Richtlinien	Bemerkungen	Was tun? „Klinischer Hausverstand“
	Empfehlung + oder −	Evidenzgrad Grad 0–III			
a) Trennung septisch/aseptisch					
Bauliche Trennung nötig?	+/−	I	nicht gefordert	BGA-Richtlinien seit 8/91 gelockert.	keine
Funktionelle Trennung nötig?	+/−	I	ja	Nachweise erhöhter Luftkeimzahl nach sept. OP's	ja
b) OP-Ablauf-Reihenfolge beachten	+	I	A aseptisch B besiedelt C infiziert		entsprechend BGA und CDC
c) Wartezeit nach septischen OP's					
30 min?	+/−	0–I	keine Angaben	Abhängig von der Konzentration der formaldehydhaltigen Desinfektionsmittel (0.25–1%). Nur Scheuer-Wisch-Desinf.: OP-Tisch, pat.nahe Flächen, kontaminierte Flächen, Fußböden	warten, bis Fußboden trocken (Unfallgefahr) aus hygienischen Gründen keine Wartezeit
1 Std.?	+/−				
4 Std.?	+/−				
1 Tag?	+/−				

Tab. 10: 5. Bereich Ambulanz

Frage/Problem	Studien		BGA Empfehlung Richtlinien	Bemerkungen	Was tun? „Klinischer Hausverstand“
	Empfehlung + oder −	Evidenzgrad Grad 0–III			
a) Kleine Wundversorgung					
Chirurgische Händedesinfektion?	+/−	0	Schutzkittel		Hygienische
Hygienische Händedesinfektion?	+/−	I	*		Händedesinfek-
Sterile Handschuhe?	−	II	*		tion, Handschuhe
b) Trennung in septische/aseptische Bereiche	−	II	keine		unnötig
c) Gelenkpunktionen und größere Wunden					
sterile Handschuhe?	+/−	II	*		– sterile Hand- schuhe
sterile Schutzkleidung?	+	I	*		– sterile Kleidung
Haarschutz?	+/−	II	*		– Haarschutz
Mund-, Nasenschutz?	+/−	II	*		– Abdecken (1 ×)
			chir. Händedesinf.		– Abwaschen
d) Behandlung aller Patienten als potentiell HIV-Infizierte?					
körperliche Untersuchung	+/−	0	keine	*Zielkriterium:*	Handschuhe
invasive Diagnostik	+/−	0	– Hand- schuhe – Schutzkittel	Verletzungs- häufigkeit, Blutkontakt	doppelte Hand- schuhe Schutzkittel
Notfallversorgung	+	I	– Mund-, Nasenschutz		Mund-/Nasen- schutz

Tab. 11: 6. Bereich Normalstation

Frage/Problem	Studien		BGA Empfehlung Richtlinien	Bemerkungen	Was tun? „Klinischer Hausverstand“
	Empfehlung + oder –	Evidenzgrad 0–III			
a) Injektionen					
Desinfektionsmittel:					
Alkohol?	+/–	0	sauberer	Studien zur chir.	wie BGA
jodhaltig?			Tupfer	Händedesinfekt.	
Wie lange:			Einwirkzeit:	belegen höchste	Einwirkzeit: 30 sec
1 min?			1 min	Hautkeimreduktion	
2 min?	+/–	I		in der 1. Minute	
3 min?					
b) Wechsel von i. v.-Infusionssystemen					
24 Std.?			– alle 48 Std.	hochkalorische	routinemäßig alle
48 Std.?	+	II	– Venendruckmesser 24 Std.	Lösungen alle 24 h	48–72 Std. wechseln
72 Std.?					
c) Wechsel von Verbänden					
Normale Wunde:					einmaliger Verbandswechsel, danach offene Wundbehandlung mögl.
24 Std.?	+	I	nicht zu häufig		
48 Std.?					
mehr als 48 Std.?					
Infizierte Wunde:					Spülbehandlung (Duschen, tägl. nach Bedarf, Verband)
offen + spülen?	+/–	I	keine		
geschlossen + Verbandwagen?	–	I			
Verbandwagen im Patientenzimmer?	+/–	0	keine	BGA: große Verbände nicht in Pat.zimmer	im Regelfall nur im Zimmer möglich
Getrennte Zimmer für Patienten mit infizierten/normalen Wunden?	+/–	0	ja		ja, wenn möglich
Mund-, Nasen-, Haarschutz?	+/–	0	nein		nein

Tab. 12: 7. Bereich Chirurgische Intensivstation

Frage/Problem	Studien		BGA Empfehlung Richtlinien	Bemerkungen	Was tun? „Klinischer Hausverstand“
	Empfehlung + oder –	Evidenzgrad Grad 0–III			
a) Besucher					
Kleidung:			Einschleusung nötig	Kleidung wie Personal auf Intensivstation, aus psycholog. Gründen	Straßenkleidung, auf hyg. Händedesinfektion achten
Straßenkleidung?	+/–	0			
Straßen- + Schutzkleidung?	+/–	0			
Umziehen, Schutzkleidung?	+/–	0	*		
Schuhe:					
Straßenschuhe?	+	I			Straßenschuhe
Straßen- + Überschuhe?	–	I			
Spezialschuhe?	–	I	*		
Gesichtsmaske?	+/–	I			keine Maske
Haarschutz?	–	I	*	Toronto, St. Marks, Cleveland, Montreal	kein Haarschutz
b) Katheterpflege					
offene Eintrittstelle?	+/–	I	Verbandwechsel bei Fieber o. Schmerz		offen
Kompresse, Pflasterverband?	+/–	I			
Sichtfolie?	+/–	I			
Wechsel der Katheter (zentral):					
Routine nach 72 Std.?	–	II	keine		Wechsel bei Rötung/Schmerz oder Fieber unklarer Genese
nur bei Rötung?					
Schmerz, Fieber?					

Die Paneldiskussion

Um diese Literaturrecherche als gemeinsame Basis und Wissensgrundlage bei der abschließenden Panel-Diskussion mit dem Auditorium zur Verfügung zu haben, wurden die zuvor aufgeführten Tabellen mit den entsprechenden Erläuterungen zur Evidenzgradbeurteilung den Panelmitgliedern am Vortag zur besseren Vorbereitung übergeben. Das Panel setzte sich aus einer Reihe von internationalen Experten zum Thema Infektionsverhütung und Hygiene zusammen. Im einzelnen waren dies:

Prof. Daschner	Freiburg
Prof. Devlin	England
Prof. Farthmann	Freiburg
Prof. Hansis	Bonn
PD Dr. Hartenauer	Münster
Prof. Nyström	Schweden
Prof. Pollock	England
Prof. Pulverer	Köln
Prof. Schmidt	Köln

Durch die internationale Besetzung sollte eine möglichst objektive Bewertung der Themenbereiche erreicht werden. Eine Fragebogenerhebung zu Beginn des Kongresses (s. Kap. 1) forderte die Teilnehmer im Auditorium auf, aufgrund ihres Interesses, aber auch ihres Wissensdefizites, eine Reihenfolge für die in der Paneldiskussion zu erörternden Themenbereiche festzulegen. Die Teilnehmer wählten folgende Reihenfolge (Tab. 13).

Während der Paneldiskussion wurden dann die Fragestellungen zu den entsprechenden Themenbereichen einzeln so erörtert, daß diese anhand der Tabelle dem Panel und dem Auditorium vorgestellt wurde. Anschließend wurden die Mitglieder des Panels zur ergänzenden oder gegensätzlichen Stellungnahme auf-

Tab. 13: Themen der Paneldiskussion: Votum des Auditoriums (nach Themen geordnet)

Schwerpunkte der Infektionsverhütung	Nennungen
1. OP-Bereich: Organisation	81
2. OP-Bereich: Händewaschen und -desinfektion	74
3. OP-Bereich: Patientenvorbereitung	72
4. OP-Bereich: Schutzkleidung	56
5. Normalstation	43
6. Chir. Intensivstation	7
7. Ambulanz	29

gefordert. Ebenso wurden Wortmeldungen des Auditoriums verwertet. Damit war die Grundlage für die im letzten Kapitel erarbeiteten Hygieneregeln in der Chirurgie geschaffen.

Literatur

[1] BGA: Richtlinie Krankenhaushygiene. Gustav Fischer Verlag, Stuttgart – Jena 1991.

[2] Daschner, F.: Forum Hygienicum. MMV Medizin Verlag, München 1990.

[3] Evans, M., A. V. Pollock: A score system for evaluating random control clinical trials of prophylaxis of abdominal surgical wound infection. Br. J. Surg. 72 (1985) 256 – 260.

[4] Hansis, M., S. Weller: Septischer Operationssaal? Stellungnahme zu Äußerungen von Professor Daschner. Chir. BDC 29 (1990) 92 – 96.

[5] LaForce, F. M.: Preventive Services Task Force: immunizations, immunoprophylaxis, and chemoprophylaxis to prevent selected infections. JAMA 257 (1987) 2464 – 2470.

[6] Windorfer, A.: Rechtliche Hilfen für die Durchsetzung der Hygiene-Richtlinien des Bundesgesundheitsamtes. Krh. Hyg. Inf. Verh. 5 (1987) 130 – 137.

History of surgical hygiene procedures – only tradition?

H. B. Devlin

Introduction

We have few, if any, pictorial records of actual surgery during mediaeval times. Highly stylised paintings which have come down to us depicting Saints Cosmos & Damian transplanting the left leg illustrate an orderly environment for surgery with no blood, no anguish and all the trappings of a mediaeval, chivalrous ambience. However real life surgery cannot have been so, we just have no evidence of the environment of mediaeval elective surgery.

However, there is one accurate painting depicting an Eighteenth Century operation, this time carried out in the old operating room of St Thomas's Hospital in London. This shows the patient being brutally held down on the table, the surgeon removing his left lower limb using a tourniquet. The surgeon and assistants wearing street clothes, the patient is being held fast by some strong surgeons assistants, the limb to be amputated being held by an assistant and the referring General Practitioner standing opposite surveying the proceedings. It was in circumstances like this that perhaps the highest mortality ever recorded from cross infection was recorded by Robert Liston in 1792 when he amputated the lower limb of a man in some 20 seconds [5]. During this operation Liston unfortunately cut the finger of his assistant who was holding the limb; the referring Physician, who was watching the amputation, then dropped dead of apoplexy; the assistant died some days later from spreading surgical sepsis and gangrene. The patient, of course, developed sepsis and died = a mortality of 300%.

This was the situation that confronted surgeons up to the middle of the Nineteenth Century. Indeed it is recorded that in the Franco-Prussian War from 1870–71 the death rate from even the most trivial amputation in the French Army was 76%.

Some light on this situation had been thrown by Ignatius Semmelweis in 1846 when he had shown difference in the death rates from puerperal sepsis in the wards serviced by the medical students compared with those serviced by the midwives in the General Hospital in Vienna [15]. The medical students often came directly from the dissecting room or the pathology laboratory. The death rate and incidence of puerperal sepsis was three times higher in those wards looked after by medical students than those attended by midwives.

This classic study in epidemiology led to advice being given that the medical students should wash their hands prior to attending a delivery. This simple precaution reduced the number of cases of puerperal sepsis drastically. Unfortunately this major advance was decried by Semmelweis's own Professor, hence Semmelweis left the clinic in Vienna and ultimately died in obscurity.

The fact that simple, clean surgery could be followed by surgical sepsis was noted by many surgeons. Lister had noted that his death rate from amputations was 46% prior to his taking precautions to prevent it [8]. Lister introduced antiseptic surgery, the use of a spray of carbolic acid, to prevent infection in a wound in 1867 and the following year his death rate from amputations had fallen to 15%.

It is very difficult to unravel the exact process by which antiseptic and later aseptic surgery came into surgical practice. Certainly it was a pan-European movement involving the key experiments of Pasteur with fermentation and Koch with cross-infection in 1877 [9]. Lister had read about these and had indeed visited Pasteur and used this to influence him in setting up his technique of antiseptic surgery.

The eras of surgical hygiene

Surgical hygiene may be described as falling into three eras:

The Antiseptic Era where active steps were taken to eliminate any microbial and airborne infection which had entered a wound, this was the technique introduced by Lister ... the Listerian technique.

The Aseptic Era, which followed on directly, discarded the carbolic acid and the mercuric perchloride with their harmful side-effects to kill microbes for the thorough cleaning and sterilisation of the operative field to render the operative field 'germ free' ... hence Aseptic.

From this, still later, we move on to the *Ultraclean Era* with laminar airflow systems, air filtration and ultimately exhaust systems to provide an ultraclean and safe operating environment for patients. This is the system most of us work in today.

In reviewing each of these phases, it is well to look at their modes of prevention of cross-infection. How were they influenced by the environment of surgery (the operating room), the garb worn by surgeons (the gowns, masks etc.), the protections for the patient from handborne infection (scrubbing and gloves) and the protection for the patient from airborne infection (at first masks but later lamina airflow and exhaust systems)?

Key players in this move forward were Nubier, who introduced gowns and aprons for surgeons, these gowns and aprons being renewable and sterilisable as an alternative to the blood-soaked and pus-crusted garb for surgeons from the Eighteenth Century [1].

Face masks

Von Mikulicz of Breslau carried out the early research on airborne infection which was recognised to be a key component of surgical sepsis [10]. His assistant, Hubner, did fundamental research on the droplet infection of patients and the use of facemasks to prevent this infection from the nasopharynx of the operating team [7]. It was particularly noticed that if one of the operating team had oral sepsis the rate of sepsis or infected wounds rose and masks could counteract this. Hubner did some key experiments with masks and noticed problems with the pore size of the fabric of the masks, with dampness in the masks and with the duration of which the masks were worn. He noted that masks were more effective if they were kept dry by wire frames which held them away from the nose and mouth. It is interesting to note that prior to the 1914 War the correspondent for the British Journal of Surgery, who visited surgical teams throughout Europe noticed that Rutherford Morrison in Newcastle-on-Tyne was using face masks as was Von Esselbach in Vienna [3, 12]. The message had clearly spread!

Gloves

Gloves to prevent infection from the hands of the surgeon take a rather different course. The earliest record we can find of making gloves of India rubber for surgeons is that of 1848 when a patent was registered in London by Thomas Forster [6]. A similar patent for making surgical gloves was registered a year later in New York, again by the same Thomas Forster. In both of these examples the patent quite clearly stressed their use in surgical operations.

However surgical gloves were not really used in surgery until the celebrated story of Halsted's nurse, Caroline Hampson, who developed dermatitis from the carbolic spray and could no longer operate [11]. Halsted was very much discommoded by this and had the Goodyear Rubber Company make rubber gloves with cuffs for her so that she could once again fulfil her place as his handmaiden during his complex surgery. The gloves were very successful and it was not very long after this that Bloodgood, Halsted's assistant, suggested that the gloves would be better used to protect the patient from the surgeons not the surgeons assistant from the carbolic spray [11]. He is rightly commemorated for performing the first operation wearing surgical gloves in 1896. Gloves have, of course, moved on from there and nowadays, in this age of hepatitis and AIDS, they are as much used for protecting the surgeon from the patient as they are from protecting the patient from the surgeon.

Other procedures

We have now got all the key parts of the operating situation for aseptic surgery in place. The surgeons capped and masked, wearing sterile gowns, the surgeon and his assistant all wearing gloves, the operating room environment is totally changed from that revealed in Nineteenth Century paintings. Few surgeons are now on the floor of the operating room, few people participate in the operation and the whole procedure, of course enhanced by anaesthesia, takes place in an ambience of care and placidity. Again photographs of this period show the total change in the structure of the operating theatre. Indeed the structure of the operating theatre with its gowned and masked and gloved surgeons can be starkly contrasted with the operating theatre of Billroth in Vienna earlier in the century where it really was a theatre. Even more so was the operating theatre of the early part of the Nineteenth Century! Operations are no longer carried out in the patient's home, now the wealthy and the bourgeousie come and join the indigent in hospital: the operating room has become the 'Temple of Healing'.

In 1920 Moynihan gave a very celebrated lecture to the Association of Surgeons of Great Britain where he described the "Ritual of a Surgical Operation" and made his memorable observation that *"every operation in surgery is an experiment in bacteriology"* [13].

The situation remained in this state until after the war in 1945. People had accepted that airborne infection was still a problem and consequent cross-infection still occurred. The way to prevent this was to undertake clean operations before dirty cases and to have separate septic theatres for dirty cases. Despite these precautions there still remained the problem of the 1% or 2% deep infection occurring in very clean operations such as joint replacements or transplants. This challenge presented itself to surgeons and theorists worldwide. Ultimately John Charnley, in an attempt to improve the environment for the introduction of artificial hips, designed the lamina flow theatre and the ultraclean environment [2]. Other important players in this field in the United Kingdom were Blowers and the work of the Medical Research Council who carried out an exhaustive study of the value of ultraclean environments for the use of surgeons [17]. Ultraclean environments were further enhanced by the use of an exhaust system masking and gowning the surgeons. The ultimate banishment of all from the operating room environment except those who were participating in the operation contrasts vividly with earlier attempts to prevent cross-infection by not speaking in operating rooms, by grunting to each other, a practice that was common in the operating rooms of Sir John Bland-Sutton and Von Esselbach at the turn of the century!

Rituals revisited

However nothing that is new and advanced ever goes without a challenge. There has been in recent years a challenge to the value of facemasks, and a challenge to the value of gloves. There has also been a less muted challenge to the value of special operating room environments and clean air systems.

Masks have been challenged notably by Orr in the United Kingdom who showed that when he stopped wearing a mask and banished all speaking during operations he got the same or even better results in terms of sepsis rates [14]. Tunevall published a very exhaustive study of the non-use of masks in the operating rooms in Stockholm and has found that discarding masks causes little problem [16]. However, this does not mean that masks can be discarded in all surgery. The problem does not rest there. A low incidence of sepsis is probably acceptable in what is plausibly dirty abdominal surgery but one or two cases in a thousand of deep sepsis in joint replacements or transplant operations is not acceptable. The cost of sepsis in these circumstances is so very high. The argument for keeping facemasks and for using exhaust systems remains in trauma, in orthopaedics and in transplant surgery.

Gloves have also been challenged. Much ophthalmic surgery nowadays is carried out without the surgeon wearing gloves, this is to preserve the very fine sense of touch that is necessary for modern cataract removal with immediate lens replacement. But gloves have been found to be part of another system, this time preventing the surgeons getting their hands dirty and moreover preventing them getting infected body fluids on to their hands. So gloves have seen a renaissance with people now studying glove puncture rates to see whether stronger gloves could be made and to see whether glove punctures can be avoided and thus avoid the risk of viral hepatitis and AIDS infection of the surgeon. Studies of glove puncture rates have been undertaken by ourselves, where we find that about 30% of gloves are punctured with the rate of puncture rising with longer operations and always being higher in the non-dominant than in the dominant hand [4].

And as the issue has changed from protection of the patient to protection of the surgeon, masks are having a renaissance to prevent blood splashes on the face and around the face. Indeed the total covering of all parts of surgeons and operating room staff is now almost mandatory when dealing with a potential case of AIDS or a case of hepatitis B.

In conclusion my old hero Berkeley Moynihan had it right, his aphorism "Every operation in surgery is an experiment in bacteriology" is still true today.

References

[1] Casteneda, A.: Historical development of the surgical mask. Surgery. 49 (1961) 423–428.
[2] Charnley, J.: Aseptic methods in the operating suite. A report to the MRC by the subcommittee on aseptic methods in operating theatres to their committee on hospital infections. Lancet 1 (1968) 705, 763, 831.
[3] Von Eiselberg: Prof. Von Eiselberg's clinic at Vienna. Br. J. Surg. 2 (1915) 328–333.
[4] Fell, M., W. Hopper, J. Williams et al.: Surgical glove failure rate. Ann. Roy. Coll. Surg. 71 (1989) 7–10.
[5] Flemming, P.: Robert Liston, the first professor of clinical surgery at UCH. University College Hospital Magazine. 1 (1926) 176–185.
[6] Forster, T.: Improvements in the manufacture of gloves or coverings for the hands for use in surgical and other operations. British patent No. 1532 issued April 17, 1878.
[7] Hubner, W.: Über die Möglichkeit der Wundinfektion vom Munde aus und ihre Verhütung durch Operationsmasken, Ztschr. f. Hyg. 28 (1898) 348.
[8] Logan Turner, A.: Joseph Baron Lister. Oliver and Boyd, Edinburgh and London 1927.
[9] Margotta, R. (trans.), Lewis, P.: An Illustrated History of Medicine. Paul Hamlyn, London 1967.
[10] Mikulicz, J.: Das operieren in sterilisierten Zwirnhandschuhen und mit Mundbinde. Centralbl. f. Chir. 24 (1897) 713–720.
[11] Mitchell, J. F.: The introduction of rubber gloves for use in surgical operations. Ann. Surgery. 122 (1945) 902–904.
[12] Morrison, R.: A visit to Prof. Rutherford Morrison, the Royal Victoria Infirmary, Newcastle Upon Tyne. Br. J. Surg. 1 (1914) 686–694.
[13] Moynihan, B. G. A.: The ritual of a surgical operation. Br. J. Surg. 8, 27–38.
[14] Orr, N.: Is a mask necessary in the operating theatre? Ann. Roy. Coll Surg. 43 (1981) 390–391.
[15] Semmelweis, I.: Die Aetiologie, der Begriff und die Prophylaxis des Kindbettfiebers. Vienna 1861.
[16] Tunevall, T. G.: Post-operative wound infections and surgical face masks: A controlled study. World J. Surg. 15 (1991) 383–387.
[17] Williams, R. E. O. et al.: Hospital Infection – Causes and Prevention 2nd ed. Lloyd-Luke, London 1966.

Criteria for evaluation of hygiene procedures and examples in surgical practice

A. V. Pollock

Introduction

It is not much more than a century ago that surgeons recognised that they themselves were the cause of most infections acquired in hospital. It took the genius of Pasteur and the imagination of Lister to deal the final death blow to the theory of spontaneous generation of living microorganisms. It was not long before surgeons realised that postoperative infections were caused by bacteria and that those bacteria had to come from somewhere.

> "In conducting the treatment [of compound fractures] the first object must be the destruction of any septic germs which may have been introduced into the wound, either at the moment of the accident or during the time which has since elapsed. This is done by introducing the acid [phenol] of full strength into all accessible recesses of the wound by means of a rag held in dressing forceps and dipped in the liquid."

These are the exact words used by Joseph Lister, then professor of surgery in the University of Glasgow, in 1867 [10]. It is surprising that the treatment did not do more harm than good, but Lister's teachings heralded the introduction into surgery of the principles of asepsis (which fortunately displaced antisepsis within a remarkably few years).

By the early twentieth century the principles of aseptic surgery were firmly established, and no further advances were made until the early 1940s when the isolation of penicillin heralded the start of the antibiotic era.

During the war of 1914–1918 thousands of soldiers died of wounds that were not in themselves lethal, but which rapidly became infected by organisms that live in cultivated soil. All sorts of antiseptics were used in wounds: phenol, boric acid, mercury salts, brilliant green, iodine, flavine, hydrogen peroxide, Dakin's hypochlorite solution, and bismuth iodoform paraffin paste (BIPP). Testimonials to the value of each one of these were published, but immediately after the war Alexander Fleming did a series of laboratory experiments and concluded that [6]:

> "... antiseptics play no part in the primary treatment of a wound ... antiseptics which act rapidly on the bacteria will also act rapidly on the leucocytes ...

antiseptic solutions will kill the leucocytes in greater dilution than they will the microbes."

Quite a lot has happened in the 125 years since Lister's first publication, but it remains important for surgeons to acknowledge that their patients do get infections and to do whatever is necessary to reduce the incidence.

Sir Karl Popper is probably the most important living philosopher of science, and his view can be summed up in his own words:

"If we respect truth, we must search for it by persistently searching for our errors, by indefatigable rational criticism and self-criticism".

We can never prove that a hypothesis is true, only that the alternative hypothesis is untrue. Popper and McIntyre [11] put forward 10 theses for a new ethic of critical evaluation in medicine; these can be summarized as follows:

"Our attitude towards mistakes must change. It is here that ethical reform must begin. For the old attitude leads to the hiding of our mistakes and to forgetting them as fast as we can ... It is therefore our task to search for our mistakes and to investigate them fully. We must train ourselves to be self critical".

The essence of audit is evaluation. By whom shall the work of a surgeon be evaluated? First and foremost by the surgeon himself, next by the members of his unit, then by his peers in the same hospital and, finally, by his peers in his own country and in the world.

Many surgical activities have ethical, moral, economic and legal consequences. It is the members of the medical staff of a hospital who are responsible for spending most of the money in that hospital, and we must not be surprised if administrators attempt to audit surgical work in relation to costs.

What surgeons must ensure is that audit (critical evaluation) is constructive, that it leads to better treatment for sick people, to better use of limited financial resources, to the elimination of diseases and injuries which cause premature death, and to satisfaction within and without the profession.

Ernest Amory Codman was on the staff of Massachusetts General Hospital at the beginning of this century and is chiefly remembered for his advocacy of "end result analysis". He wrote [4]:

"Comparisons are odious, but comparison is necessary in science. Until we freely make therapeutic comparisons, we cannot claim that a given hospital is efficient, for efficiency implies that the results have been looked into ... Every hospital should follow every patient it treats long enough to determine whether or not the treatment has been successful, and then to enquire 'if not, why not?' with a view to preventing similar failures in the future".

This is the essence of the audit of outcome, but it is only now that physicians are beginning to overcome their fears of the process. Codman's system was introduced at Massachusetts General Hospital in 1912 but it fell into disuse through neglect (wilful?) by the doctors. The young American College of Surgeons issued criteria for hospital acceptability, which included the collection of data on patient outcome. Only 89 of 692 hospitals with more than 100 beds fulfilled these criteria and the survey was destroyed [3].

If we are going to audit the outcome of our operations, we must be completely honest in our recording. Our audit must be confidential, so that no one is inhibited from recording the truth for fear of legal action. The recording may be merely in a diary, but nowadays it is more useful to enter data about our patients into a microcomputer, using suitable software and codings. One of the most important questions asked in my computer program is about postoperative complications which are described as "none", "minor", and "major". There is a code for "points for discussion" which are divided into diagnostic, operative, and postoperative errors and serious drug toxicity. These are the events that one wishes to recall for repeated consideration by members of the unit. For this purpose a weekly "deaths and complications" conference is invaluable.

Comparing like with like in clinical audit

If we are going to learn anything from a system of audit, we must compare our results with those of our own in previous years, and with those of other physicians. We must, however, be careful to compare like with like, and this requirement is best met by systems of scoring the severity of illnesses.

The evolution of scoring systems

Considering the magnificent intellectual achievements of the ancient Greeks and Arabs, of mediaeval Italians and of French, German, and English philosophers of the eighteenth century, it comes as a shock to realise that it was not until the beginning of the nineteenth century in Paris (and then against a hurricane of criticism) that Charles-Alexandre Louis introduced the "numerical method" in medicine. In a classic paper on the assessment of the results of blood-letting in fevers, he attached numerical values to the evaluation of outcome and concluded that blood-letting seldom did any good [7].

The systematic establishment of scoring systems, and their validation in prospective studies of consecutive series of patients in centres all over the world, has been a phenomenon of the last half-century, proceeding hand in hand with that most sophisticated form of audit, the random control clinical trial. It is inconceivable nowadays that a publication about the results of diagnosis or treatment of any disease will ignore an appropriate scoring system, even if the author goes no further than to divide patients into "high risk" and "low risk".

We accept that random control clinical trials are the most potent of all research tools for changing clinical practice. We must, however, be aware of, and guard against, bias (and occasionally fraud) in the design, conduct, analysis, and presentation of such trials. When we developed rules for the assessment of clinical trials, we excluded from further consideration those trials that did not fulfill three fundamental requirements – that they should be prospective with contemporary controls; that they should have a clear aim; and that they should have the potential to alter clinical practice. We then asked 15 questions about the design and conduct, 10 about analysis, and 8 about presentation [5].

Design and conduct

– Is the sample defined?
– Are exclusions specified?
– Are known risk factors recorded?
– Are the therapeutic regimens defined?
– Is the experimental regimen appropriate?
– Is the control regimen appropriate?
– Were appropriate investigations carried out?
– Were end points defined?
– Were end points appropriate?
– Were numbers required calculated?
– Was consent sought from patients?
– Was randomisation blind?
– Was assessment blind?
– Were additional treatments recorded?
– Were side effects recorded?

Analysis

– Are withdrawals listed?
– Was their fate recorded?
– Were there fewer than 10%?
– Is there a comparability table?
– Are risk factors stratified?
– Is the statistical analysis of proportions correct?
– Is the statistical analysis of numbers correct?
– Are confidence intervals reported?
– Are values of both statistic and probability given?
– In negative trials is the type II error considered?

Presentation

- Is the title accurate?
- Is the abstract accurate and helpful?
- Are the methods reproducible?
- Are the sections clear-cut?
- Can the raw data be discerned?
- Are the results credible?
- Do the results justify the conclusions?
- Are the references correct?

It was against this background that I have tried to assess hygienic procedures in surgical practice.

Nosocomial infections arising during operations

Infections of surgical wounds, most of which are caused by bacterial contamination during operations, are second in prevalence only to urinary tract infections, and are important causes of illness and prolonged stay in hospital. Bacteria can be introduced into wounds from exogenous sources (including the patient's skin) or from endogenous sources when a viscus containing bacteria is incised. The outcome of bacterial contamination during operations depends on a number of factors.

Factors influencing the incidence of surgical wound infections

Never forget that nearly all surgical wounds are contaminated to a greater or lesser extent by bacteria – there is no such thing as a totally sterile wound. Whether these bacteria are destroyed without causing any clinical signs, or whether they multiply and invade, depends on a number of factors, some of which the surgeon can control:

- The extent and nature of the bacterial contamination – one of the commonest contaminants is *Staphylococcus epidermidis*. In abdominal surgical wounds this is probably harmless, but if a prosthesis is inserted the glycocalyx of the bacteria allows adhesion to the surface of the prosthesis. It can multiply there and cause serious infection, sometimes months later. Contamination of an abdominal surgical wound by more than one species of bacteria, particularly by a combination of *Bacteroides fragilis* and a coliform, is much more likely to result in wound infection than contamination by a single species.

- The part of the body that is operated on – given an identical extent of contamination by identical organisms, an incision in the upper half of the body is much less likely to become infected than one in the lower half.
- The amount of dead tissue that is left in the wound – if the host defences have to cope not only with bacteria but also with a large amount of dead tissue they may fail, and the bacteria will thrive on the dead tissue and cause infection. The lesson is clear: handle tissues carefully; do not crush them with artery forceps – use forceps only to stop bleeding; avoid heavy and prolonged retraction; use diathermy with discretion; use sutures to appose tissues, not to strangulate them; be as slow as you like to be, as meticulous as you can be, and identify everything before you cut.
- The thickness of the subcutaneous fat – contaminated wounds in obese people are at high risk of becoming infected.
- The method of closure of the wound – if the incision is grossly contaminated (for example, when the operation is for bacterial peritonitis) it is wise not to close the skin. In all cases take care merely to appose skin edges; use clips or tape in preference to sutures, but if you are going to suture, use a monofilament material.
- The ability of the patient to destroy contaminating bacteria – this is not a thing that you have much control over, except that you should never operate on somebody who is dehydrated, and you should operate on somebody who is shocked only if you have no alternative.
- The use of antibiotics – you must give a preoperative dose of an appropriate antibiotic if you expect bacterial contamination or if you are putting in a prosthesis.

Prevention of exogenous bacterial contamination

We must try to ensure that everything that comes in contact with a surgical wound is sterile. This means that we must sterilise instruments (including swabs, packs, and towels), implanted tissues and prostheses, the hands of all those who touch the wound or the instruments, the skin of the patient, and the air of the operating theatre. When a deep infection of the wound would be catastrophic – for example after insertion of a cardiac or arterial prosthesis – it is essential to add a preoperative dose of an antibiotic to all these measures.

Sterilisation of implanted tissues

It stands to reason that living tissues that are transplanted and expected to function cannot be exposed to any form of hot or cold sterilisation. The best we can do is to reject donors whose tissues are likely to be infected, to remove tissues aseptically from donors, to add an antibiotic to the storage fluid, and to implant the tissue expeditiously.

There are certain tissues that do not need to be living to serve their purpose in the recipient. These include bones, heart valves, arteries, and skin. The first three act as scaffolding for the body to repair defects, and split skin homografts do not need to be alive to serve as useful temporary dressings for patients with extensive burns. Irradiation should not be used because it damages collagen and can make the tissue so weak that it is useless. The alternatives are heat (for bones), and glutaraldehyde (for heart valves, arteries, and skin).

Surgical hand disinfection

Hands have a resident flora of relatively non-pathogenic coagulase negative staphylococci, proprionibacteria, and diphtheroids, and in hospital are often contaminated by transient pathogens acquired by contact with patients. It is impossible to sterilise the hands – the best we can do is to kill all transient bacteria and reduce the concentration of resident bacteria. After the most effective preparation the hands still yield about 1000 microorganisms.

The ritual of the "surgical scrub" was started by Ignaz Semmelweis in 1846 and excited nothing but scorn and ridicule from his colleagues. It was not accepted into surgical practice until about 1880. Rubber gloves were first used by William Halsted who wrote [12]:

> "In the winter of 1889 and 1890 ... the nurse in charge of my operating room complained that the solutions of mercuric chloride produced a dermatitis of her arms and hands. As she was an unusually efficient woman [who later became Halsted's wife], I gave the matter my consideration and one day in New York requested the Goodyear Rubber Company to make as an experiment two pairs of thin rubber gloves with gauntlets. On trial these proved to be so satisfactory that additional gloves were ordered. In the autumn, on my return to town, the assistant who passed the instruments and threaded the needles was also provided with rubber gloves to wear at the operations ... This assistant was given the gloves to protect his hands from the solution of phenol (carbolic acid) in which the instruments were submerged rather than to eliminate him as a source of infection".

It was not until the advent of potent antiseptics that did not harm the skin that the ritual of the 10 minute scrub with running water, soap, and nail brush gave way to the present custom of a two minute lathering with 4% chlorhexidine in a detergent base, followed by application of alcoholic chlorhexidine (or 70% isopropanolol).

This preparation eliminates transient bacteria and achieves a two log reduction in the concentration of resident bacteria. It seldom causes irritation of the skin, and the acceptability is improved by the addition of cosmetic emollients to the alcohol. Many surgeons keep their gloves on between operations and, unless their hands are contaminated with blood caused by glove punctures, do not wash before putting on new gloves for the next operation; instead they apply alcoholic chlorhexidine and allow it to dry on the hands. There is no evidence that this practice reduces the number of resident bacteria, but it may prevent further contamination by transient organisms from the environment of the operating theatre suite.

The final step in the prevention of transmission of bacteria from the hands of the theatre staff to patients' wounds is the donning of sterile gloves, but there is no evidence that gloves do anything more than protect surgeons from being contaminated by patients.

Preparation of patients' skin

It is now accepted that patients' skin at the site of operation should not be shaved the day before operation. Both microbiological and clinical observations confirm a higher rate of contamination and infection if this is done than when the skin is either left alone, or chemically depilated, or shaved immediately before operation.

Because the skin will be treated only once it is permissible to use stronger antiseptics than would be tolerable for the surgical scrub. Nevertheless, the same reservation applies – it is not possible to sterilise skin, only to eliminate transient pathogens and to reduce the numbers of the resident flora. My own preferences (except for babies and on the scrotum) is tincture of iodine (2% in 50% ethanol), but there is no evidence that this is either better or worse than any other antiseptic, and it does occasionally cause dermatitis.

Whole body disinfection

Cruse and Foord published their first audit of the incidence of wound infections after clean operations in Calgary in 1973 and noted a lower rate when patients had showered before operation with medicated soap. Brandberg and his colleagues in Göteborg did a random control trial in 341 patients who had groin incisions and found a wound infection rate of 17.5% in 171 controls, compared with 8% in 170 who had had between three and eight showers with chlorhexidine detergent before their operations [2]. These are exceptionally high infection rates, and Ayliffe and his colleagues in Birmingham, UK, were unable to confirm the benefit of preoperative bathing with chlorhexidine detergent [1]. They reported a crossover study in 5536 operations and found a clean wound infection rate of 4.0% in controls, compared with 3.5% in those who had bathed. The question has not been settled, but there is no doubt that bathing or showering with chlorhexidine detergent does reduce the bacterial burden of the skin of the groin and the axilla.

Sterile adhesive plastic skin drapes

There is no evidence that these reduce the infection rate after any kind of operation, and even the drapes that contain an antiseptic have not been shown to reduce infection rates. Sterile woven cotton drapes do get wet with blood or other fluids, and this allows "moist strike through" of bacteria. Impervious drapes, however, offer no clinical advantages.

Sterilisation of the air in the operating theatre

Before the universal adoption of plenum (positive pressure) ventilation of operating theatres there were occasional outbreaks of theatre-acquired infections by bacteria that had been carried into the theatre from adjoining wards. Nowadays, when air is filtered and supplied at slightly higher than atmospheric pressure, the air in an empty operating theatre is nearly always sterile. It is when people start moving around that the air becomes contaminated, mainly by coagulase negative staphylococci carried on microscopic scales of skin.

Many rituals have evolved to try to prevent this contamination. It is normal practice to wash the walls and floor of the operating theatre with an antiseptic after any list, and always after an operation in which pus is encountered. The value of this exercise is, however, doubtful to say the least, and environmental microbiological cultures are not predictive of wound contamination or infection. Many theatre suites have "transfer bays", in which patients are transferred from trolleys that have brought them from the wards on to trolleys that do not leave the theatre suite. Sometimes a "tacky mat" is laid at the entrance, which is supposed to trap bacteria on people's shoes. Theatre staff are expected to change into freshly laundered clothes before entering a theatre, and visitors must at least don surgical gowns, masks, and overshoes. The main benefit of these rules is that it cuts down the number of casual visitors to theatres.

It is traditional for masks to be worn in the operating theatre, but they probably play no part in the prevention of exogenous bacterial contamination. Staff who have infected skin lesions, or who carry *Staphylococcus aureus* in their noses should not, of course, enter the operating theatre.

There are three techniques that do reduce the extent of bacterial contamination of the air: ultraviolet irradiation, laminar flow ventilation, and the wearing by the theatre staff of exhaust-ventilated, non-porous clothing and integral helmet with goggles. Non-porous clothing is too uncomfortable for the staff unless it is ventilated. Ultraviolet irradiation has been used for half a century, but requires that the theatre staff must wear goggles and apply sun tan lotion to their faces. The reduction in aerial contamination has not been shown to lead to a reduction in the rate of wound infection, except perhaps in certain categories of clean operations.

Laminar flow ventilation was introduced by Sir John Charnley in 1961 and has been modified and improved to such an extent that the air over a surgical wound is often sterile, particularly if the ventilation is vertical rather than horizontal and the staff are wearing exhaust ventilated suits. A random control trial in more than 8000 joint replacement operations showed a significant reduction in the deep wound infection rate after operations that were done in laminar flow ventilated theatres [9]. The reduction was of the same order as that achieved by a prophylactic antibiotic.

Concentration on the role of aerial contamination in causing wound infections resulted in the introduction of the Trexler isolator: the patient lies inside an impermeable tent made of clear polyvinyl; the tent is ventilated with sterile air under pressure, and the surgeon and anaesthetist operate through sleeves in the fabric. There is no clinical evidence that the isolator reduces the rate of wound infection.

Antibiotics for the prevention of exogenous infection

However assiduously all these measures are carried out, there will still be a few patients who will not be able to overcome even the slightest contamination by exogenous bacteria. If such a patient has had a cardiac, arterial, or joint prosthesis inserted, the result could be disastrous. For that reason it is essential to give the patient an antibiotic intravenously at induction of anaesthesia. The choice of antibiotic depends on the experience of the department of microbiology in each hospital. Unless there is a likelihood of staphylococci being resistant to methicillin, flucloxacillin is a sensible choice. If an incision is to be made in the groin it is wise to add a cephalosporin (the later generations of cephalosporins are not as successful as those of the first generation in preventing staphylococcal infections but they do take care of Gram negative rods). There is mounting evidence that a single preoperative dose is enough, and there is certainly no justification for continuing the antibiotics for more than 24 hours.

Because the outcome of infection of a prosthesis is usually disastrous, there have been attempts to incorporate antibiotics into prosthetic materials. These have not proved to be effective in clinical practice, except for the incorporation of gentamicin into methylmethacrylate (Palacos) bone cement, which is particularly useful when a joint prosthesis has to be replaced because it has become infected.

Prevention of endogenous bacterial contamination

The non-controversial rules are simple: any viscus that contains bacteria must be opened with great care to avoid spilling the contents; and all operations on such viscera should be preceded by the giving of an appropriate antibiotic. No more than three doses should be given, and usually one is enough. Intraincisional application of an antibiotic has the theoretical advantage of giving a high concentration at the site of contamination, but the usual route is intravenous, given at the induction of anaesthesia. There is a certain amount of evidence that preincisional intraincisional injection of a solution of an antibiotic may result in a reduction of the rate of wound infection, compared with intravenous injection of the same antibiotic.

Antiseptics, even the relatively non-toxic ones such as providone iodine and chlorhexidine, have no role in preventing endogenous contamination or infection.

There are, however, a number of controversial questions.

Irrigation of the peritoneum and wound

Halsted taught his residents that gentle saline irrigation of wounds was a good thing, and the practice has persisted ever since; sometimes the saline is replaced by dilute povidone iodine, noxytiolin, or chlorhexidine, or by an antibiotic. There is, however, no evidence that plain or medicated irrigation plays any part in the prevention of either endogenous microbial contamination during operations or of consequent wound infection. There might be a place for jet irrigation under pressure. This undoubtedly reduces the number of bacteria in artificially contaminated wounds, but at the expense of a certain amount of injury to tissues.

Wound protectors

A sheet of plastic is swaged on to an elastic ring. The ring is then inserted into the peritoneal cavity before any viscus is incised, and supposedly protects the abdominal wall from endogenous contamination. My experience is that it is impossible to remove the ring without contaminating the wall. I made cloth ring protectors and soaked them in aqueous povidone iodine or chlorhexidine, but found that although parietal contamination was reduced, the incidence of wound infection was not. Perhaps a cloth wound protector soaked in a solution of an antibiotic might work, but I have not tried it.

Caesarean sections

Although this is nominally a clean operation – in that the incision is made through skin that can be disinfected, and the uterus is a sterile organ – the incidence of wound infection, postoperative fever, and endometritis is high [8]. A meta-analysis of reports on 16 000 patients showed that control patients had rates of wound infection of 9%, of postoperative fever of 40%, and of endometritis of 26%. The rates were higher after emergency than after elective operations and were reduced to about one third of the control rates by giving a single dose of a cephalosporin or a broad spectrum penicillin immediately after clamping the cord.

Ward acquired nosocomial infections

There are five important classes of infection that result from bacterial contamination in wards rather than operating theatres. They are: pulmonary infections, urinary tract infections, infections of cannulas in veins, ducts, and serous cavities, postoperative peritonitis, and secondary infections of wounds (particularly burns). All these may be complicated by septicaemia.

Most ward acquired infections emanate from exogenous sources (including the patient's own skin), and one of the most important vectors of bacteria is the hands of the medical and nursing staff. It is unusual to find doctors or nurses washing their hands after each contact with a patient, but that is what ought to be done. Unless the hands are visibly soiled there is no need to wash with water – it is better to apply about 10 ml of 70% isopropyl alcohol or ethanol or 0.5% chlorhexidine in alcohol and allow it to dry on the hands.

Postoperative pneumonia

I am not going to speculate about the origin of postoperative pulmonary infections. It is possible that some of them do originate in the operating theatre as a result of contamination of the lower airways by the passage of an endotracheal tube. There is, however, little evidence that patients who are given an antibiotic before their operations have a lower incidence of postoperative pneumonia. I will, therefore, assume that they all originate after and not during operations.

Aetiology and prevention

Preoperative impairment of lung function

Patients whose forced expiratory volume in one second (FEV_1) or forced vital capacity (FVC) are reduced as a result of prolonged smoking, obstructive airways disease, or old age are more prone to postoperative pneumonia than those who have normal lung function. Many operations cause further reduction in lung function, resulting in atelectasis and retention of sputum. The collapsed segments of lung are susceptible to invasion by bacteria (*Haemophilus influenzae* and *Streptococcus pneumoniae*) that colonise the upper airways.

The important corollary is that it is important to assess respiratory function before operations, to advise patients to stop smoking, and to prescribe bronchodilator drugs if they are shown to improve lung function. After operation patients must be encouraged to take deep breaths at least every hour. A Bartlett incentive spirometer is useful, and routine "chest physiotherapy" reduces the incidence of pneumonia in susceptible patients.

There are occasions when postanaesthetic depression of ventilation needs reversal with doxapram (2 mg/minute for 6 hours in 500 ml saline) or other respiratory stimulant.

Postoperative pain

Thoracic and upper abdominal operations are associated with a higher incidence of postoperative pneumonia than those involving incisions in the lower abdomen, head and neck, or limbs. The direction of the incision (vertical or transverse) does not seem to matter. The lesson is that steps must be taken to control postoperative pain without reducing lung function. Two of the most successful methods are epidural analgesia with anaesthetic drugs or opioids, and intravenous analgesia either continuously (after titration) or on demand. The Cardiff Palliator is set to allow patients to give themselves bolus doses of pethidine, fentanyl, or buprenorphine up to preset limits for both single doses and total dosage.

Nasogastric tubes

In the presence of bacterial colonisation of the stomach (a common event after abdominal operations that are associated with paralytic ileus), nasogastric tubes can allow the passage of intestinal aerobic bacteria into the pharynx, and so into the trachea and lower respiratory tract. Most of the time it is unnecessary to have a nasogastric tube, but if you need to keep the stomach empty because of obstruction or ileus it is better to insert a gastrostomy tube either during the operation or by combined endoscopic and percutaneous insertion.

Aspiration pneumonia

Overt aspiration of gastric contents is dangerous, whether the gastric juice is acid (and therefore sterile) or alkaline and infected. It can be a problem in patients needing emergency operations for caesarean section or intestinal obstruction or peritonitis, in whom a nasogastric tube cannot be guaranteed to empty the stomach. It can be prevented by intubating patients while they are still conscious. Aspiration of potentially infective gastric contents may also occur during emergency endoscopy in patients with upper gastrointestinal haemorrhage.

Pneumonia in intensive care units

Patients who are ill enough to require nursing in intensive care units usually need artificial respiration through an endotracheal tube. They are often given H_2 receptor antagonists (cimetidine or ranitidine) to prevent stress ulceration of the stomach, and the raising of the pH in the stomach allows colonisation with intestinal bacteria which, within a few days, are found in the pharynx and can colonise and invade the lower respiratory tract. *Pseudomonas aeruginosa* is not a common intestinal organism, but it commonly causes pneumonia. It is often of exogenous rather than endogenous origin and may be found in inadequately sterilised humidifiers and nebulisers. Endotracheal tubes must be sterilised, and tracheal suction catheters must be sterile, used once only, and handled with sterile gloves. Respirator equipment is more difficult to sterilise, but detachable patient circuits that can be autoclaved are available.

Legionella pneumophila pneumonia

This can easily be overlooked because it is difficult to culture the bacteria, which can colonise reservoirs of water that is used for heating or cooling. It is rare nowadays because hospital water tanks are filled with water that is either heated to 60°C or heavily chlorinated.

Adult respiratory distress syndrome

This is one of the most lethal consequences of sepsis, smoke inhalation, embolism, and severe trauma. It used to be called "shock lung" and is characterised by relatively acute onset of dyspnoea after serious injury or illness, hypoxaemia, loss of lung compliance, and a characteristic appearance of bilateral alveolar infiltrates on radiographs of the chest. At necropsy the lungs are solid and show gross histological changes – the alveolar epithelium is damaged and may be replaced by cuboidal cells; the alveoli are filled with plasma, red cells, neutrophils, and macrophages; and small vessels are occluded by thrombi.

The condition is probably caused by excessive and inappropriate stimulation of phagocytic cells, which release cytokines – interleukin-1 and tumour necrosis factor – oxygen free radicals, and proteolytic enzymes. These cause tissue destruction and vascular occlusion.

The mortality of adult respiratory distress syndrome is in the region of 60% despite treatment by tracheal intubation and intermittent positive pressure ventilation. It is important not to exceed a concentration of 30% of oxygen in the inspired air; higher concentrations of oxygen are toxic and exacerbate the lesions of the syndrome.

Patients who are ventilated in an intensive care unit are at risk of nosocomial pneumonia, and this risk is even greater if they have the respiratory distress syndrome. Most of the bacteria are Gram negative and endogenous in origin, resulting from colonisation of the pharynx.

Selective decontamination of the digestive tract was introduced in The Netherlands in the early 1980s. The regimen comprises application of a paste (Orabase®, Squibb) containing polymyxin E, tobramycin, and amphotericin B four times a day to the mouth and pharynx, instillation of the same drugs into the stomach, and parenteral administration of cefotaxime for four days. It certainly reduces the incidence of nosocomial pneumonia, but it seems to have little effect on mortality. A meta-analysis of 11 trials comprising 1489 patients showed a significant reduction in the incidence of respiratory tract infections as a result of selective decontamination (odds ratio 0.21, 95% confidence interval 0.15 to 0.29) but not of death (odds ratio 0.91, 95% confidence interval 0.67 to 1.23).

Urinary tract infections

Postoperative urinary tract infections are common. They are always associated with the presence of a catheter in the bladder, particularly if the catheter is introduced through the urethra rather than suprapubically and if it is left in for more than two days. The bacteria arise from exogenous (ward cross infection) or endogenous sources and are either Gram negative rods such as *Escherichia coli*, *Proteus* species, and *Pseudomonas aeruginosa*, or Gram positive enterococci.

Fifty years ago it was normal practice to leave catheters draining into open receptacles or spigotted with a wooden spigot; every patient developed a urinary tract infection. In 1928 Cuthbert Dukes at St Mark's Hospital in London introduced closed drainage of catheters into sterile bottles and intermittent irrigation of the bladder with 1 in 5000 oxycyanide of mercury. The infection rate in men was dramatically reduced, but most surgeons ignored the work and it was not until 30 years later that it gained universal acceptance, aided by the replacement of glass bottles by disposable sterile plastic bags. Provided that catheters are left in for not more than a few days, the incidence of infection should not be more than about 10%.

Now that closed drainage is universally accepted there are only three ways in which bacteria can enter and colonise the bladder. They can contaminate the meatus and ascend between the catheter and the wall of the urethra. They can contaminate the connection between the catheter and the tube connected to the drainage bag and ascend within the lumen of the catheter. Finally, they can contaminate the tap on the drainage bag, multiply within the bag, and ascend within the lumen of the catheter. Bacteria form a biofilm on foreign surfaces and spread rapidly.

The relative importance of these three depends on the diligence with which medical and nursing staff observe these rules: that the catheter should never be disconnected from the drainage tube (it is probably a good idea to wrap gauze soaked in a disinfectant around the junction); that the drainage bag should be emptied with sterile precautions and that it should be hung at a lower level than the bladder but not placed on the floor; and that specimens of urine for ward or laboratory testing should be drawn from the bag with a sterile syringe and needle.

Apart from the accepted rules, there are other methods of preventing urinary tract infections that are more controversial. It is probably a good idea to inject about 100 ml of an antiseptic solution into the drainage bag every time it is emptied. The place of antiseptic bladder washouts has not been settled: they can help to prevent infection but they have no place in treatment, and if the irrigation involves disconnection of the the catheter from the drainage tube it will do more harm than good. Antiseptics applied to the meatus are useless. Antiseptics incorporated into the gel that is used to ease the introduction of the catheter are probably helpful. Finally, catheters have been impregnated with silver salts with apparent benefit.

There is probably no place for prophylactic antibiotics in patients who need catheterisation. Established urinary tract infections should, however, be treated if they are causing symptoms, and even asymptomatic infections should be treated before prostatectomy.

Infections associated with cannulas

I prefer not to use the word "catheter" for tubes that are inserted into veins, ducts, or serous cavities, so as to avoid confusion with bladder catheters.

Venous cannulas

If venous cannulas become infected the bacteria nearly always originate in the patient's skin, the most common being *Staphylococcus epidermidis*, which are often methicillin resistant. Occasionally bacteria that are causing a blood stream infection will colonise a cannula. It is, however, usually the other way round, bacteraemia being caused by infection of a cannula. Central venous cannulas that are left in place for days or weeks for parenteral nutrition are much more likely to become infected than peripheral vein cannulas. The route of infection is usually the connection between the tube leading from the reservoir of fluid and the cannula. Bacterial contamination of the fluid itself is rare but must be kept in mind if one encounters an outbreak of infection by an unusual organism.

Modifications of methods of inserting the cannulas (tunnelling, sleeving) are less important in preventing infection than rigorous aseptic practices when disconnecting the hub of the cannula and perhaps an antiseptic or topical antibiotic such as mupirocin should be applied at the site of entry of the cannula through the skin. Totally implanted central venous access devices are available, and cannulas (or the cuffs of cannulas) impregnated with silver nitrate or triclosan inhibit the attachment and growth of bacteria, including even glycocalyx-producing *Staph epidermidis*.

There is no evidence that prophylactic antibiotics are of any value, whether they are given at the time of insertion of the cannula or throughout the course of intravenous nutrition, but the addition of heparin to the fluid being infused reduces the rate of infection.

Peritoneal cannulas

Continuous ambulatory peritoneal dialysis is widely used for the treatment of end stage renal failure, but may have to be abandoned because of peritonitis. The bacteria are usually resident skin organisms and the probable site of entry is the connection between the cannula and the tube leading the dialysis fluid into and out of the peritoneal cavity. The application of an antiseptic solution to this connection for five minutes (and to the cap on the cannula when dialysis is interrupted) reduces the incidence of peritonitis, which can usually be successfully treated by antibiotics – vancomycin and teicoplanin being effective against methicillin resistant staphylococci.

There is evidence from epidemiological studies that episodes of peritonitis may follow viral upper respiratory tract infections, presumably because the viral illness alters the host defence mechanisms.

Cannulas in ducts

Endoscopic cannulation of bile and pancreatic ducts is valuable for diagnosis, and occasionally for treatment. I have mentioned how difficult it is to sterilise endoscopes, and there is little doubt that most infections of ducts arise from contamination of endoscopes. It is good practice to give a dose of an antibiotic intravenously before cannulation.

A few years ago it was fashionable to prepare jaundiced patients for laparotomy by draining the obstructed biliary system externally through a cannula inserted percutaneously into a hepatic duct. This caused a high incidence of cholangitis and septicaemia, the infection usually being of exogenous origin. The technique has been abandoned.

Nosocomial peritonitis

Postoperative peritonitis is caused by leakage from a gastrointestinal anastomosis. It is not prevented by perioperative antibiotics and reflects a combination of poor technique and reduced ability of ill and malnourished patients to heal. There is no evidence that enteral or parenteral nutrition for less than a month before operation can correct malnutrition sufficiently to reduce the rate of breakdown of anastomoses.

The diagnosis may be difficult because the peritonitis often does not cause typical symptoms and signs. A wise surgeon who finds a patient not doing well several days after a gastrointestinal anastomosis will advise reoperation, particularly if ultrasound, computed tomography, or isotope studies suggest the presence of a collection of fluid in relation to the anastomosis. If a leak is found it is usually unwise to try to repair it, a defunctioning stoma or bypass operation being preferable.

Because it is sometimes impossible to eradicate all pockets of pus by a single laparotomy many surgeons advise repeated planned reoperations. This is made easier by using the technique of temporary closure of the abdominal wall by suturing sheets of Marlex® mesh (fastened with a zip fastener) or Velcro® to each side of the aponeurosis. The abdomen can then be reopened merely by undoing the zip fastener or pulling apart the Velcro. Occasionally the aponeurosis becomes so friable because of infection that the material has to be sutured to the skin.

Secondary infection of wounds and burns

Any wound that does not remain dry while it heals is liable to be contaminated by bacteria from the environment, including the patient's own skin. Secondary infection cannot be prevented by antibiotics, and the only sure ways are to make sure that the wound is kept dry and that cross infection is reduced to a minimum – the importance of hand disinfection by the staff cannot be overemphasised. Deep burns should be excised and grafted as soon as the patient has got over the shock, and more superficial burns can usually be kept from becoming infected by applying silver nitrate or silver sulphadiazine cream.

Sepsis

I use the word "sepsis" rather than septicaemia or bacteraemia, because the clinical syndrome of sepsis may or may not be accompanied by the isolation of bacteria from the blood. Our concept of sepsis has changed dramatically over the past few years, from one in which sepsis was regarded as synonymous with bacterial infection to one in which sepsis is perceived as the physiological response to cytokines generated in excess during the inflammatory process.

Sepsis implies hypermetabolism and interference with organ functions. This interference is noticed early in the brain – one of the first signs is often disorientation and confusion – and in the lungs, where closure of alveoli results in hypoxaemia and accumulation of carbon dioxide. This anoxia (together with direct injury to organ systems by oxygen radicals and proteolytic enzymes released from disintegrated phagocytic cells) results in sequential failure of renal, hepatic, cardiovascular, blood component, and gastrointestinal systems.

Bacterial infections are not the only cause of the syndrome of sepsis. Even after the elimination of all sources of bacteria the syndrome may persist and get worse. It is thought that this is caused by translocation of bacteria and their toxins from the intestine, in which the excluding function of the mucosa has been reduced both by the septic process and by the absence of food.

The treatment of sepsis is still merely supportive – blood volume must be made up, hypoxaemia corrected, cardiac output stimulated, and peripheral ischaemia reduced by vasodilator drugs. Still in the experimental stage are the monoclonal anti-endotoxin HA-1A, monoclonal anti-TNF antibody, antisera against the J5 variant of *E coli*, antioxidants such as vitamins C and E, and oxygen radical scavengers such as superoxide dismutase.

Conclusion

We have a lot to learn about the interactions between bacteria and the human body. Antibiotics, which at one time were thought to presage the disappearance of bacterial illness, now appear to be only a small part of the answer.

References

[1] Ayliffe, G. A. J., M. F. Noy, J. R. Babb et al.: A comparison of preoperative bathing with chlorhexidine-detergent and non-medicated soap in the prevention of surgical infection. J. Hosp. Infect. 4 (1983) 237–244.

[2] Brandberg, S., J. Holm, J. Hammarsten, T. Schersten: Postoperative wound infections in vascular surgery – effect of preoperative whole-body disinfection by shower bath with chlorhexidine soap. In: Problems in the control of hospital infection. Royal Society of Medicine (1980) 71–75.

[3] Christoffel, T.: Medical care evaluation: an old new idea. J. Med. Educ. 51 (1976) 83–88.

[4] Codman, E. A.: Report of committee on hospital standardization. Surg. Gynecol. Obstet. 22 (1916) 119–120.

[5] Evans, M., Pollock A. V.: A score system for evaluating random control clinical trials of prophylaxis of abdominal surgical wound infection. Br. J. Surg. 72 (1985) 256–260.

[6] Fleming, A.: The action of chemical and physiological antiseptics in a septic wound. Br. J. Surg. 7 (1919–1920) 99–129.

[7] Gaines, W. J., H. G. Langford: Research on the effect of blood letting in several inflammatory maladies. Arch. Intern. Med. 106 (1960) 571–579.

[8] Howie, P. W., P. G. Davey: Prophylactic antibiotics and caesarean section. BMJ 300 (1990) 2–3.

[9] Lidwell, O. M., E. J. L. Lowbury, W. Whyte, R. Blowers, S. J. Stanley, D. Lowe: Effect of ultraclean air in operating rooms on deep sepsis in the joint after total hip or knee replacements: a randomised study. BMJ 285 (1982) 10–14.

[10] Lister, J.: On the antiseptic principle in the practice of surgery. BMJ 2 (1867) 246–248.

[11] McIntyre, N., K. Popper: The critical attitude in medicine: the need for a new ethics. BMJ 287 (1983) 1919–1923.

[12] Proskauer, C.: Development and use of the rubber glove in surgery and gynecology. J. Hist. Med. 13 (1958) 373–381.

Hygiene-Richtlinien: Vorgaben der Träger, des Bundesgesundheitsamtes und der Berufsgenossenschaften

W. Steuer

Einleitung

Als Teilnehmer der ersten Stunde der Kommission zur Erkennung, Verhütung und Bekämpfung von Krankenhausinfektionen möchte ich zunächst feststellen, daß das Bundesgesundheitsamt nicht ohne Grund normative Regelungen in der Krankenhaushygiene anstrebte, sondern die Notwendigkeit sich aus den Ergebnissen von Untersuchungen und deren Veröffentlichungen entwickelte.

Es ist und bleibt ein Verdienst des damaligen Präsidenten Herrn Prof. Dr. Henneberg, der hierfür die Weichen gestellt und die Initiative für die Kommission ergriffen hat.

Die Kommissionsmitglieder (eine große Zahl von Wissenschaftlern) waren sich sehr schnell darüber einig, daß es notwendig war, grundsätzliche Normen für das Krankenhauspersonal und das Handeln im Krankenhaus zu schaffen.

Nach langen Beratungen entstand so die Richtlinie für die Erkennung, Verhütung und Bekämpfung von Krankenhausinfektionen, die das Bundesgesundheitsamt 1976 veröffentlicht hat [5].

Inzwischen sind weit über 35 Anlagen für die Einzelbereiche eines Krankenhauses mit den Themen personelle, organisatorische, baulich-funktionelle Anforderungen und Angaben über richtiges Handeln in der Diagnostik, Therapie und in der Pflege veröffentlicht worden.

Dringend anzumerken ist dabei, daß in den jeweiligen Kommissionen zur Erarbeitung einer Anlage nicht nur die Krankenhaushygieniker, sondern jeweils herausragende Persönlichkeiten, die den Krankenhausalltag in den einzelnen Bereichen entweder erleben oder verantwortlich leiten, in die Beratungen mit eingeschlossen wurden. Außerdem wurden die jeweiligen Einzelanlagen den damit betroffenen deutschen Fachgesellschaften zugesandt mit der Bitte um entsprechende Stellungnahme. Dadurch konnte meines Erachtens ein außerordentlich weit gefächerter Konsens erreicht werden.

Institutionen und Verantwortlichkeiten

Von besonderer Bedeutung sind nach meiner Ansicht vor allem die mit der Richtlinie neu geschaffenen internen Institutionen und die Verteilung der Verantwortlichkeit (Tab. 1). Inzwischen dürfte wohl in allen deutschen Krankenhäusern eine *Hygienekommission* gebildet sein. In sehr vielen Krankenhäusern dürfte inzwischen ebenfalls ein *hygienebeauftragter Arzt* wirken (allein in unserem Institut wurden inzwischen 1500 Ärzte in einwöchigen Kursen für diese Aufgabe fortgebildet).

In vielen Krankenhäusern der Bundesrepublik dürften inzwischen *Hygienefachkräfte* angestellt sein (in unserem Institut wurden über 1100 Hygienefachkräfte in 5–6-wöchigen Grundkursen weitergebildet). Für die Hygienefachkraft ist eine neue Weiterbildungsordnung inzwischen erlassen worden, die eine wesentliche Verlängerung der Weiterbildungszeit (1 Jahr) zur Folge hat. Damit ist der Stellung und den Aufgaben der Hygienefachkraft von den notwendigen Kenntnissen her Rechnung getragen worden.

Diese internen Institutionen sind weit effektiver als behördliche Kontrollen. Aus vielen Erlebnissen in meiner langen Berufszeit und als Leiter des Landesgesundheitsamtes habe ich dies schlaglichtartig erleben können.

Behördliche Kontrollen, insbesondere wenn sie vorher angemeldet sind, finden eine Ausnahmesituation vor, die mit dem Klinik-Alltag oft wenig zu tun hat. Diese Kontrollen können daher lediglich der Motivation des eingesetzten Personals dienen, führen jedoch nicht von sich aus zur Verbesserung der Infektionsprophylaxe im Krankenhaus. Sie können vor allem aber personelle und organisatorische Mängel aufdecken und auf diesem Gebiet Verbesserungen erreichen. Selbstverständlich gelten die Bestimmungen der Richtlinien und deren Anlagen auch für bereits bestehende Krankenhäuser [6].

Eine große Anzahl von Bundesländern hat bereits Krankenhausgesetze oder Hygieneverordnungen erlassen. Es ist mir bekannt, daß viele Bundesländer in nächster Zeit auch Krankenhaushygieneverordnungen erlassen werden, da insofern eine Abstimmung z. B. der Gesundheitsministerkonferenz auf die dringende

Tab. 1: Personelle Gliederung für Krankenhaushygiene

Ärztlicher Direktor:	verantwortlich für den Gesamtbereich
Hygiene-Kommission:	Richtlinienkompetenz, Arbeitsanweisungen
Klinikhygieniker:	Arzt mit besonderer Weiterbildung
Hygienebeauftragter:	Arzt mit zusätzlicher Fortbildung
Hygienefachkraft:	Krankenschwester, Kinderkrankenschwester, Krankenpfleger mit Berufserfahrung und zusätzlicher Weiterbildung

Tab. 2: Krankenhaus-Gesetz Nordrhein-Westfalen, gültig ab 01. 01. 88

§ 8: Das Krankenhaus ist verpflichtet, *alle* erforderlichen Maßnahmen zur Erkennung, Verhütung und Bekämpfung von Krankenhausinfektionen zu treffen.

Notwendigkeit der Bekämpfung nosokomialer Infektionen gegeben war (Tab. 2). Besonders darauf hingewiesen wird, daß die Formulierung des § 8 des Krankenhausgesetzes Nordrhein-Westfalen eine außerordentlich weite Verpflichtung der Krankenhäuser zur Verhütung und zur Vermeidung nosokomialer Infektionen darstellt [15].

In Nordrhein-Westfalen war es zusätzlich notwendig, daß auch für die Ordenskrankenhäuser eine Verlautbarung des Bischofs herausgegeben wurde, die vor allem auch Festlegungen des Krankenhausträgers und Detailfestlegungen hinsichtlich Hygienekommission, Hygienebeauftragtem und Hygienefachkraft betraf. Diese Verlautbarung des Bischofs ist für die Ordenskrankenhäuser damit ebenso bindend wie die Hygieneverordnung des Landes Nordrhein-Westfalen für alle Beschäftigten im Krankenhaus (Tab. 3).

Ein besonderes Problem ist dabei sicher die Bestellung und vor allem die Motivation der Hygienebeauftragten, wie sie das Bundesgesundheitsamt in seiner Anlage von 1979 vorschreibt [7]. Insbesondere da dieser Hygienebeauftragte neben seiner eigentlichen Fachdisziplin, die ihn zwangsläufig mehr interessiert als die übernommene zusätzliche Aufgabe, über eine große Zahl von positiven Eigenschaften und Kenntnissen verfügen sollte (Tab. 4).

Hinzu kommt, daß fortgebildete Hygienebeauftragte dringend einer ständigen Information auf dem Gebiet der Krankenhaushygiene bedürfen. Auf der anderen Seite muß jedoch klar herausgestellt werden, daß auf die Hygienebeauftragten im Krankenhaus auf keinen Fall verzichtet werden kann. Ohne die Akzeptanz von der ärztlichen Seite läßt sich in einem Krankenhaus in Richtung Krankenhaushygiene nichts bewegen. Dies ist eine eindeutige Erfahrungstatsache, die sowohl die Hygienefachkräfte als auch eigene Erfahrungen in Besprechungen mit Krankenhausträgern ergeben.

Eine weitere normative Regelung ist die Unfallverhütungsvorschrift der Berufsgenossenschaft „Gesundheitswesen und Wohlfahrtspflege" [3]. Herausnehmen möchte ich nur den § 9 mit der Festlegung eines Hygieneplans. Hier muß nochmals darauf hingewiesen werden, daß dieser Hygieneplan für jeden Bereich des Krankenhauses, sowohl für die OP-Abteilung als auch für die Abfallbeseitigung zu erstellen ist. Hierin heißt es wörtlich: „Der Unternehmer hat für die einzelnen Arbeitsbereiche entsprechend der Infektionsgefährdung Maßnahmen zur Desinfektion, Reinigung, Sterilisation, Ver-/Entsorgung schriftlich festzulegen und ihre Durchführung zu überwachen".

Tab. 3: Verlautbarung des Bischofs (Auszug aus Ref. 16)

Nr. 30. Ordnung zur Sicherstellung der Hygiene in katholischen Krankenhäusern im Bistum Essen.

§ 1. Aufgaben des Krankenhausträgers.

Der Krankenhausträger hat alle erforderlichen Maßnahmen zur Verhütung, Erkennung und Bekämpfung von Krankenhausinfektionen zu veranlassen. Er überträgt die Gesamtverantwortung für die Krankenhaushygiene auf den Leitenden Arzt des Krankenhauses, der durch eine Hygienekommission, einen Hygienebeauftragten und Hygienefachkräfte unterstützt wird.

§ 2. Aufgaben des Leitenden Arztes des Krankenhauses.

Dem Leitenden Arzt des Krankenhauses obliegt im Rahmen seiner Gesamtverantwortung insbesondere,

1. die hygienischen Verhältnisse und Infektionen im Krankenhaus zu beobachten und die notwendigen Maßnahmen und Aufzeichnungen zu veranlassen,
2. einen Hygieneplan zur Verhütung, Erkennung und Bekämpfung von Krankenhausinfektionen aufzustellen und bekanntzumachen,
3. die Einhaltung des Hygieneplans zu überwachen,
4. bei Maßnahmen, bei denen die Belange der Krankenhaushygiene betroffen sind, mitzuwirken,
5. die Aus- und Fortbildung der Mitarbeiter auf dem Gebiet der Hygiene sicherzustellen.

Er hat die Hygienekommission bei der Erfüllung seiner Aufgaben zu beteiligen, insbesondere ihr regelmäßig über den Stand der Krankenhaushygiene zu berichten. Der Hygienebeauftragte und die Hygienefachkräfte sind ihm fachlich unterstellt.

§ 3. Hygienekommission.

(1) Der Hygienekommission gehören an:

1. der Leitende Arzt des Krankenhauses als Vorsitzender,
2. die Pflegedienstleitung,
3. die Leitung des Wirtschafts- und Verwaltungsdienstes,
4. der Hygienebeauftragte,
5. die Hygienefachkräfte.

Die Krankenhausbetriebsleitung kann weitere Mitglieder berufen.

(2) Die Hygienekommission hat die Aufgabe, den Leitenden Arzt des Krankenhauses zu beraten und bei der Durchführung seiner Aufgaben mitzuwirken. Sie hat bei Bedarf, mindestens aber einmal halbjährlich zusammenzutreten.

§ 4. Hygienebeauftragter.

(1) Auf Vorschlag des Leitenden Arztes des Krankenhauses bestellt der Krankenhausträger einen im Krankenhaus tätigen Arzt zum Hygienebeauftragten.

Tab. 4: Notwendige Eigenschaften für einen Hygienebeauftragten

Er muß ein

- guter Arzt,
- versierter Hygieniker,
- guter Bakteriologe,
- guter Beobachter,
- guter Psychologe,
- guter Zuhörer sein.

Er muß phantasievoll sein.

Er muß immer erreichbar sein.

Mein Ratschlag an den Krankenhausträger

Jeder auch nur kurzzeitig im Krankenhaus Beschäftigte sollte diesen Hygieneplan ausgehändigt bekommen und die Kenntnisnahme durch Unterschrift bestätigen. Spätere Diskussionen, möglicherweise forensischer Natur, lassen sich damit für den Krankenhausträger wesentlich erleichtern.

Der Hygieneplan sollte meines Erachtens natürlich über einen Desinfektionsplan hinausgehen und auch allgemeine Hygieneregeln der Diagnostik, Therapie und Pflege, entsprechend den Anlagen zur Richtlinie, enthalten (Tab. 5, 6).

Lassen sie mich im einzelnen darauf hinweisen, daß

1. die Richtlinie des Bundesgesundheitsamtes keine Verordnung oder gar ein Gesetz darstellt, sondern den rechtlichen Charakter einer DIN oder VDI-Vorschrift hat. Ähnlich, wie sich Techniker üblicherweise an DIN-Vorschriften beim Bau eines Aufzuges oder beim Einziehen einer Elektroleitung halten und bei Nichtbeachtung mit einer entsprechenden Regreßforderung konfrontiert sind, ist auch innerhalb der Medizin eine ähnliche Bewertung zu sehen.
   Die häufig gemachte Feststellung, daß vor allem baulich-funktionelle Festlegungen in den Anlagen vertreten sind und bevorzugt behandelt wurden, hängt nicht mit der Bewertung zusammen, sondern wie die Informierten wissen, sind in erster Linie Ergebnisse von Kommissionsorganisation und Konsens.
2. Während man über die Rechtswirksamkeit der Richtlinien des Bundesgesundheitsamtes und damit deren Verbindlichkeit für jedes Krankenhaus diskutieren könnte, kann es keinen Zweifel darüber geben, daß Landeshygieneverordnungen für das Krankenhaus allgemein rechtliche Verbindlichkeit für jeden Krankenhausbeschäftigten haben.
3. Die Unfallverhütungsvorschrift ist zwar in erster Linie eine verbindliche Regelung für die Beschäftigten in einem Krankenhaus im Sinne eines Personalschutzes, ist aber auch gleichzeitig durch ihre umfassenden Bestimmungen eine Festlegung für den Patientenschutz.

Tab. 5: Erläuterungen zu § 9 UVV

Plan:	Inhalt:
– Maßnahmen	– Angabe
– Verfahren	– Angabe
– Durchführung	– Angabe von Namen der verantwortlichen Personen
– Überwachung	

Grundlagen:
1. Richtlinie des BGA und Anlagen
2. Liste der DGHM
3. Bundesseuchengesetz (§ 10c)

Tab. 6: Desinfektionsplan (Beispiel)

Was?	Wann?	Womit?	Wie?
Flächen	Täglich → 3 ×	Flächen-DM (patientennah)	Einmaltücher/Wechsel
		Reinigungsmittel (patientenfern)	2 Eimer
Bürsten	nach Gebrauch	Einmalartikel (Dampf)	(Autoklav)
Waschbecken, Bad, Dusche	1–3 × täglich	Reinigungsmittel	Wischen mit Einmaltuch oder frischgewaschenem Tuch
Bettschüssel, Urinflaschen	täglich, wenigstens bei Patientenwechsel sauber!	Dampf (Flächendesinfektionsmittel)	Autoklav 85 °C Desinfektionsapparat (siehe Listen)
Kornzange	nach Gebrauch täglich	Dampf	Autoklav: einschweißen für Lagerung
Nierenschalen	s. o.	Dampf (Einmalmaterial)	Autoklav (Müllentsorgung)
Geräte und Zubehör für Beatmung, Anaesthesie	nach Gebrauch; alle 24 Stunden, nach Patientenwechsel	Dampf; Oberflächen mit Flächendesinfektionsmittel	Autoklav (Gas*) Abwischen Sauberes Tuch

* Zubehör, das nicht dampfsterilisiert werden kann. Muß es steril sein, sollte gassterilisiert oder mit einem chem. Mittel mit „hoher Sicherheit" behandelt werden. Voraussetzung: Materialverträglichkeit ist gewährleistet.

4. Die Krankenhaushygiene stellt ein Mosaik dar, mit vielen Teilaspekten, die alle zusammen genommen eine Einheit bilden (Abb. 1).
5. Krankenhaushygiene ist vor allem *Gesundheitsvorsorge und Prävention* für Patienten und Personal und muß daher immer als Ganzes betrachtet werden. Leider ist Krankenhaushygiene auch häufig mit Negativbegriffen beladen wie Hygienepolizei, Kostenexplosion, Müllberge, Personalvermehrung, übertriebene Sauberkeit, übersteigerte Forderungen. Das Infektionsrisiko muß jedoch reduziert werden:
   - soweit technisch möglich,
   - soweit für das Personal und Patienten zumutbar,
   - soweit wirtschaftlich vertretbar.

   Damit ergeben sich die in Tab. 7 festgelegten Punkte.

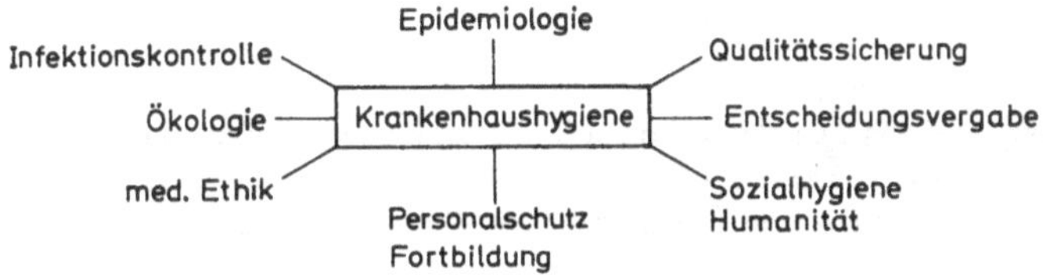

Abb. 1: Krankenhaushygiene – ein Mosaik mit vielen Teilaspekten (nach H. H. Geiss, Heidelberg).

Tab. 7: Krankenhaushygiene – Gesundheitsvorsorge für Patienten und Personal

1. In der Krankenhaushygiene sollte man Modetrends nicht mitmachen!
2. Extreme sind gefährlich, manchmal tödlich!
3. Infektionsprophylaktische Maßnahmen können oft nicht durch %-Satz der Infektionen belegt werden.
4. Desinfektionen sind nicht überall und jederzeit notwendig.
5. Ziel ist nicht das keimfreie Krankenhaus.
6. Krankenhaushygiene ist nicht Mikrobenjagd.
7. Krankenhaushygiene ist keine Einmalaktion sondern ständiges Bemühen um Reduzierung der Infektionsgefahren.
8. Gedankenspiele über hohe, mittlere oder geringe Wahrscheinlichkeit einer Infektion sind zwar theoretisch möglich, aber Folgerungen im Einzelfall für das Krankenhaus, dessen Patienten und Personal nicht möglich.

Merke: Nicht bewiesen, kann nicht interpretiert werden als unnötig!

Zusammenfassung

Es gilt Ansätze zur Verbesserung der Infektionsprophylaxe voll zu unterstützen und nicht zu fragen, welcher Paragraph dieses verbindlich vorschreibt. Insofern bieten sich Vergleiche mit der Straßenverkehrsordnung, die vieles reglementiert und festlegt und den trotzdem gegebenen Unfallzahlen automatisch an. Trotz der Detailfestlegung ist es nicht gelungen, Fehlverhalten im Straßenverkehr zu verhindern.

Vom Personal eines Krankenhauses, insbesondere aber vom Pflegepersonal und von den Ärzten hoffe ich, eine Motivation zur Prävention und damit zur Verhütung von nosokomialen Infektionen grundsätzlich erwarten zu dürfen.

Nicht Verordnungen reduzieren die Krankenhausinfektionen von sich aus, sondern das verantwortungsvolle Handeln aller im Krankenhaus Beschäftigten.

Nur diese Zielrichtung bietet eine reale Chance zur Verminderung exogen verursachter nosokomialer Infektionen.

Literatur

[1] Baden-Württemberg: Gesetz zur Änderung des Landeskrankenhausgesetzes Baden-Württemberg v. 12. 12. 91 Ges.Bl. 1991.
[2] Berlin: VO über die Errichtung und den Betrieb von Krankenhäusern vom 2. 1. 85. GVBl. S. 48.
[3] Berufsgenossenschaft für Gesundheitsdienst und Wohlfahrtspflege: Unfallverhütungsvorschriften. VGB 1, April 1987 sowie VBG 103 April 1986.
[4] Bremen: Krankenhaushygiene. VO v. 9. 4. 90 Ges.Bl. 1990, S. 141.
[5] Bundesgesundheitsamt: Richtlinien für die Erkennung, Verhütung und Bekämpfung von Krankenhausinfektionen. G. Fischer Verlag, Stuttgart 1976.
[6] Bundesgesundheitsamt: Anforderungen der Hygiene an bestehende Krankenhäuser. Bundesgesundheitsblatt *28* (1985) 275.
[7] Bundesgesundheitsamt: Der Hygienebeauftragte. Bundesgesundheitsblatt *22* (1979) 449.
[8] Bundesgesundheitsamt: Hygienefachkraft. Bundesgesundheitsblatt *34* (1991) 388.
[9] Bundesgesundheitsamt: Der Krankenhaushygieniker. Bundesgesundheitsblatt *34* (1991) 235.
[10] Burkhardt, F., W. Steuer: Infektionsprophylaxe im Krankenhaus. 2. Auflage. G. Thieme Verlag 1989.
[11] Gesundheitsminister und Senatoren der Länder: 64. Konferenz v. 24./25. 10. 1991.
[12] Gaisbauer, G.: Infektionsfolge schlechter hygienischer Verhältnisse aus haftungsrechtlicher Sicht. Krkh.-Hyg. u. Inf.verh. *14* (1992) 85.
[13] Henning, K.-I.: Rechtliche Behandlung von Richtlinien des Bundesgesundheitsamtes. Bundesgesundheitsblatt *23* (1980) 321.
[14] Hessen: Gesetz zur Verordnung des Krankenhauswesens für Hessen. Ges. u. VOblatt 1989, S. 452.
[15] Nordrhein-Westfalen: Krankenhaushygiene VO v. 23. 11. 89. Gesetz und VOBl. S. 652.
[16] Nordrhein-Westfalen: Verlautbarungen des Bischofs: Nr. 30: Ordnung zur Sicherstellung der Hygiene in katholischen Krankenhäusern im Bistum Essen. Amtsblatt *34* (1991) 26.
[17] Steuer, W.: Krankenhaushygiene. 4. Auflage. G. Fischer Verlag, Stuttgart 1992.

Hygienemaßnahmen: Alltag einer OP-Schwester im Umgang mit Chirurgen, Notfällen und Richtlinien

G. Wellershaus

Einleitung

Seit ich 1965 mein Examen gemacht habe, hat sich in den OP-Techniken, den Instrumenten, Apparaturen und den Richtlinien viel geändert. Modernere, schnellere und den Patienten schonendere Techniken sind den alten und arbeitsintensiveren Methoden gewichen. Hierbei denke ich besonders an die endoskopische Chirurgie, die im Vergleich zu früher nur noch einen Aufenthalt von 30 Minuten im OP erfordert. Die Transplantations-Chirurgie hat in den vergangenen 20 Jahren ihren Durchbruch erfahren und wieder völlig neue Arbeitsmethoden nötig gemacht. All das erforderte ein immer wieder neues Anpassen der Hygiene und ein großes Maß an Flexibilität des OP-Teams. Intensiverer Wissens- und Erfahrungsaustausch der Chirurgen mit anderen Kliniken und Universitäten wie auch Auslands-Aufenthalte in anderen Kliniken haben weitere Impulse gebracht.

Über allem jedoch: Sind die BGA-Richtlinien rechtlich bindend oder etwa nicht [2]?

Dennoch dürfen wir nicht zögern, sie in Frage zu stellen. Auf der Basis der wissenschaftlichen Erkenntnisse und ihrer Durchführbarkeit fußt die Disziplin des hygienischen Verhaltens.

Wandel der Zeit

Ich lernte und arbeitete nach strengen Richtlinien, die keine Deutungen und Interpretationen zuließen. Ich lernte Hygiene wie ein Handwerk. Heute wird Bakteriologie gelehrt, sehr wissenschaftsnah. Es ist aber praxisfern, sich über die lateinischen Namen der Bakterien und Keime zu unterhalten, wenn dabei das handwerkliche Können der Hygiene verloren geht. Wir, die Schwestern und Pfleger sind die Brücke zwischen der wissenschaftlichen Medizin und dem Patienten. In der Kooperation zwischen den Medizinern und uns liegt der Erfolg.

Die Grundvoraussetzung für die Arbeit im OP ist DISZIPLIN!

Ohne Disziplin und Ordnung ist eine Einhaltung von Richtlinien der Hygiene unmöglich. Diese Richtlinien dürfen nicht im OP diskutiert werden und können nur durch hierarchische Anordnung realisiert werden. Personalmangel und -fluktuation führen hier täglich zu großen Problemen.

Am Anfang meiner beruflichen Laufbahn waren aseptische und septische Operationen räumlich strikt zu trennen, es gab noch nicht die Patientenschleusen, noch keine besonderen Umkleideräume für das Personal, keine Ein- und Ausleitung für Patienten. Man konnte im OP-Saal die Fenster öffnen, die OP-Wäsche, Hauben und Mundtücher waren aus Stoff bzw. Mull. Der Nahtmaterial-Ständer stand uns während der Dauer des OP-Programms immer zur Verfügung. Wir hatten Wäschetrommeln, und die Instrumenten-Siebe blieben den ganzen Tag lose abgedeckt stehen. Für die Operationen entnahmen wir die benötigten Instrumente; sie wurden anschließend nach der Sterilisation wieder aufs Sieb gelegt oder für die nächste Operation aufgebaut.

Das alles wäre heute undenkbar!

Die Anforderungen und damit die Richtlinien haben sich geändert, und wir müssen uns jeden Tag streng daran halten. Der Pflegenotstand macht sich auch im OP bemerkbar, sodaß durch Mangel an Zeit die notwendige Einweisung bei Schwestern und jungen Ärzten manches Mal nicht intensiv genug erfolgen kann.

Anforderungen an OP-Schwestern 1992

Heute sieht der Alltag einer OP-Schwester dadurch sehr viel anders aus.

Die OP-Schwester ist verantwortlich für die Einhaltung der Hygiene-Maßnahmen im OP. Dieser Anforderung muß sie sich voll bewußt sein: Gewissenhaftigkeit, Organisationssinn, Disziplin, peinliche Sauberkeit und Ordnung sind die Basis ihrer Aufgabe. Das Ergebnis der Operation und das Wohl des Patienten hängen mit von ihr ab.

Der Chirurg kann nicht ohne seine OP-Schwester arbeiten, und die OP-Schwester ist ohne den Chirurgen arbeitslos. Daraus ergibt sich die Notwendigkeit einer engen Zusammenarbeit und eines guten menschlichen Verhältnisses zwischen dem Chirurgen und seiner Mannschaft. Der Chirurg muß sich in Bezug auf die Hygiene mit seiner OP-Schwester einig sein und sich voll auf sie verlassen können. Der OP-Schwester obliegt damit die Kontrollfunktion für alle im Saal befindlichen Personen (einschließlich der Gäste). Hier muß jeder ihren Anweisungen Folge leisten. Häufig beobachtete Disziplinlosigkeiten können besonders leicht zu Infektionsgefährdungen am Patienten führen [1, 4, 5].

Hygienemaßnahmen heute: Was ist richtig?

Vor Betreten des OP-Trakts gelten bestimmte Regeln für alle Personen gleichermaßen:

- Wechsel von persönlicher Kleidung und Schuhe in OP-Kleidung und -Schuhe,
- Ablegen allen Schmucks von Händen und Unterarmen (Ringe, Armbänder etc.),
- Benutzen der OP-Haube einschließlich kompletter Abdeckung von Bart- und Kopfhaaren,
- hygienische Händedesinfektion (Tab. 1).

Heute wird immer wieder die Diskussion entfacht, ob die „alten Richtlinien" noch Gültigkeit haben.

Schon vor Beginn der Operation achtet die OP-Schwester auf den korrekten Sitz der OP-Haube und des Mundschutzes bei allen Anwesenden, die Dauer und die korrekte chirurgische Händedesinfektion (mit Mitteln auf Basis von 70%-igem Alkohol), das Desinfizieren des OP-Feldes, das Einkleiden und das Anlegen der Handschuhe sowie das Abdecken des Patienten. Obwohl die Kenntnisse über das Waschen inzwischen Allgmeingut sind, müssen nicht nur Anfänger, sondern auch junge Ärzte auf die Vorschrift hingewiesen werden.

Tab. 1: Hygienemaßnahmen des Personals: Offene Fragen

Händewaschen
– Händereinigung → chir. Händedesinfektion
– Chirurgische Händedesinfektion – wie lange?
– Hygienische Händedesinfektion – nötig?
Kleidung
– Kombination, Overall oder Kittel, Stoff, Papier, Papier verstärkt?
Gesichtsmaske
– Zum Schutz des Patienten notwendig?
– Springer? Anästhesist? Gäste? Hier auch gefordert?
– Oder nur zum Eigenschutz?

Händedesinfektion

Da die meisten Keime durch die Hände übertragen werden [3], muß vor jedem chirurgischen Eingriff eine sorgfältige chirurgische Händedesinfektion erfolgen. Ich hoffe, daß jedem in der Medizin der Unterschied zwischen Händereinigung, hygienischer und chirurgischer Händedesinfektion klar ist. Ich habe zu meiner Zeit noch die „Fürbringer'sche Händedesinfektion" gelernt: Gründliches Bürsten der Unterarme und der Hände (5 Min.) mit einer Seifenlösung unter besonderer

Berücksichtigung der Nägel und Nagelbetten. Hiernach ein gründliches Abspülen der Arme und Hände unter fließendem Wasser. Die Hände hielten wir dabei hoch über Ellenbogenniveau, damit das Wasser immer in Richtung Ellenbogen ablaufen konnte. Danach haben wir uns mit jeweils einem sterilen Handtuch von den Fingerkuppen zum Ellenbogen leicht abgetrocknet. *Akrobatische Geschicklichkeit war gefragt bei dieser Art von „Freiübungen"* ...

Anschließend 5-minütiges Waschen mit einer Desinfektionslösung auf Basis von 70%-igem Alkohol (z. B. „Sterilium", „Desderman"). Auf die strikte Einhaltung des gesamten Wasch- und Desinfektionsvorgangs konnte nicht verzichtet werden.

Hat dieses Verfahren noch Allgemeingültigkeit?

Mundschutz

Ein weiteres wesentliches Kriterium der Hygiene am Patienten ist der Mundschutz. So haben wir alle es gelernt. Wir haben auch gelernt, den Mundschutz nach jeder Operation zu wechseln. So jedenfalls in Deutschland und den Kliniken, in denen ich gearbeitet habe.

Besuche im Ausland, u. a. in Skandinavien und den USA haben uns beobachten lassen, daß diese Vorschriften keine Allgemeingültigkeit haben müssen.

Ich als OP-Schwester frage nun, was ist zu tun? Ich weiß von einer Studie, nach der wissenschaftliche Erkenntnisse geübte Praktiken zumindestens teilweise ersetzt haben.

Welche Rolle spielt er für die Hygiene am Patienten?

Muß auch der Springer, der Anästhesist und der Besucher den Mundschutz tragen?

Oder dient der Mundschutz den unmittelbar an der OP Beteiligten heute nur zum Eigenschutz?

Müssen wir ihn überhaupt noch tragen?

Patientenvorbereitung

Nachdem der Patient eingeleitet und in den Saal gefahren wurde, beginnen wir mit den unmittelbaren OP-Vorbereitungen. Dazu gehören die korrekte und sichere Lagerung (Abpolstern zur Vermeidung von Paresen), das Rasieren und das großflächige Desinfizieren des OP-Gebietes am Patienten. Heute wird der Patient bzw. das OP-Gebiet unmittelbar vor OP-Beginn mit einem Einmalrasierer rasiert, um die Zeitspanne zwischen Rasur und OP so kurz wie möglich zu halten, damit eventuelle Infektionen der Haut durch Mikro-Verletzungen vermieden werden. (Eine Enthaarungscreme wird wegen der langen Einwirkdauer von uns nicht verwendet.)

Anschließend wird das OP-Feld großflächig mit Präparaten auf Alkohol-Basis desinfiziert. Wir müssen darauf achten, daß der Patient nach der Desinfektion im Trockenen liegt. (Nekrosen-Gefahr durch Verbrennungen.)

Nach einer kurzen Einwirkzeit (3 Minuten) decken wir den Patienten ab. Wir sind angehalten, unnötig schnelle Bewegungen zu vermeiden, um Luft- und Bodenkeime nicht aufzuwirbeln. Die Türen sollten geschlossen bleiben, um das Eindringen von schwebenden Infektionspartikeln zu verhindern. Auch funktioniert die Klimaanlage nur einwandfrei im geschlossenen System (Tab. 2).

Tab. 2: Hygienemaßnahmen am Patienten: Offene Fragen

Rasur des OP-Feldes
- Körperbehaarung – Quelle für Infektionen
- Keine Rasur – schmerzhafter Verbandwechsel

Desinfektion des OP-Feldes
- Wer? Arzt oder Schwester/Pfleger?
- Welche Technik? Vom Zentrum zur Peripherie?
- Vorwaschen mit Seife (beim Polytrauma)?
- Desinfektion – wie lange?

Abdeckung
- Tuch – Papier, einfach oder mehrfach?
- Nötig in der Proktologie?

Tab. 3: Rund um den Operationssaal: Offene Fragen

Anzahl der Personen im OP
- Konsiliare, Gäste, Hospitanten
- Bewegung im OP – ein hyg. Problem?
- Unnötiges Sprechen im OP – ein Problem?

Proktologie
- Sterilität nötig und möglich?
- Sterile Instrumente – nötig?
- Sterile Abdeckung – nötig? möglich?

OP-Schuhe
- Reinigung und Desinfektion – reichen sie aus?
- Muß sterilisiert werden?
- Eigene Schuhe – Reinigung?

Zwischen- und Endreinigung
- Bisher keine zufriedenstellende Lösung
- Einwirk-/Wartezeiten (1 Std.)
- Einhaltung möglich im Notfall?
- Vernebelung nötig?

Wie sollen wir aber diese Maßnahmen einhalten, wenn aus Personalmangel ein Springer in zwei Sälen gleichzeitig arbeiten muß (Tab. 3)?

Es sollten sich nach Möglichkeit im OP-Saal nicht mehr Leute aufhalten oder Geräte herumstehen, als unbedingt notwendig.

Allgemeine Regeln

Als ein Gebot der Disziplin ist es notwendig, kontaminierte Tupfer, Kompressen und abgeschnittene Fäden in die vorgesehenen Eimer zu werfen, die deutlich unter dem Niveau des OP-Tisches stehen sollten. Individuelle Nachlässigkeiten führen hier häufig zu gravierenden Verstößen.

Nach Abschluß der Operation wird die Abdeckung in den dafür vorgesehenen Abfallsack getan; ebenso der OP-Kittel und die Handschuhe. Die Entsorgung der Abfall-Behälter wird sofort nach Ende der Operation vom Reinigungspersonal im Vorraum vorgenommen. Benutzte Instrumente werden unmittelbar nach dem Gebrauch in Container mit Desinfektionslösung abgelegt und diese verschlossen.

Generell soll nichts auf dem Boden abgestellt werden. Teile, z.B. vom OP-Tisch (Arm- und Beinstützen), die auf dem Boden abgestellt werden, bilden nicht nur eine zusätzliche Quelle für Keimverschleppung auf den OP-Tisch, sondern auch eine Unfallgefahr.

Nachdem der Patient aus dem Saal gefahren wurde, erfolgt die Zwischenreinigung. Für die Bodenreinigung werden Produkte aus der Liste der DGHM (Deutsche Gesellschaft für Hygiene und Mikrobiologie) verwendet. Bei der Endreinigung wird eine Desinfektion und Reinigung aller Flächen (auch Wände) und des Inventars vorgenommen. Nach Operationen von Patienten mit übertragbaren Krankheiten kommt zuerst eine Raumdesinfektion (Vernebelung, 6 Stdn.), und danach ist eine Wisch- und Scheuer-Desinfektion der gesamten OP-Einheit erforderlich. Auch nach Abschluß der OP eines Polytraumas hat eine gründliche Entsorgung und Reinigung der ganzen OP-Einheit stattzufinden. Der Saal sollte jetzt mindestens eine Stunde nicht wieder benutzt werden, weil die Desinfektionsmittel ausreichend Zeit zum Einwirken brauchen. Unter dem Andrang nachfolgender Operationen kann diese Zeit jedoch oft nur unter Schwierigkeiten eingehalten werden.

Ist es nicht denkbar, daß ein Unfallopfer von der Straße harmlosere Keime mitbringt, als der Patient von der eigenen Station (nosokomiale Infektionen?)

Wir in Köln-Merheim haben unsere chirurgischen OP-Säle auf zwei Ebenen, was zu mancherlei Problemen führt: Ein Austausch von Personal oder Material zwischen den Sälen erfordert jeweils ein Umziehen hier und dort. Dazwischen laufen wir in grüner Kleidung durchs Haus. Weil es hierbei im Zuge einer

Tab. 4: Bauliche und organisatorische Anforderungen

Aseptischer und septischer OP
- Reicht es, den OP-Plan nach Operationen der Typen A, B und C aufzustellen (BGA)?
  - A Aseptische und diesen gleichzusetzende Operationen
  - B Operationen an Organen und Geweben, die mikrobiell oder potentiell mikrobiell besiedelt sind
  - C Operationen an infizierten Organen und Geweben

Patientenschleuse
- Psychische Belastung für den Patienten?
- Disziplin/Gedankenlosigkeit bei Gesprächen an der Schleuse
- Ist die Schleuse wirklich nötig? Ein Fortschritt?

Aufenthaltsraum im OP-Trakt
- Essen?
- Rauchen (Kein Fenster – Klimaanlage)?
- OP-Säle im „Bunker" – Aspekt der Hygiene?

10 – 12 Std. ohne Tageslicht arbeiten

Tab. 5: Konfliktsituation durch verschiedene Informationsquellen, Ökologie und Ökonomie

Ökonomie : Ökologie
- Früher spielten nur die Kosten eine Rolle
- Heute werden Forderungen des Umweltschutzes immer wichtiger
- Wasser → Waschmittel → Energie → Zeit

Was ist für mich bindend?
- BGA-Richtlinien?
- Richtlinien der Berufsgenossenschaften?
- Richtlinien der verschiedenen Fachdisziplinen?
- Wissenschaft?

Operation und zum Wohle des Patienten sehr schnell gehen muß, ist es oft schwierig, die Vorschriften zu beachten (Tab. 4, 5).

Hier steht wieder die Frage im Raume: Was ist wichtiger, die Richtlinien oder die schnelle Hilfe?

Die Notfallsituation

Beim außerplanmäßigen Eingriff, dem Notfall, wird der Patient von der Trage gleich auf den OP-Tisch gelagert und nicht über die Schleuse in den OP gebracht. Dasselbe gilt für Patienten mit infektiösen Erkrankungen oder von der Intensivstation. Wie beim geplanten Eingriff nehmen wir eine gründliche Reinigung vor; je nach Verschmutzungsgrad Vorwaschen, danach Hautdesinfektion des OP-Gebietes. Jetzt kann die Operation ihren regulären Lauf nehmen.

Unfallchirurgie

In der Traumatologie mit teilweise offenen Knochenfrakturen ist der Aufwand in der Regel wesentlich größer. Bei Serienfrakturen mit offenen und geschlossenen Brüchen muß normalerweise mehrfach umgelagert und vollkommen neu abgedeckt werden. Dieses neue Abdecken soll den Import von Keimen aus einer offenen Wunde in das Operationsgebiet eines geschlossenen Bruches vermeiden helfen. Nach erfolgter Desinfektion des nächsten OP-Gebietes folgt jeweils eine neue chirurgische Händedesinfektion von 1 – 2 Minuten und sterile Einkleidung. Jetzt kann mit neuem Instrumentarium der nächste Schritt der Operation erfolgen.

In der Knochen-Traumatologie werden grundsätzlich doppelte Handschuhe getragen. Ein Zugeständnis an die extrem hohen Forderungen der Asepsis bei derartigen Operationen erfuhr ich in LF („Laminar air flow")-Sälen. Das Arbeiten in „LF-Sälen" erfordert ein besonderes Arbeitsverhalten. Zwischen Luftaustrittsöffnung und OP-Tisch durfte niemand und nichts stehen, um die gewünschte Wirkung des luftkeimvermindernden „air flow" zu erzielen. Diese LF-Technik birgt aber auch Gefahren durch falsches Verhalten im Luftstrom. Durch die starke Strömung der Luft (25 cm/sec) hatten wir, das Personal, am Anfang Gesundheitsprobleme: Kopfschmerzen, Verspannungen im HWS-Bereich, etc.

Zusammenfassung

Die Auseinandersetzung mit den Fragen der Hygiene und ihren Richtlinien ist ein fester Bestandteil unseres Arbeitslebens geworden. Uns haben die Wochen der Vorbereitungen für diesen Kongreß diese Themen besonders intensiv vor Augen geführt.

Wir haben erfahren müssen, daß eine Reihe der von uns früher gelernten Hygienemaßnahmen überholt und teilweise sogar schädlich sind, vor allem für das Personal. Die für alle nachvollziehbare, verständliche Umsetzung wissenschaftlicher Untersuchungsergebnisse auf die Praxis im Operationstrakt kann helfen, die durch Personalmangel angespannte Situation zu entkrampfen. Durch Weglassen *überflüssiger* Hygieneriten wird Zeit frei für die Einhaltung und Überprüfung *wichtiger* Maßnahmen, wobei an erster Stelle die Händedesinfektion zu nennen ist.

Literatur

[1] Ayliffe, G. A. J.: Surgical Scrub and Skin Disinfection. Inf. Control 5 (1984) 23 – 27.

[2] BGA: Operative Medizin 5.1 u. 4.3.3 – Anforderungen der Krankenhaushygiene in der operativen Medizin. In: Richtlinie Krankenhaushygiene, S. 35 – 44. Gustav Fischer Verlag, Stuttgart – Jena 1991.

[3] Maffulli, N., G. Capasso, V. Testa: Glove perforation in elective orthopaedic surgery. Acta. Orthop. Scand. *60* (1989) *565–566*.
[4] Riese, J.: Stummes Operieren und seine Bedeutung im Vergleich zu anderen Faktoren der Aseptic. Zentralblatt Chirurgie *33* (1936) 1922–1939.
[5] Thomas, G.: Luftkeimzahlmessung als Indikator der Reinheit von Operationseinrichtungen. Swiss Med. *12* (1979) 19–29.

Plastik oder Leinen: Nutzen, Kosten und Probleme

F. Daschner

Einleitung

Im folgenden möchte ich versuchen, drei Hypothesen zu belegen bzw. zu widerlegen:

1. In deutschen Kliniken wird zuviel gewaschen.
2. In deutschen Kliniken wird im Vergleich zu anderen Ländern zu umweltschädlich gewaschen.
3. Es spielt keine Rolle, ob zur Abdeckung des Operationsfeldes „Plastik oder Leinen" gewählt wird, wobei infektiologische, ökonomische und ökologische Aspekte diskutiert werden müssen.

Ich möchte dies anhand von einigen Beispielen tun. Wenn in dem von den Herausgebern vorgegebenen Titel von „Leinen bzw. Plastik" gesprochen wird, so sind damit im wesentlichen Einwegmaterialien bzw. Mehrwegmaterialien gemeint.

Die Plastikfolie

Zweifellos entstehen die meisten postoperativen Wundinfektionen im Operationssaal selbst. Die wichtigsten Erregerreservoire für postoperative Staphylococcus aureus Wundinfektionen sind der Nasenrachenraum des Operationsteams und die Haut des Patienten, wesentlich seltener die Luft. Zur Ausschaltung der Infektionsquelle Haut wurden schon 1960 Inzisionsfolien als Alternative zur Tuchabdeckung empfohlen. Sie sollen eine Penetration von Bakterien verhindern und eine Wanderung von Bakterien unter der Folie unmöglich machen. Wir verglichen daher bei insgesamt 464 Patienten den Einfluß von Tuchabdeckungen, bzw. Inzisionsfolien auf die postoperative Wundinfektionsrate nach abdominalchirurgischen Eingriffen [3]. In wöchentlichem Wechsel wurde das Operationsfeld entweder mit Inzisionsfolien oder mit sterilen Tüchern abgedeckt. Die Ergebnisse sind in Tab. 1 zusammengestellt. Wir fanden keinerlei statistisch signifikanten

Tab. 1: Ergebnisse der Wundinfektionsraten mit und ohne Folienabdeckung

Operation	Wundinfektionsraten gesamt N ges.	N Inf.	%	mit Folienabdeckung N ges.	N Inf.	%	ohne Folienabdeckung N ges.	N Inf.	%
aseptisch	253	17	6,7	129	8	6,2	124	9	7,3
bedingt kontaminiert	63	12	19,0	37	8	21,6	26	4	15,4
kontaminiert	107	20	18,7	51	10	19,6	56	10	17,9
septisch	41	15	36,6	27	9	33,3	14	6	42,9

Unterschied der postoperativen Wundinfektionsraten bei Tuchabdeckung bzw. bei Inzisionsfolien. Unsere Ergebnisse stimmen mit denen anderer Autoren überein. Sieben von acht Autoren fanden keinen signifikanten Unterschied (zitiert in [3]).

Wir verglichen weiterhin die postoperative Wundinfektionsrate nach orthopädischen Eingriffen mit bzw. ohne Plastikinzisionsfolie. Wiederum fand sich kein statistisch signifikanter Unterschied, allerdings war die Anzahl der operativen Eingriffe in beiden Gruppen relativ gering (Tab. 2).

Tab. 2: Wundinfektionen in der Orthopädie (aseptische Eingriffe ohne Fremdkörperimplantationen) 1. 1. 1986 – 4. 9. 1987

	n=	Anzahl der Infektionen	Infektionsrate (%)	Erreger
mit Inzisionsfolie	375	4	1,06	Staph. aureus (3)
ohne Inzisionsfolie	402	3	0,7	Staph. aureus (2) koag. neg. Staph. (1)

Mit Plastikfolien werden in der Chirurgie nicht nur das Operationsfeld abgedeckt, sondern auch Venenkathetereintrittsstellen. Aber auch bei dieser Indikation sind klassische Mullverbände zu bevorzugen. Wir selbst fanden keinen Unterschied in der Infektionsrate zwischen Fixomull und Tegaderm, einem Plastikfolienverband [5]. Ganz im Gegenteil, es gibt Hinweise in der Literatur, daß sich unter Plastikverbänden eine feuchte Kammer bildet, welche das Wachstum von Mikroorganismen, vor allem von Hautkeimen begünstigt und so das Risiko einer Venenkatheterinfektion sogar erhöht.

Die deutschen Kittelorgien

In Deutschland wird im Gegensatz zu anderen Ländern (vor allem den USA, Kanada, England, Australien usw., also vorwiegend den angelsächsischen Ländern) der Dienstkleidung und dem Schutzkittel eine teilweise überaus wichtige Bedeutung in der Infektionsprophylaxe beigemessen. Für die Dienstkleidung trifft das ganz sicher nicht zu. In den USA wird in vielen Kliniken entweder überhaupt keine Dienstkleidung oder von Ärzten und Pflegepersonal lediglich eine kurze Jacke getragen, die den Zweck erfüllt, Schreib- und Untersuchungsutensilien unterzubringen. Aus umwelthygienischen Gründen wäre dies zu bevorzugen, da das Waschen von Kitteln, die entweder als Schutzkleidung oder als Dienstkleidung dienen, teuer und umweltbelastend ist (Tab. 3). Die Farbe der Schutz- bzw. Dienstkleidung spielt überhaupt keine Rolle, prinzipiell könnten sich Ärzte und Schwestern auch in Schwarz kleiden, weltweit hat sich aber Weiß durchgesetzt, wahrscheinlich weil die Farbe Weiß besonders Sauberkeit suggeriert, obwohl Mikroorganismen ganz sicher farbenblind sind. Wahrscheinlich wird auch aus psychologischen Gründen die Farbe Weiß bevorzugt, weil dies auch etwas mit neu, frisch, unberührt oder gar heilig zu tun hat. Die meisten Bräute kleiden sich noch in Weiß und auch der Papst hüllt sich generell vom Kopf bis zur Zehenspitze in Weiß.

Das große umwelthygienische Problem mit Weiß ist allerdings, daß sich auf Weiß auch geringe Verschmutzungen sehr leicht erkennen lassen, ein weißer Kittel daher wahrscheinlich etwas häufiger gewechselt wird als ein bunter, sich aber andererseits hartnäckige Verschmutzungen aus weißer Wäsche wesentlich schwieriger und nur mit größerer Umweltbelastung entfernen lassen. Weiße Wäsche wird auch im Haushalt noch häufig gekocht, obwohl sich Buntwäsche mit niedrigeren Temperaturen, aber gleichen Waschmitteln in einen hygienisch identischen Zustand bringen läßt.

Vor allem auf Intensivpflegestationen werden heute noch in vielen deutschen Kliniken wahre Kittelorgien veranstaltet, z. B. wird häufig noch der Kittel gewechselt, nur um die Station zu betreten. Dies ist hygienischer Unsinn, denn erst bei direktem Patientenkontakt (z. B. Verbandwechsel) ist ein besonderer Schutz-

Tab. 3: Schutzkittel: Verbrauch, Reinigungskosten und Umweltbelastung in einem Universitätsklinikum

	gesamte Klinik	Kinderklinik
Kittelverbrauch Uniklinik/Tag	2400 Stück	115 Stück
Kittelverbrauch Uniklinik/Jahr	550000 Stück	42000 Stück
Reinigungskosten pro Jahr	935000 DM	72000 DM
Waschmittelverbrauch	4200 kg	320 kg
Abwasserbelastung	2990000 Ltr	230000 Ltr

kittel notwendig. Im Universitätsklinikum Freiburg geben wir den Besuchern auf Intensivpflegestationen aus rein psychohygienischen Gründen einen Poncho (Bettuch mit einem Schlitz für den Kopf), welcher mit wesentlich geringerem Aufwand und geringeren Kosten zu waschen ist, dadurch werden pro Jahr ca. 16 000 DM Waschkosten eingespart. Selbstverständlich kann aus rein hygienischen Gründen jeder Besucher in Straßenkleidung und jeder Arzt in seiner gewöhnlichen Dienstkleidung eine Intensivstation betreten, wie dies in anderen Ländern (z. B. USA, Australien) schon längst der Fall ist. Der Besucher einer Intensivstation benötigt keine Schutzkleidung, wenn er seinen Angehörigen nur die Hand hält der den Schweiß von der Stirn wischt oder sonstigen Sozialkontakt pflegt. Die Hygienebarriere befindet sich auch auf Intensivstationen nicht an deren Eingang, sondern am Eingang zum Patientenzimmer, bzw. am Patientenbett selbst.

Auch auf der pädiatrischen Intensivpflegestation der Universitätsklinik Freiburg wurde der tägliche Verbrauch an Kitteln drastisch reduziert (Tab. 4). Besucher und Personal, das lediglich die Station betritt ohne direkte pflegerische Tätigkeiten an den Patienten durchzuführen, z. B. Konsiliarärzte, müssen keine extra Schutzkittel mehr anziehen. Donowitz veröffentlichte 1986 eine einjährige prospektive Untersuchung über den Einfluß des Tragens von Schutzkitteln auf die Häufigkeit von Krankenhausinfektionen auf einer Kinderintensivstation. Ein Anstieg von Staphylococcus aureus Infektionen auf der Kinderintensivstation konnte nicht festgestellt werden, wenn bei Betreten der Station keine Kittel angezogen wurden. Die nosokomiale Infektionsrate blieb identisch [4]. Von Cloney und Donowitz wurde dann auch noch untersucht, welche Meinung zur Notwendigkeit des Kitteltragens herrscht und wie häufig dann in der Praxis tatsächlich von den Befragten die Kittel getragen werden [1]. 73% von 712 Befragten hielten das Kitteltragen auf Kinderintensivstationen für unbedingt notwendig, aber nur 23% der Befragten trugen dann auch tatsächlich den Kittel auf

Tab. 4: Kittelreduktion auf der pädiatrischen Intensivpflegestation, Univers.-Kinderklinik Freiburg

täglicher Verbrauch an Kitteln:	43 (18 Besucher, 25 Personal)
jährlicher Verbrauch:	15 695 Kittel (Gewicht 7 533 kg)
Gewicht eines Kittels:	480 g (Wäschekosten/kg: 1,70 DM)
ökonomische und ökologische Einsparungen pro Jahr:	12 775,– DM 120 528 Liter Abwasser
Gesamte Klinik:	ca. 900 Kittel/Tag 455 000,– DM Kosten/Jahr

Tab. 5: Ökonomische und ökologische Konsequenzen von Umkleiden nach Toilettenbesuch im OP (Universitätsklinikum Freiburg)

- ca. 150 hauptamtliche Mitarbeiter in den Operationsabteilungen
- zusätzlich 13,5 Tonnen Wäsche pro Jahr
- zusätzliche Kosten 23 000 DM pro Jahr
- zusätzliches Abwasser 162 000 Liter pro Jahr
- zusätzlicher Waschmittelverbrauch 202 kg pro Jahr

der Station, auf der sie ihn für notwendig hielten. Donowitz untersuchte weiterhin, ob das Tragen eines Schutzkittels einen Einfluß auf die Häufigkeit des Händewaschens hat. Es fand sich kein Unterschied, ob das Personal nun Kittel trug oder nicht, obwohl man hätte erwarten dürfen, daß das Anziehen eines Schutzkittels als Teil einer infektionsprophylaktischen Strategie auch immer gleichzeitig Anlaß zum Händewaschen gewesen wäre. Rund 70% der Untersuchten unterließen es, sich nach jedem Patientenkontakt die Hände zu waschen oder zu desinfizieren.

Auch das vom Bundesgesundheitsamt empfohlene Umkleiden nach Toilettenbesuch im Operationssaal ist hygienisch unnötig und gleichzeitig umweltbelastend und teuer (Tab. 5). Eine Übertragung von Toilettenkeimen in das Operationsfeld ist praktisch ausgeschlossen. OP-Personal wird sich im allgemeinen nach Besuch der Toilette die Hände waschen und sich auch während der Benutzung der Toilette wohl kaum von oben bis unten mit Darm- oder Urinkeimen besudeln. Vor dem nächsten operativen Eingriff erfolgt eine chirurgische Händedesinfektion und zusätzlich wird noch ein steriler Kittel angezogen. Wer Umkleiden nach Toilettenbesuch im Operationssaal fordert, muß das gleiche auch für Personal fordern, das Transplantationspatienten versorgt, denn knochenmarkstransplantierte Patienten sind bekanntlich sehr infektionsanfällig.

Deutschland: Die Wäschereihygieneweltmeister

Eine kürzliche Umfrage in mehreren Ländern hat gezeigt, daß zum Beispiel in Schweden, Norwegen, Portugal und Dänemark keine routinemäßige chemothermische Wäschedesinfektion empfohlen wird (Tab. 6) und daß auch für die thermische Desinfektion in Deutschland mit Abstand die höchsten Temperaturen und längsten Einwirkungszeiten vorgeschrieben sind. Dies hängt mit den im internationalen Vergleich außerordentlich strengen Prüfbedingungen des Bundesgesundheitsamtes zusammen. Man muß sich fragen, ob derartig strenge Prüfbedingungen noch gerechtfertigt sind, da es in anderen Ländern offensichtlich möglich ist, mit geringeren Temperaturen, geringeren Haltezeiten und weniger chemischen Desinfektionsmitteln den gleichen Hygienestandard bei Klinikwäsche zu erreichen.

Tab. 6: Internationaler Vergleich bei chemischer und thermischer Desinfektion von Krankenhauswäsche

	Waschtemperatur	Wäschedesinfektion
Schweiz	92 – 95 °C Kunstfasern 60 °C mit Na-Hypochlorit	chemo-thermisch
Holland		
(Utrecht)	> 70 °C, 25 Minuten	thermisch
(Amsterdam)	60 °C mit Na-Hypochlorit 50 ppm	chemo-thermisch
Österreich	85 °C infektiöse Wäsche 60 °C nicht infektiöse Wäsche	thermisch bei 85 °C, 10 min. chemisch bei 50 °C, 10 min. mit Chlorfreisetzung 0,5 g/l
Belgien	Baumwolle 90 °C, 10 min. Polyester 70 °C	thermisch-Baumwolle chemisch (Peressigsäure)-Polyester
Dänemark	65 – 70 °C	thermisch 85 °C, 10 min. keine chemische Desinfektion
Portugal	80 °C, 10 min. 90 °C (Hepatitis)	thermisch
Australien	80 – 85 °C	thermisch 10 – 15 min. chemisch Na-Hypochlorit oder Peressigsäurepräparate (je nach Material u. Verfleckung)
Norwegen	60 – 70 °C	thermisch 85 °C, 10 min.
England	65 °C, 10 min. 71 °C, 3 min. (bevorzugt)	thermisch 71 °C, 3 min. chemisch (Chlor, selten) Chlorfreisetzung 100 – 200 ppm (für empfindliche Wäsche)
Italien	Keine spezielle Empfehlung	
Schweden	70 °C, 10 min.	thermisch

In den in Tabelle 6 aufgeführten Ländern kam es in den letzten Jahren ebensowenig wie in Deutschland zu einer Epidemie ausgehend von ungenügend desinfizierter Krankenhauswäsche.

Die Richtlinien des Bundesgesundheitsamtes und die Unfallverhütungsvorschrift schreiben vor, Klinikwäsche desinfizierend zu waschen. Dies wird von vielen Klinikwäschereien dahingehend interpretiert, daß grundsätzlich die vom Bundesgesundheitsamt empfohlenen Temperaturen und Einwirkzeiten (90 °C 10 Min. bzw. 85 °C 15 Min.) bzw. chemothermische Desinfektionsverfahren an-

Tab. 7: Keimzahlreduktion in Wäsche bei 30 °C

Bakterien	Waschpulver	Reduktion der Keimzahl (in $\log_{10}$) [6]
St. aureus	Ariel	0,5
	Dash	1,04
	Dixan	7,01
	OMO	7,96
E. coli	Ariel	3,19
	Dash	4,23
	Dixan	7,00
	OMO	6,62

gewendet werden müssen. Dies ist nicht richtig. Die vom Bundesgesundheitsamt vorgeschriebenen Waschverfahren sind nur bei meldepflichtigen Infektionskrankheiten (z. B. Typhus, Ruhr, Hepatitis) und auch dann nur im sogenannten Seuchenfall anzuwenden, also wenn meldepflichtige Erkrankungen nicht nur als Einzelfälle auftreten, sondern im Rahmen einer Epidemie. Sowohl die Richtlinien des Bundesgesundheitsamtes wie auch die Unfallverhütungsvorschriften überlassen dem Anwender und dem beratenden Hygieniker die Wahl des desinfizierenden Waschverfahrens. Erstaunlicherweise werden auch von vielen Haushaltswaschmitteln wichtige Krankenhausinfektionserreger innerhalb von kurzer Zeit schon bei 30°C abgetötet (Tab. 7).

Klinikwäsche ist sehr viel weniger bakteriell verunreinigt, als man annimmt, wobei dies vor allem für die Wäsche aus Operationsbereichen gilt. Wir untersuchten 51 bzw. 52 Wäschestücke aus der Infektionsstation bzw. Allgemeinstation und je 27 Wäschestücke aus einer septischen und aseptischen Operationsabteilung. Die Keimzahl (KBE = koloniebildende Einheiten/cm^2) wurde mit einer Filtrationsmethode bestimmt. Die mediane Keimzahl war erwartungsgemäß in der Infektionswäsche höher als in der Wäsche aus Allgemeinstationen, OP-Wäsche war außerordentlich gering bakteriell kontaminiert, 11% der OP-Wäsche aus dem aseptischen Bereich und sogar 37% der OP-Wäsche aus dem septischen Bereich waren noch steril. Aus keinem Wäschestück aus dem Operationsbereich konnten Staphylokokken, die häufigsten Erreger von Krankenhausinfektionen in der Chirurgie isoliert werden, aber auch die Allgemeinwäsche und Infektionswäsche waren außerordentlich gering mit Staphylokokken kontaminiert. Erwartungsgemäß höher war die Kontamination mit gramnegativen Keimen, also Stuhlbakterien, diese war aber insgesamt in allen drei Wäschearten sehr gering, am geringsten in der OP-Wäsche (Tab. 8).

In weiteren Untersuchungen konnten wir zeigen, daß die bei Wäschedesinfektionsversuchen üblicherweise verwendeten hitzeresistenten Enterokokken ebenso wie Mykobakterien ohne zusätzliche chemische Desinfektion schon bei Tempe-

Tab. 8: Gesamtkeimzahl, S. aureus und gramnegative Keime auf 3 Wäschearten (Quelle: Klinikhygiene, Freiburg, 1989)

	Allgemeinwäsche	Infektionswäsche	OP-Wäsche	
			gesamt	asept./sept.
Anzahl der Wäschestücke	52	51	54	27/27
Mediane Gesamt-KZ KBE/cm^2	14,3	39,4	0,6	1,3/0,3
% Staph. aureus	17,3	15,7	0	0/0
Mediane KZ Staph. aureus KBE/cm^2	0,15	0,72	–	–
% gram-neg. Stäbchen	48,1	29,4	11,1	7/4
Mediane KZ gram-neg. Stäbchen KBE/cm^2	0,30	0,60	0,08	–

raturen von 70 °C und einer Haltezeit von 7 Minuten abgetötet werden. In Deutschland kann man daher ebenso wie in vielen anderen Ländern die Waschtemperaturen auch für rein thermische Waschverfahren deutlich erniedrigen und so die Umweltbelastung durch zu hohen Energieverbrauch vermindern. Die Umweltbelastung und die Kosten durch Klinikwäschereien sind nämlich erheblich (Tab. 8).

Plastik oder Leinen im OP?

Die Frage, ob aus hygienischen Gründen bei operativen Eingriffen prinzipiell Einwegabdeckmaterial eingesetzt werden muß, ist geklärt. Die meisten Studien sprechen dafür, daß in der postoperativen Wundinfektionsrate bei Patienten, die mit Einweg- bzw. Mehrwegmaterial abgedeckt wurden, kein statistisch signifikanter Unterschied besteht [2] (Tab. 9, 10). Nur diejenigen Untersuchungen, die von den jeweiligen Herstellern in Auftrag gegeben wurden, kamen zu günstigeren Ergebnissen.

In sehr vielen Kliniken wird heute eine sogenannte Mischabdeckung praktiziert, bei der das Operationsfeld mit Einmaltüchern und das Umfeld mit Textiltüchern abgedeckt wird. Für den Einsatz und damit für die Auswahl der Alternativen: Mischabdeckung – Abdeckung nur mit Textilientüchern – Abdeckung nur mit Einwegtüchern – müssen vor allem folgende Kriterien berücksichtigt werden:

- Patienten- und Personalschutz
- Handhabbarkeit
- Ökologische Aspekte
- Ökonomische Aspekte

Die Klinikhygiene Freiburg hat in Zusammenarbeit mit dem Deutschen Krankenhausinstitut in Düsseldorf im Rahmen einer Kostenvergleichsrechnung den Aspekt der Wirtschaftlichkeit des Einsatzes von Einwegabdeckmaterial überprüft. In der ersten Phase wurden für alle operativen Eingriffe im gesamten Klinikum während eines Jahres die verbrauchten Abdeckmaterialien gezählt, gewogen und deren Kosten berechnet (Beschaffung, Wäscherei, Transport, Lagerhaltung, Sterilisation, Wiederaufbereitung, Reparatur, Abschreibung, etc.). In der zweiten Phase wurden vom DKI die Gesamtkosten kalkuliert und berechnet, die durch die Umstellung des gesamten Klinikums auf Einwegabdeckmaterial entstehen würden, wobei zu berücksichtigen war, daß im Klinikum jetzt schon überwiegend ein Mischabdecksystem verwendet wird.

In der Summe ergab die Kostenvergleichsrechnung für das Mischsystem Kosten in Höhe von 810 000 DM und für das Einwegsystem Kosten von 850 000 DM, wobei für die Einwegabdeckmaterialien jedoch Listenpreise und die Personal- und Sachkostenstruktur des Jahres 1989 zugrundegelegt wurden. Kalkuliert man dagegen die Kosten bei einem Rabatt von nur 15%, so reduzieren sich die Kosten für die Einwegmaterialien auf 748 000 DM (Tab. 11).

Die Umstellung unseres gesamten Klinikums auf Einwegabdeckmaterial wäre daher kostengünstiger als die bisherige Mischabdeckung. Der ökologische Aspekt wird zur Zeit von der Klinikhygiene in Zusammenarbeit mit dem Ökoinstitut in Freiburg untersucht.

Tab. 9: Wundinfektion: Einwegabdeckung – Baumwollabdeckung [7]

Operation	Einwegtücher		Baumwolltücher	
	n	% WI	n	% WI
aseptisch	1655	4,7	1706	5,5
bedingt aseptisch	484	6,4	517	7,4
alle	2139	5	2223	6,0

Tab. 10: Wundinfektionsrate: Einweg- oder Mehrwegabdeckung? [2]

Abdeckung	Anzahl der Operationen	Prozentzeichen Wundinfektion
Einwegabdeckung	26 303	1,5
Tuchabdeckung	9 252	2,3

Tab. 11: Vergleich der Kosten für Mischabdeckung und Tuchabdeckung für alle operativen Eingriffe während eines Jahres im Universitätsklinikum Freiburg

	Kosten in DM Istsituation Mischabdeckung	Kosten in DM vollständige Umstellung auf Einmalartikel*
Operationsabteilungen		
– Materialkosten		718 589 DM
– Textile Tücher	83 021 DM	
– Einzeltücher	291 824 DM	
Zwischensumme	374 845 DM	718 589 DM
– Sterilisation		
– Personalkosten	52 230 DM	16 316 DM
– Energiekosten	11 330 DM	0 000 DM
– Wartung/Instandhaltungskosten	1 783 DM	0 000 DM
– Containerkosten	69 573 DM	0 000 DM
Zwischensumme	134 915 DM	16 316 DM
Wäscherei/Näherei		
– Personalkosten	251 717 DM	0 000 DM
– Energiekosten		
– Wartung/Instandhaltungskosten	43 371 DM	0 000 DM
Zwischensumme	295 087 DM	0 000 DM
Entsorgung		
– Kosten	4 803 DM	13 109 DM
Zwischensumme	4 803 DM	13 109 DM
Gesamt	809 651 DM	748 014 DM

* 15% Rabatt auf die Listenpreise

Literatur

[1] Cloney, D. L., L. G. Donowitz: Overgown Use for Infection Control in Nurseries and Neonatal Intensive Care Units. AJDC *140* (1986) *680–683*.

[2] Cruse, P. J. E., R. Foord: The Epidemiology of Wound Infection. Surgical Clinics of North America. *60* (1980) 27.

[3] Daschner, F., H. Langmaack, G. Maros-Schwörer et al.: Einfluß von Plastikinzisionsfolien auf die postoperative Wundinfektionsrate? Internist. Prax. *23* (1983) 357–358.

[4] Donowitz, L. G.: Failure of the Overgown to Prevent Nosocomial Infection in a Pediatric Intensive Care Unit. Pediatrics *17* (1986) 35–38.

[5] Frank, U., S. Eisenbeis, F. Daschner: Beurteilung verschiedener Verbandstechniken zur Verhütung von Infektionen durch zentrale Venenkatheter: Vixomull-Klebevlies, Tegaderm-Folienverband, Nobecutan-Sprühfilm. Intensivmedizin *25* (1988) 187–191.
[6] Hingst, F. et al.: Hygiene + Medizin *9* (1984) 323.
[7] Schaaf, D. et al.: Abstract No 1033, ICAAC, New Orleans 1986.

Kult oder Notwendigkeit: die chirurgische Waschzeremonie und die Patientenvorbereitung

I. Kappstein

Einleitung

Postoperative Wundinfektionen sind nach Harnwegsinfektionen die zweithäufigsten nosokomialen Infektionen. Sie erhöhen die Morbidität u. U. beträchtlich und führen oft zu einer erheblichen Verlängerung der Krankenhausverweildauer [10]. Eine sorgfältige präoperative Vorbereitung und intraoperative Versorgung des Patienten sind unumgängliche Anforderungen, um die Häufigkeit postoperativer Wundinfektionen zu senken. Im Folgenden soll die hygienische Notwendigkeit verschiedener perioperativ vorgenommener Maßnahmen, die das Infektionsrisiko senken sollen, wie Reinigungsbad und Enthaarung, chirurgische Händedesinfektion, Tragen von Masken und Kopfschutz, diskutiert werden.

Präoperative Patientenvorbereitung

Präoperatives Baden und Duschen

Präoperatives Baden oder Duschen mit antimikrobieller Seife ist eine hygienische Maßnahme, die in ihrer Wirksamkeit bezüglich der Reduktion postoperativer Wundinfektionen umstritten ist. In verschiedenen Studien konnte zwar gezeigt werden, daß die Keimzahl auf der Haut signifikant reduziert werden kann, dies konnte jedoch nicht in Hinsicht auf die Häufigkeit postoperativer Wundinfektionen bestätigt werden. Meist wurde in diesen Untersuchungen Chlorhexidin als antimikrobieller Zusatz verwendet. In zwei Studien wurde ein signifikanter Unterschied in den Wundinfektionsraten ermittelt [4, 7], aber eine Studie war nicht randomisiert und doppelblind durchgeführt [4], und bei der anderen Studie war die Patientenzahl in drei Studiengruppen zu gering, um einen signifikanten Unterschied eindeutig zu belegen [7] (Tab. 1). In allen anderen Untersuchungen, in denen die postoperativen Wundinfektionen erfaßt und nicht nur die Keimzahlen auf der Haut bestimmt wurden, war ein Unterschied zwischen einem Bad mit

Tab. 1: Präoperatives Reinigungsbad mit antimikrobieller Seife.
Prospektive, Plazebo-kontrollierte Studie mit 2015 Patienten [7]

Reinigungsbad mit	Postoperative Wundinfektion n (%)
Chlorhexidin	62/689 (9,0)
Plazebo	83/700 (11,9)
Stückseife	80/626 (12,8)

Tab. 2: Präoperatives Reinigungsbad mit antimikrobieller Seife.
Prospektive, randomisierte, Plazebo-kontrollierte Doppelblind-Studie (Multicenter) mit 2813 Patienten [15]

Reinigungsbad mit	Postoperative Wundinfektion n (%)
Chlorhexidin	37/1413 (2,6)
Plazebo	33/1400 (2,4)

und ohne antimikrobiellem Zusatz nicht zu ermitteln [1, 11, 15]. Die größte und aussagefähigste Studie wurde von der „European Working Party on Control of Hospital Infections“ durchgeführt [15]. Es handelte sich um eine Multicenter-Studie, in die insgesamt 2813 Patienten eingeschlossen waren und die alle Anforderungen an ein optimales Studiendesign erfüllte: prospektiv, randomisiert, plazebokontrolliert und doppelblind. Von 1413 Patienten aus der Chlorhexidin-Gruppe entwickelten 37 (2,6%) eine postoperative Wundinfektion und von 1400 Patienten aus der Kontroll-Gruppe 33 (2,4%) (Tab. 2).

Zusammenfassend kann man über die Ergebnisse dieser Studien sagen, daß die Effektivität eines Reinigungsbades mit antimikrobiellem Zusatz in Hinsicht auf die Reduzierung postoperativer Wundinfektionen aufgrund der vorliegenden Daten nicht gesichert ist. Im Gegenteil sprechen die Ergebnisse eher dafür, daß überhaupt kein Einfluß vorhanden ist, obwohl die Hautflora dadurch signifikant reduziert werden kann. Dies läßt darauf schließen, daß bei aseptischen Eingriffen auch andere Erregerreservoire als die Haut des Patienten für die Entstehung postoperativer Wundinfektionen von Bedeutung sind. Dazu gehören einerseits der Nasen-Rachen-Raum des Patienten, der durch das präoperative Bad nicht beeinflußt wird, und andererseits exogene Erregerreservoire, wie z. B. der Nasen-Rachen-Raum des Personals.

Präoperative Haarentfernung

Mit der präoperativen Haarentfernung soll zum einen eine potentielle Kontaminationsquelle für das OP-Feld eliminiert, zum anderen eine eventuelle Störung des Wundverschlusses vermieden werden. In verschiedenen Untersuchungen konnte die hygienische Bedeutung verneint und sogar gezeigt werden, daß bei Verzicht auf eine präoperative Haarentfernung geringere postoperative Wundinfektionsraten ermittelt wurden. In einer 1971 durchgeführten prospektiven und randomisierten Studie wurde die Häufigkeit postoperativer Wundinfektionen nach Haarentfernung durch Rasur mit der nach Verwendung einer Enthaarungscreme verglichen [17]. Bei einer präoperativen Rasur lag die Wundinfektionsrate ca. 10 mal höher als bei Verwendung der Enthaarungscreme (Tab. 3). Außerdem waren die postoperativen Wundinfektionsraten niedriger, wenn die Rasur unmittelbar präoperativ und nicht bereits am Abend vor der Operation durchgeführt wurde (3,1% vs 7,1%). Am geringsten war die Wundinfektionsrate jedoch, wenn überhaupt keine Haarentfernung durchgeführt wurde (0,6%). Die Ergebnisse von Cruse und Foord bestätigten diesen Unterschied [5]. In ihrer Untersuchung betrug die postoperative Wundinfektionsrate bei aseptischen Eingriffen nach Rasur mit einem Handrasierer 2,5%, nach Rasur mit einem elektrischen Rasierapparat 1,4%, aber nur 0,9% bei Patienten, bei denen präoperativ keine Haarentfernung vorgenommen worden war.

Alle diese Untersuchungen zeigen, daß eine konventionelle Rasur des OP-Feldes das Risiko einer postoperativen Wundinfektion erhöht. Ursache dafür sind kleine Hautverletzungen, die bei einer Rasur unvermeidlich sind [6]. Dadurch wird eine Besiedlung der Haut mit potentiell pathogenen Erregern gefördert. Zusammenfassend kann demnach festgestellt werden, daß alle Ergebnisse dafür sprechen, auf eine präoperative Haarentfernung möglichst zu verzichten. Sie sollte nur dann durchgeführt werden, wenn der Haarwuchs im OP-Feld so dicht ist, daß die Haare bei der Operation stören würden. Dies ist aber keine hygienische, sondern eine operationstechnische Indikation. Aus hygienischer Sicht ist in diesen Fällen die Haarentfernung mit einer elektrischen Haarschneidemaschine, bei der die Haare bis auf wenige Millimeter gekürzt werden, einer konventionellen Rasur vorzuziehen. Bei der Verwendung von Haarentfernungscremes sind entscheidende Nachteile, daß das Ergebnis der Haarentfernung nicht immer optimal ist und daß, wenn auch selten, allergische Reaktionen auftreten können. Unabhängig von der Methode sollte aber die Haarentfernung immer unmittelbar präoperativ und nicht schon am Abend zuvor vorgenommen werden.

Tab. 3: Methode der präoperativen Haarentfernung und postoperative Wundinfektionsrate. Prospektive, kontrollierte Studie bei 406 aseptischen Eingriffen [17]

Methode	Postoperative Wundinfektion n (%)
Rasur	14/249 (5,6)
Haarentfernungscreme	1/157 (0,6)
keine Haarentfernung	1/155 (0,6)

Händedesinfektion

Mit der chirurgischen Händedesinfektion soll die transiente, nur locker an der Haut haftende Flora der Hände, wie z. B. Staphylococcus aureus oder gramnegative Erreger, eliminiert und die residente Flora, d. h. die normalen Hautkeime, weitgehend und anhaltend reduziert werden. Das Ziel ist dabei, die Gefahr der Kontamination der OP-Wunde während des Eingriffs bei Handschuhperforation auf ein Minimum zu reduzieren. In Deutschland wird für Mittel zu chirurgischen Händedesinfektion gefordert, daß sie mindestens so effektiv sind wie die Referenzsubstanz 60%iger n-Propanol bei fünfminütiger Anwendung durch Einreiben in die trockene Haut. Die Keimzahlreduktion liegt bei diesem Verfahren zwischen 2,2 – 2,9 $\log_{10}$. Ob diese hohen Anforderungen überhaupt klinisch relevant sind, ist unklar. In anderen europäischen Ländern sind wesentlich kürzere Zeiten für die chirurgische Händedesinfektion üblich. Untersuchungen über die Effizienz verkürzter Verfahren (zwei bis drei Minuten) lagen bisher vorwiegend aus Großbritannien vor [3, 8, 13, 16]. In einer eigenen noch nicht publizierten Untersuchung konnten wir zeigen, daß eine zwei- bzw. dreiminütige Händedesinfektion ebenso effektiv ist wie die fünfminütige Standardmethode. Auch zwischen aufeinanderfolgenden Operationen sind kürzere Händedesinfektionszeiten ausreichend, wie kürzlich in einer Studie gezeigt werden konnte [14]. Danach ist eine Desinfektionszeit von einer Minute ausreichend, wenn die letzte Händedesinfektion nicht länger als 60 Minuten zurückliegt. Ein weiteres Ergebnis dieser Untersuchung ist, daß das Anbehalten der OP-Handschuhe in der OP-Pause nicht dazu führt, daß die Keimzahl auf den Händen geringer bleibt als nach Ausziehen der Handschuhe, so daß es keinen logischen Grund gibt, die OP-Handschuhe bis zur nächsten chirurgischen Händedesinfektion anzubehalten. Eine dreiminütige chirurgische Händedesinfektion kann demnach generell empfohlen werden, und die Dauer kann ferner zwischen aufeinanderfolgenden Operationen auf eine Minute verkürzt werden, wenn der Abstand zur letzten Händedesinfektion nicht größer als eine Stunde ist.

Masken und Hauben im OP

Das Tragen von Masken im OP galt lange Zeit als eine unumstößliche hygienische Maßnahme, obwohl schon lange bekannt ist, daß eine Maske nur einen begrenzten Schutz vor der Freisetzung von Keimen aus dem Nasen-Rachenraum darstellt. Dies gilt insbesondere dann, wenn viel gesprochen wird, wobei das Material der Maske feucht und damit durchlässig für Bakterien wird. Es konnte in verschiedenen Untersuchungen gezeigt werden, daß ein schweigender Chirurg ohne Maske weniger Keime aus seinem Nasen-Rachenraum freisetzt als ein sprechender mit Maske [2]. In einer kürzlich publizierten experimentellen Untersuchung wurden diese Ergebnisse noch einmal bestätigt [12]. Bei ruhigem Atmen durch die Nase kam es zu keiner Freisetzung von Bakterien, und bei Flüstern waren die Keimzellen erwartungsgemäß niedriger als bei lautem Sprechen (27 KBE vs 142 KBE/Sedimentationsplatte). Ließ man die Versuchspersonen in einem OP-Saal bei eingeschalteter Ventilation direkt neben dem OP-Tisch stehen und laut sprechen, fanden sich auf den auf dem OP-Tisch aufgestellten Sedimentationsplatten keine Bakterien, wenn eine Maske getragen wurde, und 20 KBE/3 Platten, wenn keine Maske angelegt worden war. Standen die Versuchspersonen jedoch einen Meter vom OP-Tisch entfernt und sprachen laut, waren keine Bakterien auf den auf dem OP-Tisch aufgestellten Sedimentationsplatten nachweisbar. Die Ergebnisse sprechen dafür, daß nicht alle im OP-Saal anwesenden Personen unbedingt eine Maske zu tragen haben, weil durch den Luftstrom einer üblichen OP-Ventilation die Bakterien, die von entfernt stehenden Personen beim Sprechen freigesetzt werden, nicht zum OP-Gebiet gelangen können, sondern an die Peripherie des Raumes geführt werden. In einer prospektiven, kontrollierten und randomisierten klinischen Studie, in die insgesamt 3088 Operationen eingeschlossen waren, konnte sogar gezeigt werden, daß die postoperativen Wundinfektionsraten nach Operationen, bei denen das OP-Team Masken trug, nicht signifikant unterschiedlich waren zu denen, bei denen keine Masken getragen wurden (4,7% vs 3,5%) [18]. S. aureus wurde als Erreger einer Wundinfektion in 15 Fällen nach Operationen gefunden, bei denen keine Maske getragen wurde, und in 19 Fällen nach Operationen mit Maske, und die beiden einzigen A-Streptokokken-Infektionen, die im Rahmen der Studie auftraten, fanden sich in der Gruppe von Patienten, die mit Maske operiert worden war.

Auch der Kopfschutz wird im OP generell als eine wichtige hygienische Maßnahme angesehen. Es ist zweifellos sinnvoll, wenn die Mitglieder des OP-Teams einen Kopfschutz tragen, um zu verhindern, daß Haare das OP-Feld kontaminieren. Ob aber alle im OP-Saal anwesenden Personen einen Kopfschutz tragen müssen, ist fraglich. In einer experimentellen Untersuchung wurde kürzlich beschrieben, daß die Luftkeimzahlen im OP-Saal bei eingeschalteter Ventilation nicht unterschiedlich waren, wenn die dort anwesenden Personen einen Kopfschutz trugen bzw. nicht trugen [9].

Zusammenfassung

Eine Reihe der etablierten Hygienemaßnahmen im Zusammenhang mit Operationen hat eher kultischen Charakter als hygienischen Sinn. Sie abzuschaffen (präoperatives Bad mit antimikrobieller Seife, präoperative Rasur) oder einzuschränken (kürzere Zeiten für die chirurgische Händedesinfektion, Masken und Kopfschutz nur für im OP-Saal tätiges Personal) würde erhebliche Erleichterungen für das Personal sowie Einsparungen an Kosten und Abfall mit sich bringen, ohne das Risiko postoperativer Wundinfektionen zu erhöhen.

Literatur

[1] Ayliffe, G. A. J., M. F. Noy, J. R. Babb et al.: A comparison of pre-operative bathing with chlorhexidine-detergent and non-medicated soap in the prevention of wound infection. J. Hosp. Infect. *4* (1983) 237–244.
[2] Ayliffe, G. A. J.: Masks in surgery? J. Hosp. Infect. *18* (1991) 165–166.
[3] Babb, J. R., J. G. Davies, G. A. J. Ayliffe: A test procedure for evaluating hand disinfection. J. Hosp. Infect. *18* Suppl. B (1991) 41–49.
[4] Brandberg, A., J. Holm, J. Hammarsten et al.: Post-operative wound infections in vascular surgery – Effect of preoperative whole body disinfection by shower-bath with chlorhexidine soap. In: Problems in the control of hospital infection, S. 71–75. Academic Press and Royal Society of Medicine, London 1980.
[5] Cruse, P. J. E., R. Foord: The epidemiology of wound infection. Surg. Clin. North Am. *60* (1980) 27–40.
[6] Hamilton, H. W., K. R. Hamilton, F. J. Lone: Preoperative hair removal. Can. J. Surg. *20* (1977) 269–275.
[7] Hayek, L. J., J. M. Emerson, A. M. N. Gardner: A placebo-controlled trial of the effect of two preoperative baths or showers with chlorhexidine detergent on postoperative wound infection rates. J. Hosp. Infect. *10* (1987) 165–172.
[8] Holloway, P. M., J. H. Platt, G. Reybrouck et al.: A multicenter evaluation of two chlorhexidine-containing formulations for surgical hand disinfection. J. Hosp. Infect. *16* (1990) 151–159.
[9] Humphreys, H., A. J. Russell, R. J. Marshall et al.: The effect of surgical theatre headgear on air bacterial counts. J. Hosp. Infect. *19* (1991) 175–180.
[10] Kappstein, I., G. Schulgen, R. Richtmann et al.: Prospektive Untersuchung zur Verlängerung der Krankenhausverweildauer durch nosokomiale Pneumonie und Wundinfektion in einem Universitätsklinikum. Dtsch. med. Wschr. *116* (1991) 281–287.
[11] Leigh, D. A., J. L. Stronge, J. Marriner et al.: Total body bathing with "Hibiscrub" (chlorhexidine) in surgical patients: a controlled trial. J. Hosp. Infect. *4* (1983) 229–235.
[12] Mitchell, N. J., S. Hunt: Surgical face masks in modern operating rooms – a costly and unnecessary ritual? J. Hosp. Infect. *18* (1991) 239–242.
[13] O'Shaughnessy, M., V. P. O'Malley, G. Corbett et al.: Optimum duration of surgical scrub-time. Br. J. Surg. *78* (1991) 685.
[14] Rehork, B., H. Rüden: Investigation into the efficacy of different procedures for surgical hand disinfection between consecutive operations. J. Hosp. Infect. *19* (1991) 115–127.
[15] Rotter, M. L., S. O. Larsen, E. M. Cooke et al.: A comparison of the effects of preoperative whole-body bathing with detergent alone and with detergent containing chlorhexidine gluconate on the frequency of wound infection after clean surgery. J. Hosp. Infect. *11* (1988) 310–320.
[16] Rotter, M. L., W. Koller: Surgical hand disinfection: effect of sequential use of two chlorhexidine preparations. J. Hosp. Infect. *16* (1990) 161–166.
[17] Seropian, R., B. M. Reynolds: Wound infections after preoperative depilatory versus razor preparation. Am. J. Surg. *121* (1971) 251–254.
[18] Tunevall, Th. G.: Postoperative wound infections and surgical face masks: a controlled study. World J. Surg. *15* (1991) 383–388.

Der Umgang mit Antibiotika: Standards und Gefahren

M. Schweins, U. Holthausen

Einleitung

Hygienemaßnahmen in der Medizin (aus dem griechischen abgeleitet von "Hygieinos": gesund, der Gesundheit zugetan) werden im Pschyrembel als vorbeugende Maßnahmen für die Gesunderhaltung der einzelnen Menschen und Völker beschrieben.

Dies wird in keiner Weise der bahnbrechenden Entdeckung des Ignaz Semmelweis gerecht, der die Ursachen des Kindbettfiebers entdeckte und zu einer enormen Reduktion der Krankenhaussterblichkeit beitrug. Wahrscheinlich sind durch diese Entdeckung mehr Menschenleben gerettet worden, als durch jede andere medizinische Maßnahme der letzten Jahrhunderte.

Ohne diese Pionierarbeit von Semmelweis und fortführende Arbeiten, wie z. B. durch den Chirurgen Joseph Lister, wäre Medizin und vor allen Dingen die Chirurgie in der heutigen Form gar nicht möglich.

Aufgrund heute festliegender Standards ist es möglich, bei überschaubaren Kosten einen effektiven Beitrag zur Verminderung von Krankenhausinfektionen zu leisten. Die chirurgische Operationstechnik, angewandt durch eingespielte chirurgische Operationsteams, Anwendung modernster Operationsmethoden und Beachtung von Prinzipien der Asepsis und Antisepsis sind Eckpfeiler der heutigen operativen Medizin mit ihren anerkannt niedrigen Infektionsraten [7, 12]. Antibiotika, sinnvoll eingesetzt, können zur Senkung der Infektionsrate im Krankenhaus ebenfalls einen wichtigen Beitrag leisten. Sie machen allerdings, wie am Beispiel des II. Chirurgischen Lehrstuhls der Universität zu Köln zu sehen, einen

Tab. 1: Kostenvergleich OP-Bedarf und Antibiotikaverbrauch 1990/1991
Erhebung am II. Chirurgischen Lehrstuhl der Universität zu Köln

Verbrauchsposition	Kosten in DM	
	1990	1991
OP-Bedarf	330 004	366 538
Antibiotikaverbrauch	470 948	371 733

wesentlichen Kostenfaktor aus. Durch gezielteren und auf wissenschaftlichen Grundlagen basierenden Antibiotikaeinsatz können Gelder eingespart werden, was in der heutigen Zeit ein wesentlicher Beitrag zur Reduktion der Kosten im Gesundheitswesen sein kann (Tab. 1).

Inzidenz, Mortalität und Kosten von Krankenhausinfektionen

Bei den für den Patienten, für den Arzt und für das Gesundheitssystem wichtigen Krankenhausinfektionen sind wir leider heute in Deutschland immer noch auf Schätzzahlen angewiesen. Die vom Bundesgesundheitsamt geforderte Erfassung von nosokomialen Infektionen findet leider nur fragmentär statt.

Geschätzt wurden für 1987 bei 11,2 Millionen behandelten Patienten ca. 700 000 Krankenhausinfektionen, was einer Infektionsrate von 6,3% entspricht. 1991 wurde für 16 Millionen behandelter Patienten 1 Million Krankenhausinfektionen vermutet, was einer gleichbleibenden Infektionsrate von 6,25% entspricht.

Auch in der Chirurgie liegt die Infektionsrate in dieser Größenordnung, wobei Harnwegsinfektionen, Wundinfektionen und Pneumonien die häufigsten Krankenhausinfektionen sind (Tab. 2) [7, 11, 12, 14, 17, 34].

Krankenhausinfektionen haben einen wesentlichen Anteil an der Letalität im Krankenhaus, in den USA wird diese Infektionsletalität mit 2,9% angegeben, in der Bundesrepublik geschätzt zwischen 2,7 – 8,0%. Treten diese Infektionen auf Intensivstationen auf, führen sie in Folge von Multiorganversagen in 20 – 40% zum Tode des Patienten [1, 44].

Daß sinnvoll eingesetzte Hygienemaßnahmen und Antibiotika durch Verhinderung von Krankenhausinfektionen auch einen wesentlichen Beitrag zur Kostendämpfung leisten können, wird belegt durch die Kosten, die auftretende Infektionen verursachen.

In den USA werden die Kosten für eine wie auch immer geartete Infektion im Krankenhaus auf 4000 US-Dollar pro Infektion geschätzt. Für die Bundesrepublik gibt es hier keine genauen Zahlen, allerdings zeigt sich aus Statistiken der Berufsgenossenschaft, daß z. B. eine unkomplizierte Unterschenkelfraktur

Tab. 2: Infektionsraten in der Chirurgie [7, 11, 13, 17, 34]

Infektionsrate	4,57 – 6,4%
Harnwegsinfektionen	40%
Wundinfektionen	22%
Pneumonien	15%
Bakteriämien	5%

Tab. 3: Entwicklung der Infektionsverhütung

1510 – 1590	A. Paré	Meisterchirurg Wundbehandlung Salben statt Öl
1818 – 1865	I. P. Semmelweis	Retter der Mütter Desinfektion der Hände
1822 – 1895	L. Pasteur	Genialer Forscher Hitze gegen Bakterien
1827 – 1912	J. Lister	Wundinfektionen Karbolsäure
1834 – 1910	R. Koch	Den Bakterien auf der Spur Milzbrand, TBC, Cholera

87 000 DM kostet, wird sie durch eine Infektion kompliziert, kommen 61 000 DM hinzu, was einer Steigerung von 70% entspricht [6, 34].

Obwohl die Infektionsprophylaxe durch große Namen eingeleitet und fortgeführt wurde (Tab. 3), beruhen hier doch viele Vorgehensweisen auf Meinungen und Überlieferungen, so daß Polk [36] 1983 feststellen mußte: „The practice of infection control is based on tradition, taboos and ... some objective data."

Antibiotika zur Kontrolle von Infektionen in der Chirurgie

In der Literatur werden eine Reihe von Einflußgrößen auf die Infektrate diskutiert und belegt (Tab. 4). Mit am besten untersucht sind die Antibiotika, die nach der Entdeckung des Penicillins durch Sir Alexander Fleming 1941 eine rasante Entwicklung nahmen (Tab. 5). 1957 wurden die Aminoglykoside entdeckt, 1960 die Chinolone und 1964 die Cephalosporine, die inzwischen in ihre 4. Generation gehen.

Tab. 4: Die Infektionsrate beeinflussende Faktoren

- Operationsverfahren
- Chirurgische Technik
- Patientenauswahl
- Operationsindikation
- Ausrüstungsstandard
- Patientenvorbereitung

Tab. 5: Geschichte des Penizillins

Entdeckung (Fleming 1881 – 1955)	1928
Herstellungsversuche	1938
Erste Patienten	1940
Industrielle Herstellung USA	1943
Industrielle Herstellung BRD	1950
Nobelpreis (mit Florey, Chain)	1945

Verschiedene Generikazubereitungsformen führen heute dazu, daß dem Therapeuten 107 verschiedene Antibiotika und Antimykotika in 11 verschiedenen Substanzklassen zur Verfügung stehen.

Nur in den wenigsten Fällen wird in der Chirurgie eine gezielte Therapie, d. h. bei bekanntem Erreger, möglich sein.

Therapie

In den meisten Fällen wird nach der Gewinnung entsprechenden Probenmaterials mit einer kalkulierten Therapie begonnen. Hierbei wird aufgrund des zu erwartenden Erregerspektrums bei einer Infektion mit einer Antibiotikatherapie begonnen [4, 30, 31], nach Austestung des Probenmaterials erfolgt dann eine eventuelle Umstellung oder Erweiterung.

In der Entscheidungsfindung, welches Antibiotikum bei welcher Infektion eingesetzt wird, spielen sowohl die Pharmakokinetik des Antibiotikums als auch die zu erreichenden Gewebespiegel eine wesentliche Rolle. Außer den zu erwartenden Nebenwirkungen ist natürlich das für die jeweilige Infektion kalkulierte Erregerspektrum aufgrund epidemiologischer Daten von großer Bedeutung [19, 30, 37, 39, 40, 41] (Tab. 6).

Eine Empfehlung zum verantwortungsvollen Umgang in der Antibiotikatherapie [5, 29, 35, 37] bedeutet also, daß nach einer bakteriologischen Probengewinnung mit einer kalkulierten Stufentherapie begonnen würde. Nach Eingang der Resistenzprüfung muß eine Umstellung der Antibiotika erfolgen, was sowohl eine Heraus- als auch eine Hinzunahme von Antibiotika bedeuten kann, eventuell auch eine komplette Neueinstellung.

Tab. 6: Kalkuliertes Erregerspektrum als Entscheidungshilfe zur initialen Antibiotikatherapie (nach [19, 37, 38, 40, 41])

Wundinfektionen:	Staphyl., Streptok.
Harnwegsinfektionen:	Enterobakterien
Cholecystitis:	E. Coli, Klebsiellen
Appendix:	Bacteroides, Klebsiellen
Kolon:	Bacteroides, E. Coli

Um Wirkungen des Antibiotikums zu optimieren und Nebenwirkungen möglichst gering zu halten, wird für verschiedene Antibiotika (z. B. Aminoglykoside) ein Drugmonitoring gefordert.

Natürlich ist es von essentieller Bedeutung, ein mikrobiologisches aber vor allen Dingen auch ein klinisches Ergebnis der Antibiotikatherapie bei Infektionen zu erfassen, und damit zu einer Qualitätskontrolle der eigenen Therapie beizutragen.

Trotz dieser international anerkannten Therapieempfehlungen konnten verschiedene Untersuchungen zeigen [25], daß bis zu 60% aller Antibiotika in falscher Dosierung, mit falscher Indikation und unnötig gegeben werden. Dies trifft vor allen Dingen auch für die prophylaktische Antibiotikagabe zu [13, 14, 16].

Dabei stellen sie heute als perioperative Prophylaxe einen wesentlichen Baustein des Antibiotikaeinsatzes in der Chirurgie dar.

Prophylaxe

Verschiedene Autoren [4, 8] (Tab. 7) konnten in Zusammenfassungen von Studien bis zum Jahr 1978 nur wenige Arbeiten nennen, die aufgrund von gutem Studiendesign mit einem hohen Evidenzgrad den Wert von prophylaktischer Antibiotikagabe nachweisen konnten. Erst Baum [2] konnte 1981 in einer Metaanalyse im New England Journal of Medicine nachweisen, daß die perioperative systemische Antibiotikaprophylaxe bei bestimmten Indikationen sowohl die Infektionsrate als auch die Mortalität zu senken vermag.

In der Folgezeit wurde durch eine Reihe von gut durchgeführten Studien [10, 18, 22, 23, 24, 27, 28, 33, 38, 39, 40, 41] eine Reihe von Indikationen zur systemischen Antibiotikaprophylaxe erarbeitet, die heute internationale Gültigkeit haben (Tab. 8).

Tab. 7: Ergebnis und Interpretation mehrerer zusammenfassender Arbeiten über den Nutzen einer perioperativen systemischen Antibiotikaprophylaxe.
(Studienanforderungen: Randomisiert, Doppelblind, Kontrollgruppe, Vergleichbarkeit, saubere statistische Analyse, relevante Zielkriterien)

Jahr	Autor (Ref.)	Anzahl Studien (Zeitraum)	Ergebnis und Interpretation
1977	Chodak [9]	131 (1960 – 1976)	bei 107 Studien keine Aussage möglich
1978	Berger [3]	156 (bis 1977)	nur 5% ausreichendes Studiendesign
1981	Baum [2]	26 (1965 – 1980)	Infektionsrate und Mortalität waren deutlich niedriger!

Tab. 8: Nachgewiesene Indikationen zur systemischen Antibiotikaprophylaxe (nach [2, 5, 10, 14, 22, 33, 37])

- Offene Herzchirurgie
- Karzinomchirurgie Kopf, Nacken
- Selektive Magenchirurgie (Ca, sten. Ulzera)
- Gallenwegschirurgie (Risikopatienten)
- Gefäßtransplantate untere Extremität
- Hysterektomie
- Elektive Kolonchirurgie
- Künstliche Hüftgelenke
- Offene Frakturen I. Grades

Hierbei spielte eine wesentliche Rolle die Einteilung der Operationen nach ihrem Kontaminationsgrad, die seit 1964 in den USA üblich ist und in den letzten Jahren auch in der Literatur in der Bundesrepublik berücksichtigt wurde (Tab. 9). Ein sinnvoller Einsatz von prophylaktischen Antibiotika ist in der Gruppe 1 von sauberen Operationen nur bei Implantaten wie Hüftprothesen oder Gefäßprothesen gegeben. Dies ist darin begründet, daß eine, auch ohne Antibiotikaprophylaxe bestehende, geringe Infektionsrate von um die 2% in der Literatur nicht signifikant gesenkt werden, die Infektion eines Implantates allerdings deletäre Folgen für den Patienten haben kann.

In der Gruppe der sauber/kontaminierten Operationen ist der Einsatz von prophylaktischen Antibiotika am sinnvollsten, da hier bei Infektionsraten um die 10% doch eine deutliche Senkung möglich ist.

Kürzlich veröffentlichte randomisierte Studien, in denen versucht wurde, den Effekt einer Antibiotikaprophylaxe auf weitere Indikationsgruppen auszudehnen, ergaben keine neuen Erkenntnisse (Tab. 10).

Wie Classen [9] noch einmal bestätigt, bringt die perioperative Single-Shot-Prophylaxe in den 2 Stunden unmittelbar vor der Operation im Vergleich zu allen anderen möglichen Zeitpunkten und Zeitlängen die besten Ergebnisse.

Tab. 9: Vergleichende Einteilung der Operationen nach Centers of Disease Control (CDC) und Bundesgesundheitsamt (BGA)

USA (CDC)	BRD (BGA)
1. Clean	A Aseptische und diesen gleichgesetzte Operationen
2. Clean-Contaminated 3. Contaminated	B Operationen an Organen und Geweben, die mikrobiell besiedelt oder potentiell mikrobiell besiedelt sind
4. Dirty and Infected	C Operationen an infizierten Organen und Geweben

Tab. 10: Neuere randomisierte Studien zum Nachweis eines Effektes von systemischer Antibiotikaprophylaxe
(+ = positiver Effekt, (+) = fraglicher Effekt, – = kein Effekt)

Autor	Quelle	Art der Operationen	Zahl der OP's	Effekt
Coit, D. G.	Arch. Surg. *126* (13) 1991	Achsel Leiste	134	(+) –
Hughes, S. P.	Injury *22* (2) 1991	Nagelung US-Fraktur	54	–
Buckley, R.	Can. J. Surg. *33* (2) 1990	Hüftfrakturen	312	– (+)
Wagman, C. D.	Surg. Gyn. Obs. *170* (3) 1990	Brust-Ca	118	–
Platt, R.	N. Engl. J. Med. *322* (3) 1990	Hernien Brust	1218	+ (+)

Obwohl dies seit Jahren [6] bekannt ist, konnten viele Autoren zeigen [26, 32], daß prophylaktische Antibiotikagaben in einer Großzahl der Fälle sowohl in der Auswahl als auch in der Dauer inkorrekt sind.

Gefahren durch Antibiotika

Außer dem enormen Kostenfaktor bedeutet dies die Gefahr von Nebenwirkungen. Hier sind vor allen Dingen toxische Nebenwirkungen, wie bei Colestin, Aminoglykosiden und Cephalosporinen beschrieben, zu erwähnen. Aber auch allergische Reaktionen wie bei Penizillin und Sulfonamiden sowie lokale Irritationen, wie bei Cephalosporinen, Tetrazyklinen und Vankomycin bergen Gefahren für den Patienten und dessen Gesundheit. Gastrointestinale Symptome, die von leichten über schwere Diarrhöen bis hin zur pseudomembranösen Kolitis reichen, sind beschrieben [21, 37].

Eine ganz wesentliche Gefahr, die von dem unkritischen und breiten Einsatz von Antibiotika ausgeht, ist die Resistenzentwicklung von Bakterien, die im chirurgischen und intensivmedizinischen Alltag in den letzten Jahren zunehmende Bedeutung erlangt.

Nachdem seit den 50er Jahren das Penizillin zur Verfügung stand, entwickelte sich eine bis zu 75%ige Resistenz von Staphylokokken gegen Penizillin oder auch eine bis zu 40%ige Resistenz von Staphylokokken gegen Tetrazykline. Im heutigen klinischen Alltag muß bei verschiedensten Keimen mit einer relevanten Resistenzhäufigkeit gerechnet werden (Tab. 11) [17, 30, 31, 37].

Tab. 11: Resistenzen bei Bakterien (Stand 1992)

Resistenzen gegen	Keime	Prozent
Penizillin	Staphylokokken	75
Tetrazyklin	Staphylokokken	25 – 40
verschiedene Antibiotika	Proteus	26 – 35
	Klebsiella	31 – 45
	E. Coli	5 – 10
	Pseudomonas aeruginosa	62 – 70

Schaut man sich einige Zahlen zu diesem Thema an, sind solche Resistenzentwicklungen schnell verständlich. Seit dem in den letzten 40 Jahren Antibiotika produziert wurden, sind sie derartig breit eingesetzt worden, daß jedes menschliche Bakterium durchschnittlich 10^{11} Molekülen von Antibiotika ausgesetzt war [15, 43].

Nach neueren Untersuchungen [20] erhalten ungefähr ein Drittel aller Krankenhauspatienten während ihres stationären Aufenthaltes mindestens 1 Antibiotikum, davon ungefähr die Hälfte mit falscher Indikation und Dosierung. Daß dies ein wesentlicher Wirtschaftsfaktor ist und damit auf der anderen Seite auch in großem Umfang zur Kostenreduktion im Gesundheitswesen beitragen könnte, zeigt die Tatsache, daß der Weltmarkt für Antibiotika 1986 11 Milliarden US-Dollar betrug. Dies sind 20% aller Ausgaben, die für Pharmazeutika in diesem Zeitraum getätigt wurden.

Schlußfolgerung

In Übereinstimmung mit der Literatur [17, 20, 37, 42] empfehlen wir daher als Basis für den verantwortungsvollen Umgang mit Antibiotika:
Strenge Indikationsstellung und Vermeidung einer generellen Antibiotikaprophylaxe. Wann immer möglich eine gezielte Chemotherapie nach Antibiogramm unter Berücksichtigung der Pharmakokinetik. Außerdem die laufende Überwachung von Infektionen, Keim- und Resistenzentwicklungen und die Verhinderung von Resistenzverbreitung durch Hygienemaßnahmen (Tab. 12).

Grundvoraussetzung, daß wir unseren Patienten auch in Zukunft die Angst vor Infektionen im Krankenhaus nehmen können und um eine Qualitätssicherung deutscher Kliniken vor allen Dingen im internationalen Vergleich sicher zu stellen, ist die systematische Erfassung von Krankenhausinfektionen, die in Eigenverantwortung der Kliniken nun endlich bundesweit durchgeführt werden muß.

Tab. 12: Leitfaden zum verantwortungsvollen Umgang mit Antibiotika [17, 20, 37, 42]

– Strenge Indikation jeder AB-Therapie
– Keine generelle Routineprophylaxe
– Gezielte Chemotherapie nach Antibiogramm
– Berücksichtigung Pharmakokinetik
– Laufende Überwachung der Keim- und Resistenzentwicklung
– Verhinderung der Resistenzverbreitung durch Hygienemaßnahmen

Literatur

[1] Bartels, H., J. R. Siewert: Stellenwert der Antibiotikatherapie bei postoperativ septischen Komplikationen. Klin. Wochenschr. *69* (Suppl. 26) (1991) 53 – 56.

[2] Baum, M. L., D. S. Arnish, T. C. Chalmers et al.: A Survey of clinical trials of antibiotic prophylaxis in colon surgery: Evidence against further use of no-treatment controls. N. Engl. J. Med. *305* (1981) 795 – 799.

[3] Berger, S. A., H. Nagar, S. Weitzman: Prophylactic antibiotics in surgical procedures. Surgery Gynecol. Obstet. *146* (1978) 469 – 475.

[4] Berger, S. A., Y. Levy, A. Halevy et al.: Penetration of Cefazolin, Ceftriaxone, Cefoperazone, and Ceftazidime into human gall bladder tissue and bile. World J. Surg. *12* (1988) 641 – 644.

[5] Bone, R. C., C. J. Jr. Fisher, T. P. Clemmer et al.: Sepsis Syndrom: A valid clinical entity. Crit. Care Med. *17* (1989) 389 – 393.

[6] Braveny, I., J. R. Siewert: Hospitalinfektionen bei chirurgischen Patienten. Grundlagen der Chirurgie, 631. Beilage zu den Mitteilungen der deutschen Gesellschaft für Chirurgie, Heft 1 (1987).

[7] Burke, J. F.: The effective period of preventive antibiotic action in surgical incisions and dermal lesions. Surgery *50* (1961) 161 – 168.

[8] CDC. Centers of Disease Control. National nosocomial infection study report, Annual Summary 1989, Centers for Disease control, Atlanta.

[9] Chodak, G. W., M. E. Plaut: Use of systemic antibiotics for prophylaxis in surgery: a critical review. Arch. Surg. *112* (1977) 326 – 334.

[10] Classen, D. C., R. S. Evans, S. L. Pestotnik et al.: The timing of prophylactic administration of antibiotics and the risk of surgical wound infection. N. Engl. J. Med. *326* (1992) 281 – 286.

[11] Condon, R. E.: Rational use of prophylactic Antibiotics in gastrointestinal surgery. Surgical Clinics of North America *55* (1975) 1309 – 1318.

[12] Cruse, P. E. J.: The epidemiology of wound infection in general surgery. In: C. H. Herfarth, J. Horn, F. Daschner (Hrsg.): Aktuelle Probleme in der Chirurgie und Orthopädie. Band 19. Antibiotikaprophylaxe in der allgemeinen Chirurgie, S. 105 – 108. Huber, Bern – Stuttgart – Wien 1981.

[13] Cruse, P. J. E., R. Ford: The epidemiology of wound infection in surgical infection. Surg. Clin. North Am. *60* (1980) 27.

[14] Daschner, F.: Antibiotikatherapie: sinnvoll oder sinnlos? Dtsch. Med. Wochenschr. *106* (1981) 1150 – 1153.

[15] Daschner, F.: Antibiotika in der Chirurgie: sinnvolle und weniger sinnvolle Anwendungen. Arzneimittel-, Therapie-Kritik (1986) 729 – 734.

[16] Davies, J.: The new quinolones. Back to the future. Rev. Infect. Dis. *11* (Suppl. *5*) (1989) 898–901.
[17] Donowitz, G. R., G. L. Mandell: Acute pneumonia. In: G. L. Mandell, R. G. Douglas Jr., J. E. Bennet (Hrsg.): Principles and Practice of infectious disease. S. 540–555. Churchill Livingstone, New York – Edinburgh – London – Melbourne 1990.
[18] Encke, A., H. Knothe: Hospitalismus und Resistenzprobleme heute. Chirurg *56* (1985) 553–557.
[19] Evans, C., A. V. Pollock, I. L. Rosenberg: The reduction of surgical wound infections by topical cephaloridine: a controlled clinical trial. Br. J. Surg. *51* (1974) 133–135.
[20] Gatehouse, D., F. Dunivek, O. W. Brendon: Prediction of wound sepsis following gastric operations. Br. J. Surg. *67* (1978) 551–554.
[21] Hamilton-Miller, J. M. T.: The emergence of antibiotic resistance: myths and facts in clinical practice. Intensive Care Med. *16* (Suppl. 3) (1990) 206–211.
[22] Hegelmaier, C., H. B. Hütig, H. J. Kalbheim: Antibiotikaassoziierte pseudomembranöse Kolitis – eine literaturgestützte Fallanalyse. Klin. Wochenschr. *69* (Suppl. 26) (1991) 57–60.
[23] Hierholzer, S., G. Hierholzer: Die Antibiotikaprophylaxe in der Unfallchirurgie. Chirurg *62* (1991) 861–865.
[24] Kaiser, A. B., K. R. Clayson, J. L. Mulherin et al.: Antibiotic prophylaxis in vascular surgery. Ann. Surg. *9* (1978) 283–289.
[25] Kaiser, A. B., M. R. Petracek, J. W. Lea IV et al.: Efficacy of Cefazolin, Cefamandole, and Gentamicin as prophylactic agents in cardiac surgery – Results of a prospective, randomized, double-blind trial in 1030 patients. Ann. Surg. *206* (1987) 791–797.
[26] Kappstein, I., F. D. Daschner: Antibiotic usage in community-acquired pneumonia: Results of a survey in 288 departments of internal medicine in german hospitals. Infection *19* (1991) 301–304.
[27] Kappstein, I., F. D. Daschner: Use of perioperative antibiotic prophylaxis in selected surgical procedures – Results of a survey in 889 surgical departments in german hospitals. Infection *19* (1991) 391–394.
[28] Keighley, M. R. B., R. M. Baddeley, D. W. Burdon et al.: A controlled trial of parenteral prophylactic gentamicin therapy in biliary surgery. Br. J. Surg. *62* (1975) 275–279.
[29] Keighley, M. R. B., A. R. Crapp, D. W. Burdon et al.: Prophylaxis against anaerobic sepsis in bowel surgery. Br. J. Surg. *63* (1976) 538–541.
[30] Keighley, M. R. B.: Use of antibiotics – Surgical infections. Br. Med. J. *1* (1978) 1603–1606.
[31] Knothe, H., G. A. Delte: Mikrobiologische Überlegungen beim Einsatz von Antibiotika auf Intensivabteilungen. Infection *6* (Suppl. 2) (1978) 191.
[32] Knothe, H.: Antibiotic usage for initial empireal Treatment of infections in hospitalized patients in West Germany. Infection *19* (1991) 127–130.
[33] Mozillo, N., D. Greco, A. Pescini et al.: Chemoprophylaxis in the surgical ward: results of a national survey in Italy. Eur. J. Epidemiol *4* (1988) 357–359.
[34] Nast-Kolb, D., A. Betz and L. Schweiberer. Der Wandel in der Unfallchirurgie der letzten 10 Jahre – ein Beitrag zur Infektionsprophylaxe. Chirurg *62* (1991) 846–851.
[35] Nichols, R. L., P. Broido, R. E. Condon et al.: Effect of preoperative Neomycin-Erythromycin intestinal preparation on the incidence of infectious complications following colon surgery. Ann. Surg. *178* (1973) 453–462.
[36] Olson, M. M., J. T. Lee: Continous, 10 year wound infection surveillance. Arch. Surg. *125* (1990) 794–803.
[37] Peters, G.: Antibakterielle Chemotherapie auf der operativen Intensivstation. Klin. Wochenschr. *69* (Suppl. 26) (1991) 47–52.

[38] Polk, H. C. Jr., J. F. Lopez-Mayor: Postoperative wound infection: A prospective study of determinant factors and prevention. Surgery *66* (1969) 97–103.

[39] Simon, C., W. Stille: Antibiotika-Therapie in Klinik und Praxis. Schattauer, Stuttgart – New York (7. Auflage) 1989.

[40] Stone, H. H., C. A. Hooper, L. D. Kolb et al.: Antibiotic prophylaxic in gastric, biliary and colonic surgery. Ann. Surg. *184* (1976) 443–452.

[41] Stone, H. H., B. B. Hanney, L. D. Kolb et al.: Prophylactic and preventive antibiotic therapy – Timing, Duration and Economics. Ann. Surg. *189* (1979) 691–699.

[42] Strachan, C. J. I., J. Black, S. J. A. Powis et al.: Prophylactic use of Cefazolin against wound sepsis after Cholecystectomy. Br. Med. J. *1* (1977) 1254–1256.

[43] Vestweber, K.-H., A. Becker, B. Viell: Perioperative Antibiotikaanwendung in prophylaktischer Indikation. Klin. Wochenschr. *69* (Suppl. 26) (1991) 43–46.

[44] Weinstein, R. A., S. A. Kubens: Strategies for prevention and control of multiple drug resistent nosocomial infections. Am. J. Med. *70* (1981) 449.

[45] Williams, R. E. O.: Benefit and mischief from commensal bacteria. J. Clin. Path. *26* (1973) 811–818.

[46] Ziegler, E. J., C. J. Jr. Fischer, C. L. Sprung et al.: Treatment of Gram-Negative Bacteriemia and septic Shock with HA-1A human monoclonal antibody against endotoxin. N. Engl. J. Med. *324* (1991) 429–436.

Präoperative Maßnahmen in der Unfallchirurgie: Dreifachabdeckung – Laminar air flow – Raumanzüge?

M. Hansis

Einleitung

Drei Faktoren sind es, welche aus einer aseptischen Operationswunde eine infizierte Wunde machen:

Die Inokulation von pathogenen Mikroorganismen in ausreichender Zahl, Defizite in der örtlichen Infektabwehr (lokaler Wirtsschaden) sowie Defizite in der allgemeinen Infektabwehr (systemischer Wirtsschaden).

Zur Relevanz des *systemischen* Wirtsschadens – dem Einfluß des Allgemeinzustandes auf das Zustandekommen einer Wundinfektion – liegen mehrere, in ihrer Aussage übereinstimmende und in ihrer Darstellung valide erscheinende Mitteilungen vor:

Lilienfeld [15], Nagachinta [21] und Shuhaiber [26] weisen jeweils einen Einfluß von Diabetes mellitus und Übergewicht auf die Infektionshäufigkeit nach. Gil-Egea [10] und Ortona [22] belegt den Einfluß der Immunitätslage. Claesson [4], Earnshaw [7] und Knapp [12] korrelieren eine erhöhte Infektanfälligkeit zum steigenden Alter, während Fass [9], Hopfer [11], Lord [16] und Ottino [23] die im Alter vermehrten Infektionen nicht auf das Alter selbst, sondern auf den im Alter verschlechterten Allgemeinzustand bzw. die mit dem Alter zusammenhängenden vermehrten Begleiterkrankungen zurückführen.

Verstärktes *lokales* Trauma (vergrößerter lokaler Wirtsschaden) und erhöhte Infektanfälligkeit sind aus verschiedenen Gründen schwieriger zu korrelieren:

- Relativ kleine Kollektivzahlen bzw. die Schwierigkeit, in ausreichender Anzahl vergleichbare operative Eingriffe zu sammeln, erschweren einen statistisch abgesicherten Vergleich.
- Standardisierte, von subjektiver Einschätzung unabhängige Meßmethoden zur Quantifizierung des lokalen Wirtsschadens existieren nicht. Letzterer kann immer nur indirekt, z. B. über die OP-Dauer oder über das Ausmaß der eingebrachten Implantate approximativ abgeschätzt werden. Der subjektiven Einschätzung des Operateurs, inwieweit er selbst einen mehr oder weniger großen Schaden verursacht hat, sind naturgemäß Grenzen gesetzt.

Dennoch gibt es einige brauchbare zahlenmäßige Belege für die im Grunde genommen triviale Vorstellung, daß ein guter Operateur über weniger lokalen Schaden auch weniger Infektionen macht:

Elek [8] hat in experimentellen Studien die zur Infektauslösung mindestens erforderliche Keimdichte in Abhängigkeit von der lokalen Schädigung untersucht. Der Einfluß der OP-Dauer (als eher globales Maß der lokalen Schädigung) ist bei Dongus [6] und Miholic [18] belegt und in der CDC-Sudie [3] als selbstverständlich vorausgesetzt. Die Bedeutung der operativen Erfahrung des Chirurgen ist mehrfach belegt [5, 10, 13].

Im Gegensatz zu diesen (gemessen an der Komplexität und der Schwere der Problematik eher bescheiden anmutenden) Mitteilungen gibt die Literatur hinsichtlich der Bedeutung der *Keiminokulation* eine Fülle von Informationen wieder. Dies erklärt sich zum einen aus der relativ leichten methodischen Zugänglichkeit dieser Fragestellung, zum zweiten aus einem wirtschaftlichen Interesse, Methoden zur Reduktion der Keiminokulation auf dem Markt zu installieren und schließlich mutmaßlich auch drittens daraus, daß es auch einem Chirurgen immer noch lieber ist, über Defizite der Raumlüftung oder der Abdecktechnik nachzudenken als über Defizite der eigenen Technik.

Die folgende Literaturstudie will einige exemplarische Mitteilungen zusammenstellen, die sich unter dem Aspekt der Reduktion der Keiminokulation ganz spezifisch mit der Thematik der Abdecktechnik, der OP-Kleidung und der OP-Belüftung beschäftigen; im Anschluß sollen diese Mitteilungen in das Gesamtsystem der infektionsverhindernden Maßnahmen eingeordnet und kritisch diskutiert werden.

Maßnahmen zur Reduktion der Keiminokulation

OP-Kleidung und Abdeckmaterialien

Blomgren [1, 2] legte eine Studie vor, bei der 50 Endoprothesen des Hüftgelenkes unter insgesamt einheitlichen Bedingungen implantiert wurden:

Zonale Belüftung mit 80 Luftwechsel pro Stunde, Einmalabdeckung mit Kleberändern, Inzisionsfolie, antiobiotikumfreier Zement, systemische Antibiotikaprophylaxe, doppelte Handschuhe.

Hinsichtlich der *Bereichskleidung* bildet er zwei Gruppen und zwar einerseits Baumwollbereichskleidung und andererseits ein Propylencoverall. Darüber wird einheitlich eine sterile Kleidung aus synthetischem Material getragen. Die Gruppen sind hinsichtlich Geschlecht, OP-Dauer, Anzahl der Personen im OP, Anzahl der Türöffnungen und im Hinblick auf die übrigen Daten des Patientengutes vergleichbar.

Er findet eine signifikante Reduktion der Luftkeimzahl sowohl innerhalb als auch außerhalb der zonalen Ventilation, eine signifikante Reduktion der Wundkeimbesiedlung sowie eine (nicht signifikante) Reduktion der Kontamination der Wundumgebung. Aussagen zur Infektionsrate werden (entsprechend der Kollektivgröße) nicht gemacht.

Verkkala [29] vergleicht in einem konventionell belüfteten Saal die Keimbelastung der Luft: Die eine Mitarbeitergruppe trägt einen Polypropylencoverall mit beschichteter steriler Kleidung und Einmalabdeckung, die andere Gruppe benützt Bereichskleidung sowie sterile Kleidung und Abdeckmaterialien aus Baumwolle.

In der erstgenannten Gruppe liegen die Luftkeimzahlen bei 63 bis 143 cfu/m^3 in der letztgenannten Gruppe bei 300 bis 437 cfu/m^3.

Sanzen [25] untersucht unter Laminar flow Bedingungen 50 Implantationen von Hüftgelenksendoprothesen. Im ersten Untersuchungsgang stellt er einerseits das Tragen einer Baumwoll-OP-Bereichskleidung zusammen mit einer sterilen Einweg-OP-Bekleidung gegenüber einer Baumwoll-OP-Bereichskleidung zusammen mit steriler Einweg-OP-Bekleidung und Luftabsaugung. Durch die zusätzliche Luftabsaugung läßt sich die Luftkeimzahl auf ein Fünftel reduzieren.

In einem zweiten Untersuchungsgang tragen die Mitarbeiter unter steriler Einwegkleidung einmal Baumwollbereichskleidung und einmal Einwegbereichskleidung; in der letztgenannten Gruppe ist die Luftkeimzahl halb so hoch wie in der erstgenannten Gruppe.

Moylan [19] untersucht über 21 Monate 2182 Operationen davon 1401 Operationen der sauberen Gruppe (clean). Die Infektionsrate liegt bei Verwendung von Einweg-OP-Kleidung zusammen mit Einwegabdeckmaterialien bei 30/1060 Infektionen (entsprechend 2,8%) bzw. bei Verwendung von Baumwollabdeckung zusammen mit steriler Baumwollkleidung bei 73/1121 Infektionen (entsprechend 6,5%).

Mengen [17] untersucht am Modell die Keimdurchlässigkeit verschiedener Abdeckmaterialien und zwar unter der Belastung einer doppelseitigen Befeuchtung, eines Oberflächendesinfiziens sowie unter plötzlicher Druckbelastung. In jeder Hinsicht sind hier hinsichtlich der Keimdurchlässigkeit die Vliesstoffe den Baumwollmaterialien überlegen.

Mueller [20] testet in einer konsekutiven Studie Einwegabdeckmaterial gegen Baumwollabdeckmaterial. Er hat bei sauberen (aseptischen) Operationen unter Abdeckmaterial 10/326 Infektionen (entspricht: 3,1% bei 55% Wundkontamination) bzw. unter Baumwollabdeckmaterial 11/202 Infektionen (entspricht: 5,4% bei 58% Wundkontamination).

Laminar air flow/Helmabsaugung

Lidwell [14] hat in einer vielbeachteten Multicenterstudie an 19 Hospitälern bei über 8000 Operationen (Implantationen von Hüftgelenks- und Kniegelenkstotalprothesen) den Zusammenhang zwischen Laminar air flow-Belüftung bzw. Helmabsaugung einerseits und Luftkeimzahl, asymptomatischer Kontamination und manifester Infektion andererseits untersucht.

Die statistische Validität suchte er dadurch sicherzustellen, daß jeder Operateur und sein Team einen Teil der Patienten in einem konventionell belüfteten Operationssaal und einen Teil in einem Saal mit ultrareiner Luft operierten; im letzteren teilweise mit, teilweise ohne Atemluftabsaugung.

Den Effekt der Atemluftabsaugung per se auf die Keimbelastung der Luft wies er wie folgt nach:

Konventionell belüfteter Saal: Reduktion von 164 auf 51 cfu/m^2.
Allandervorrichtung: Reduktion von 49 auf 14 cfu/m^3.
Horizontaler Flow: Reduktion von 22 auf 1 cfu/m^3.
Vertikaler Flow: Reduktion von 2 auf 0,4 cfu/m^3.

Die asymptomatische Kontamination ließ sich durch Helmabsaugung von 45 auf 6 bzw. 15% reduzieren. In diesem Zusammenhang wird darauf hingewiesen, daß auch ohne Helmabsaugung im konventionellen Saal teilweise nur sehr geringfügige Verunreinigungen der aseptischen Wunden vorhanden waren, so daß prinzipiell auch unter konventioneller Belüftung eine asymptomatische Kontamination wie unter laminar flow Bedingungen erreichbar ist.

Die Infektionsrate lag unter konventioneller Belüftung mit oder ohne Atemluftabsaugung bei 63/4133, das entspricht 1,5% – und bei laminar flow-Bedingungen mit oder ohne Atemluftabsaugung bei 23/3922, das entspricht 0,6%. Innerhalb dieser Gruppen schneiden dann jeweils wiederum die Untergruppen mit der Helmabsaugung relativ besser ab als diejenigen ohne Helmabsaugung.

Blomgren [1] konnte bei gleichbleibender zonaler Ventilation und Operation (Hüftgelenkstotalendoprothesenimplantationen) durch Atemluftabsaugung die Keimbelastung der OP-Saalluft halbieren. Auf die Kontamination der Wundumgebung hatte die Maßnahme nur einen geringfügigen Effekt (Reduktion von 46 auf 43%), hingegen auf die Kontamination der Wunde selber einen deutlichen Effekt (Reduktion von 43 auf 10%). Infekte verzeichnete er in dieser Gruppe drei (einen bei Atemluftabsaugung und zwei bei konventioneller Belüftung – das entspricht einer Gesamtinfektionsrate von über 4%!).

Tunevall [28] untersuchte bei über 3000 Operationen den Effekt der Gesichtsmaske unter konventioneller Belüftung (ohne Helmabsaugung), indem er wochenweise mit und ohne Maske operieren ließ. Bei Operationen mit Maske fand er in 1537 Operationen 4,7% Infekte, bei Operation ohne Maske in 1551 Operationen Infekte in 3,5%. In der auswertenden Zusammenfassung wird darauf hingewiesen, daß dies für ein gesundes Operationsteam gelte.

Riese [24] konnte eine Infektionsrate seines Gesamtpatientengutes von ursprünglich 4,2% durch eine Änderung der Blutstillung (Reduktion des eingebrachten Fremdmaterials, damit also weniger lokaler Schaden) auf 0,7% reduzieren und dann von dort durch vollständiges Sprechverbot bei diesen Operationen

(Operateur und Assistent ohne Gesichtsmaske!) weiter auf 0,45%. Für die aseptischen Operationen gelten hierbei folgende Zahlen:

Ausgangswert 3,7%, Reduktion durch vereinfachte Blutstillung auf 0,7%, durch stummes Operieren auf 0,1%.

Einen wesentlichen Beitrag zur Bewertung der Luftkeimbelastung und zur Abschätzung ihrer ganz erheblichen Schwankungen leistete Thomas [27] durch sehr ausgedehnte und sorgfältige Messungen:

In verschiedenen Lüftungssystemen bestimmte er durch zahlreiche verschiedene Techniken die Luftkeimzahl – und dies vor allem im Längsschnitt während mehrerer Operationen, wobei er jeden Vorgang im Operationssaal protokollierte.

Erwartungsgemäß wies er zum einen einen Zusammenhang zwischen Luftkeimbelastung und Art der Belüftung bzw. der Atemluftabsaugung nach (angegeben im folgenden sind jeweils die von ihm anläßlich der ersten Operation angegebenen Mittelwerte der Luftkeimzahl in cfu/m^3):

Konventionelle Belüftung (DIN 1946): 242.
Konventionelle Belüftung mit Stützstrahl: 66
Keimstoppwand ohne Absaugung: 17 (5 bis 80)
Keimstoppwand mit Helmabsaugung: 14 (8 bis 50)
Horizontaler Flow ohne Absaugung: 23 (0 bis 100)
Horizontaler Flow mit Absaugung: 1 (0 bis 10)
Vertikaler Flow mit Absaugung: 0

Erkennbar aus diesen Zahlen ist nicht nur eine laufende Reduktion der Luftkeimzahl durch Perfektionierung des Lüftungssystems; daneben ist zu sehen, daß die Systeme ohne Atemluftabsaugung über wesentlich größere Schwankungsbreiten der Luftkeimzahl verfügen; dies bedeutet also, daß die Aktivitäten (siehe unten) sich bei gleichzeitiger Atemluftabsaugung weniger deutlich in der Luftkeimzahl niederschlagen als ohne Atemluftabsaugung.

Weiterhin hat Thomas jedoch eindrucksvoll gezeigt, wie jeder besondere Vorgang im OP mit einer zusätzlichen Erhöhung der Luftkeimzahl verbunden ist – unabhängig von der Art des Belüftungssystems: Öffnen der Türen, Probe-Reposition der Endoprothese, Eintreten einer unerwarteten Blutung usw.

Diskussion

Validität

In die vorstehenden Ausführungen bewußt nicht einbezogen sind Polypragmasiestudien bzw. Studien ohne adäquate Vergleichsgruppe bzw. Studien mit unzureichender Kollektivgröße, da beispielsweise nach Berechnungen von Lidwell [14] eine Reduktion der Wundinfektion von 2 auf 1% adäquat nur belegt werden kann an zwei homogenen Gruppen von jeweils mindestens 2500 Probanden. Sieht man von den oben zitierten Mitteilungen von den Berechnungen der Infektionsraten bei Blomgren und Mueller ab, dann erscheinen die übrigen mitgeteilten Daten in ihrer Aussagekraft überzeugend.

Diese Daten belegen also

- daß unter laminar air flow-Bedingungen die Luftkeimbelastung und die Wundinfektionsrate geringer ist als unter konventioneller Belüftung,
- daß bei beschichteter Abdeckung bzw. Einwegabdeckung bzw. Verwendung steriler beschichteter Einwegkleidung die Wundkontamination bzw. auch die Wundinfektionsrate geringer ist als bei Baumwollmaterialien,
- daß das Tragen keimundurchlässiger OP-Bereichskleidung im Gegensatz zur Baumwoll-OP-Bereichskleidung die Luftkeimbelastung reduziert und
- daß Atemluftabsaugung sowohl Luftkeimbelastung als auch Wundkontamination als auch wohl die Infektionsrate reduzieren können.

Im Gegensatz und in Ergänzung dazu läßt sich nachweisen, daß mit und ohne Operationsmaske in konventionell belüfteten Sälen eine gleich hohe Infektionsrate bei einem gesunden OP-Team bestehen kann und in einer über 50 Jahre alten Arbeit, daß das schweigende Operieren ohne Operationsmaske zu einem deutlichen Rückgang einer bereits schon vorher eminent geringen Infektionsrate führt.

Wichtig zu bemerken ist, daß abgesehen von den beiden zuletzt zitierten Arbeiten sich alle anderen Autoren entweder an der Implantation von Hüft- oder Kniegelenkstotalendoprothesen orientieren oder mit einem heterogenen, aus sämtlichen Bereichen der Chirurgie zusammengesetzten Patientengut arbeiten [19]. Erstgenannte Operationen zeichnen sich durch eine extrem hohe Anfälligkeit für postoperative Infekte aus; insbesondere gilt für Endoprothesen, daß bevorzugt auch koagulasenegative Staphylokokken dort zu Infekten führen können (wie von uns selbst mehrfach mitgeteilt). Die Patientenselektion von Moylan bedingt, daß der Autor im Grunde keinen Überblick darüber mehr haben kann, inwieweit den besonderen Anforderungen des Baumwollabdeckmaterials Rechnung getragen wurde (siehe unten).

Berücksichtigt man die oben eingangs getroffenen Feststellungen, daß neben der lokalen Keiminokulation auch das Ausmaß der lokalen Wirtsschädigung einen Einfluß auf die postoperative Wundinfektionsrate hat und daß andererseits neben die technisch operativen Maßnahmen zur Keimreduktion auch diejenige der Verhaltensnormierung bzw. Verhaltenskontrolle treten, so muß das Prinzip „Keimreduktion durch Änderungen der Belüftung bzw. Änderung der Abdecktechnik“ in Abb. 1 unter den Begriff „technische Ausstattung“ subsumiert werden. Innerhalb dieses Globalsystems der Infektvermeidung sind die oben zitierten Vorschläge unter drei weiterführenden Aspekten zu beleuchten:

- Relevanz unter Beachtung der lokalen Wirtsschädigung
- Substituierbarkeit
- Sicherheitsreserve

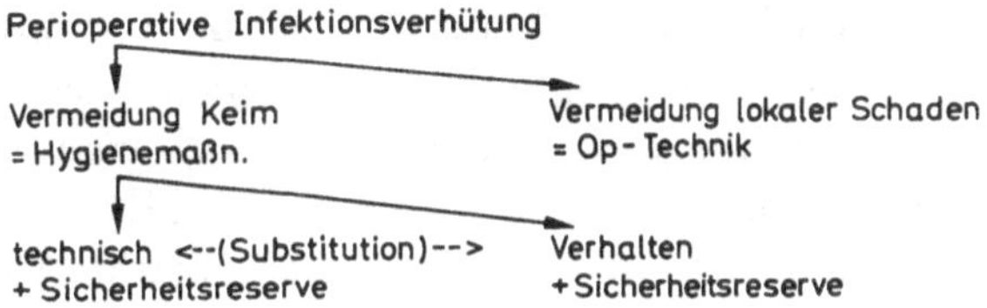

Abb. 1: Systematik der perioperativen Infektionsverhütung

Relevanz der Variation der Abdecktechnik bzw. Belüftungstechnik im Hinblick auf die lokale Wirtsschädigung

Geht man von der Vorstellung aus, daß auch unter optimal minimierten lokalen Keimbelastungen bei einer entsprechend maximalen Schädigung der Weichteile eine postoperative Infektion hervorzurufen ist (wie bei Elek nachgewiesen) bzw. umgekehrt – daß auch bei subtilster Operationstechnik eine massive Verschmutzung der aseptischen Wunde zu einem Abszeß führt, so ergibt sich die in Abb. 2 als Denkmodell dargestellte Beziehung: Ein gewisses Ausmaß an lokaler Schädigung zusammen mit einem gewissen Ausmaß an lokaler Keiminokulation lassen jeweils eben ein Überschreiten der Grenzlinie zum Infekt zu oder eben nicht. Befindet sich ein Operateur nun im „linken" Teil des Diagramms – führt er also Operationen mit hervorragender Operationstechnik und optimaler Weichteilschonung durch, so ist es in der Tat möglich, auch durch geringfügige Reduktion der Wundkeimbelastung die Wundinfektionsrate weiter zu minimieren, befindet er sich im „rechten" Teil des Diagramms, so werden Maßnahmen, welche die Luftkeimzahl um ein oder zwei Zehnerpotenzen reduzieren, mutmaßlich keinen meßbaren Einfluß auf die ohnehin katastrophale Infektionsrate haben. Unter diesem Aspekt ist das Fakt zu sehen, daß nahezu sämtliche vorstehenden Publi-

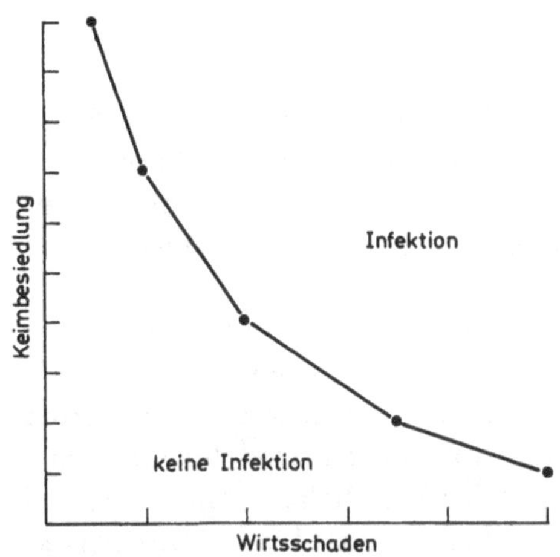

Abb. 2: Gedachte Beziehung zwischen Wirtsschaden und Keimbesiedlung

kationen mit den einheitlichen Kollektiven der Implantation von Endoprothesen arbeiten: Hier herrschen in der Tat lokal so optimale Verhältnisse, daß auch die geringfügigen Änderungen der bakteriologischen Umgebung noch eine positiven Effekt haben können. Es wäre sehr interessant zu wissen, ob ähnlich homogene, ähnlich große und ähnlich gut sortierte Kollektive anderer Operationsklassen (z. B. Osteosynthesen nach frischen Frakturen langer Röhrenknochen) in ähnlicher Weise einen meßbaren Effekt hinsichtlich der Reduktion der Infektionsrate zeigen würden oder ob bei diesen Kollektiven der positive Effekt durch die Änderung der bakteriologischen Umgebung längst durch den Negativeffekt der erheblich vergrößerten örtlichen Schädigung „überdeckt" würde. Aus den gleichen Gründen müssen die Zahlen von Mueller [20] mit großem Vorbehalt gesehen werden, da eine konsekutive Studie vorliegt. Würde die Verbesserung der Infektionsrate alleine der veränderten Abdecktechnik zugeschrieben, müßte man unterstellen, daß im Einflußbereich des Autors ein Dazulernen in der operativen Technik nicht mehr stattfindet. In diesem Zusammenhang gewinnt wohl die sehr alte aber immer noch eindrucksvolle Darstellung von Riese [24] vermehrt an Gewicht: Er hat durch die Erziehung zum „stummen Operieren" (welches sich über Monate erstreckte!) den Mitarbeitern ja nicht nur das Reden abgewöhnt, sondern er hat gleichzeitig seine Mitarbeiter hinsichtlich ihrer Aufmerksamkeit und hinsichtlich ihrer operativen Technik in unnachahmlicher und durch andere Maßnahmen nicht zu ersetzender Weise geschult. Die Reduktion der Infektionsrate wird deswegen von ihm völlig zu recht nicht nur auf das stumme Operieren alleine sondern auf die global ganz erheblich verbesserte Disziplin zurückgeführt.

Leider existieren nach unserer Kenntnis keine Untersuchungen, welche die relative Bedeutung der Reduktion der Luftkeimbelastung einerseits gegen die relative Bedeutung der lokalen Wirtsschädigung andererseits abwägen.

Substituierbarkeit

Aufwendige Schleusensysteme an der Patientenübergabe im OP-Bereich lassen sich erübrigen, wenn auf dem Boden ein roter Strich angebracht wird, ein strenges Verbot für das Überschreiten desselben erlassen wird und dann vor allem durch unablässige Belehrungs- und Überwachungsarbeit für die Einhaltung dieses Verbots gesorgt wird.

Gesichtsmasken (und wohl auch Atemluftabsaugsysteme) lassen sich vermeiden, wenn durch mehrmonatige Disziplinierung die Attenz des OP-Team optimiert und das Sprechen vollständig abgeschafft wird. – Mit anderen Worten:

Operativ-technisch-instrumentelle Ausstattungen sind (in Grenzen) wechselweise durch Verhaltensnormierung und durch Verhaltenskontrolle ersetzbar (Substitution). Es ist ein Irrtum jedoch zu glauben, man könnte einerseits auf instrumentell-technische Ausstattungen verzichten und andererseits sich in der Mitarbeiterführung generös geben; eine von beiden Leistungen muß zweifelsfrei erbracht werden.

Technisch-instrumentell-bauliche Maßnahmen zur Verbesserung des Hygienestandards sind sicher, überschaubar, teuer und zumindest im Prinzip ökologisch belastend.

Verhaltensnormierung und Verhaltenskontrolle zur Optimierung des Hygienestandards hingegen ist schwer überblickbar, erheblich störanfällig, preisgünstig und ökologisch unbedenklich.

Gängige Empfehlungssysteme zur Krankenhaushygiene (wie z. B. die vielfältigen Empfehlungen des deutschsprachigen Arbeitskreises) stellen in der Regel eine Mischung aus baulich-apparativ-technischen Maßnahmen einerseits und Verhaltensmaßnahmen andererseits dar – ohne jedoch das Prinzip der Substituierbarkeit jeweils im einzelnen als solches zu deklarieren.

Auch bei den oben zitierten Publikationen ist die Existenz dieses Prinzips nicht berücksichtigt: Baumwollabdeckmaterialien des OP-Feldes durchfeuchten nur dann, wenn das Durchfeuchten durch unsorgfältige Handhabung (z. B. Feuchtigkeitssee oder Blutsee) überhaupt erst möglich gemacht wird. In keiner der genannten Publikationen ist dargetan, ob die dort zur Kontrolle verwandte Baumwollabdeckung korrekt gehandhabt wurde oder ob es zum (vermeidbaren) Durchfeuchten kam, d. h. es ist nicht unterschieden zwischen einer Keimpenetration die systembedingt ist und einer Keimpenetration welche durch Handhabungsfehler bedingt ist.

Einzuwenden wäre, daß es auch dem System als solchem anzulasten ist, wenn bereits leichte Verhaltensfehler schon zu einem Durchfeuchten führen – d. h. wenn das System so störanfällig ist, daß es sich auch bei durchschnittlicher Aufmerksamkeit in Form eines Verhaltensfehlers (durchgefeuchtete Abdecktücher) äußert.

Solange auf das Prinzip der Substituierbarkeit, auf das Prinzip der Fehleranfälligkeit und Fehlerfreundlichkeit eines Systems, auf die Differenzierung zwischen systembedingten und anwendungsbedingten Fehlern nicht im einzelnen eingegangen wird, sind Darstellungen zum Wert oder Unwert einer bestimmten Handhabungstechnik unvollständig.

Sicherheitsreserve

Die vorstehenden Ausführungen leiten unmittelbar über zum Begriff der Sicherheitsreserve:

Es ist möglich, eine Autobahn und eine IC-Strecke kreuzungsfrei zu führen, wenn nur die Autofahrer und die Lokomotivführer ausreichend aufmerksam sind. Die Wahrscheinlichkeit jedoch, daß es zum Zusammenstoß von Zug und PKW kommt, ist so hoch und die Folgen so weittragend, daß niemand dieses Experiment machen würde. – Aus Gründen der Sicherheitsreserve wird nie eine Autobahn und eine IC-Strecke kreuzungsfrei geführt werden.

Die Sicherheitsreserve spielt in der Klinikhygiene eine überragende Rolle: Sie läßt die theoretisch ausreichende Händewaschzeit von zwei Minuten auf fünf bis sieben Minuten in den örtlichen Empfehlungen ansteigen, sie läßt es bei konventioneller Abdeckung üblich sein, drei statt ein Tuch pro Fläche aufzulegen, sie läßt der Hautdesinfektion andere Desinfektionsverfahren mancherorts vorangehen, sie läßt Astronautenkopfhauben statt kleineren Kopfhauben zur Vorschrift werden, sie läßt die Vorschrift entstehen, daß vor Betreten des OP-Bereiches die Hände desinfiziert werden müssen usw. Ein Großteil der in der Klinikhygiene geübten Praktiken folgt lediglich einem guten Gefühl, dem Sicherheitsgefühl. Wenn Riese [24] seinen Gästen im OP (wie er schreibt), einen Mundschutz aufzieht (obwohl er als Operateur selbst keinen trägt) und gleichzeitig das Sprechen dennoch verbietet, dann ist dies „Sicherheitsreserve", nämlich um Verhaltensinsuffizienzen von vornherein zu neutralisieren. Wenn man bei Thomas [27] sieht, daß auch ohne Helmabsaugung bei diszipliniertem und ruhigem Verhalten die gleich niedrigen Luftkeimzahlen zu erhalten sind wie mit Helmabsaugung, so legt es die Sicherheitsreserve nahe, dennoch generell eine Helmabsaugung vorzunehmen, da hier sich Verhaltensdefizite weniger gravierend äußern. Wenn bei Lidwell [14] auch unter konventioneller Belüftung ähnlich niedrige Zahlen der asymptomatischen Kontamination zu finden sind wie unter laminar flow, so läßt sich die Empfehlung eine laminar flow-Belüftung einzurichten (zumindest unter diesem Aspekt) dem Prinzip der Sicherheitsreserve zuordnen.

Auch unter diesem Prinzip – dem Prinzip der Sicherheitsreserve also – sind die vorstehenden Ausführungen zu beleuchten:

Kann es sein, daß Einwegabdeckmaterialien bzw. Reinraumbelüftungstechnik vorzugsweise, oder auch nur unter anderem, unter dem Prinzip der Sicherheitsreserve notwendig sind – also nicht nur deswegen, weil ex ante ein wechselseitiger Austausch gegen Verhaltensmaßnahmen angestrebt wird (Substitution), sondern um ex post (bei eingetretenem Verhaltensdefizit) immer noch eine adäquate Bandbreite der Sicherheit zu haben (Sicherheitsreserve)?

Unter diesem Aspekt sind auch die zunächst sehr optimistisch stimmenden Mitteilungen von Riese [24] und Tunevall [28] zu sehen: es ist sehr fraglich, ob stummes Operieren oder Operieren ohne Maske dem Prinzip der Sicherheitsreserve, dem Prinzip der Fehlerfreundlichkeit also, bei durchschnittlicher Aufmerksamkeit der Mitarbeiter überhaupt genügen.

Schlußfolgerung

Die vorstehend zitierten Arbeiten belegen, daß unter bestimmten Bedingungen und bei bestimmten Operationen (welche für Kontaminationen besonders sensibel sind) und unter den Voraussetzungen eines hervorragenden operativtechnischen

Standards mittels Reduktion der Luftkeimzahl durch turbulenzarme, nahezu keimfreie Belüftung, Einweg-OP-Bereichskleidung, sterile OP-Einwegkleidung, Einweg-OP-Abdeckung sowie Atemluftabsaugung die asymptomatische Kontamination der Wunden ebenso wie offenbar auch die Wundinfektionsrate weiter reduziert werden können.

Die vorstehend zitierten Ausführungen verzichten aber darauf, im einzelnen darzulegen, welchen Standard die operative Technik haben muß, damit sie ein meßbares Benefit von den genannten Techniken und Erneuerungen hat, sie verzichten darauf, die Substituierbarkeit dieser technischen Variationen durch Verhaltensnormierung und Verhaltenskontrolle darzustellen und sie verzichten auf Erklärungen dazu, inwieweit die genannten technischen Varianten über eine Verbesserung des Hygienestandards per se oder lediglich über eine Verbreiterung der Sicherheitsreserve wirken. Insofern stellen die vorstehend zitierten Mitteilungen einen wichtigen Mosaikstein der Entscheidungsfindung dar, welche Einzelmaßnahmen intrahospital auszuwählen seien. Letztlich ist jedoch die Gewichtsverteilung in dem System der Infektionsprophylaxe wie sie in Abbildung 1 dargestellt ist, für jede Funktionseinheit neu und individuell zu treffen. Dabei darf nicht übersehen werden, daß es wohl einfach ist, im Elfenbeinturm der Hygienetheorie Technik um Technik abzuschaffen, daß dies jedoch auf der anderen Seite eine tägliche Sisyphusarbeit in der Verhaltensmodifikation der Mitarbeiter nach sich zieht. Und es darf nicht übersehen werden, daß eine Gewichtsverteilung, die heute – 1992 – getroffen wird (z. B. technische Anforderungen / Verhaltensanforderungen oder ökonomische Lasten/ökologische Lasten), möglicherweise weitere fünf Jahre später als obsolet gilt, nicht etwa weil dann die oben zitierten Ausführungen falsch wären, sondern etwa deswegen, weil dann eventuell andere äußere Bedingungen oder Probleme eine Neuverteilung der Gewichte zwingend nahelegen.

Literatur

[1] Blomgren, G., A. Hambraeus, A. S. Malmborg: The influence of the total body exhaust suit on air and wound contamination in elective hip operations. J. Hosp. Infect. *4* (1983) 257–268.

[2] Blomgren, G., J. Hoborn, B. Nyström: Reduction of contamination at total hip replacement by special working clothes. J. Bone Joint Surg. 72 B (1990) 985–987.

[3] Center for Disease C: CDC guidelines for the prevention and control of nosocomial infections. Am. J. Inf. Contr. *14* (1986) 71–96.

[4] Claesson, B. E., D. E. Holmlund: Predictors of intraoperative bacterial contamination and postoperative infection in elective colorectal surgery. J. Hosp. Infect. 11 (1988) 127–131.

[5] Dillin, L., P. Slabaugh: Delayed wound healing, infection and nonunion followingopen reduction and internal fixation of tibial platfound fractures. J. Trauma 26 (1986) 1116–1119.

[6] Dongus, H. H.: Faktoren für die Entstehung von Infektionen nach HTP-Erstimplantationen. Dissertation Tübingen: 1990.
[7] Earnshaw, J. J., R. C. Slack, B. R. Hopkinson et al.: Risk factors in vascular surgical sepsis. Ann. R. Coll. Surg. Engl. 70 (1988) 139–145.
[8] Elek, S. D., P. E. Conen: The virulence of staphylococcus pyogenes for man. Brit. J. Exp. Path. 38 (1957) 573.
[9] Fass, J.: Die Wundheilungsstörung in der Chirurgie des colorectalen Carcinoms. Langenb. Arch. Chir. 376 (1985) 63.
[10] Gil-Egea, M. J., M. T. Pi-Sunyer, A. Verdaguer et al.: Surgical wound infections: prospective study of 4468 clean wounds. Inf. Control 8 (1987) 277–282.
[11] Hopfer, F.: Der Einfluß des Lebensalters auf die Häufigkeit postoperativer Wundinfektionen. Zentralbl. Chir. 113 (1988) 968.
[12] Knapp, U.: Die Wunde. Thieme, Stuttgart, New York 1981.
[13] Lau, W. Y., S. T. Fan, K. W. Chu et al.: Influence of surgeons experience on postoperative sepsis. Am. J. Surg. 155 (1988) 322–327.
[14] Lidwell, O. M., E. J. L. Lowbury, W. Whyte et al.: Effect of ultraclean air in operation rooms on deep sepsis in the joint after total hip or knee replacement: a randomised study. Brit. Med. J. 285 (1982) 10–14.
[15] Lilienfeld, D., D. Vlahoy, J. H. Tenney et al.: Obesity and diabetes as risk factors for postoperative wound infections after cardiac surgery. Am. J. Infect. Control 16 (1988) 3–11.
[16] Lord, C. F. et al.: Infection in bone allografts. J. Bone Joint Surg. 70 (1988) 369–382.
[17] Mengen, T., H. P. Werner: Prüfung verschiedener Abdeckmaterialien auf ihre Keimdurchlässigkeit. hyg + med. 10 (1985) 12–16.
[18] Miholic, J. et al.: Early prediction of deep sternal wound infection after heart operations by alpha-1 acid glycoprotein and C-rective protein measurements. Ann. Thorac. Surg. 42 (1986) 429.
[19] Moylan, A., K. T. Fitzpatrick, E. Davenport: Reducing wound infections: Improved gown and drape barrier performance. Arch. Surg. 122 (1987) 152–157.
[20] Mueller, W., P. Jiru, R. Mach et al.: Der Einsatz von Einwegabdeckung im Operationssaal und sein Einfluß auf die postoperative Wundinfektionsrate. Wien. Klin. Wochenschr. 101 (1989) 837–842.
[21] Nagachinta, T., M. Stephens, B. Reitz et al.: Risk factors for surgical-wound infection following cardiac surgery. J. Infect. Dis. 156 (1987) 967–71.
[22] Ortona, L., G. Federico, M. Fantoni et al.: A study of the incidence of postoperative infections and surgical sepsis in a university hospital. Infect. Control 8 (1987) 320.
[23] Ottino, G. et al.: Major sternal wound infection after open-heart surgery. Ann. Thorac. Surg. 44 (1987) 173.
[24] Riese, J.: Stummes Operieren und seine Bedeutung im Vergleich zu anderen Faktoren der Aseptik. Zentralbl. Chir. 33 (1936) 1922–39.
[25] Sanzen, L., A. S. Carlsson, M. Walder: Air contamination during total hip arthroplasty in an ultraclean air enclosure using different types of staff clothing. J. Arthroplasty 5 (1990) 127–30.
[26] Shuhaiber, H., T. Chugh, S. Portoian-Shuhaiber et al.: Wound infection in cardiac surgery. J. Cardiovasc. Surg. (Torino) 28 (1987) 139.
[27] Thomas, G.: Luftkeimzahlmessungen als Indikator der Reinheit von Operationseinrichtungen. Swiss. Med. 12 (1979) 19–29.
[28] Tunevall, T. G.: Postoperative wound infections and surgical face masks: a controlled study. World J. Surg. 15 (1991) 383–7.
[29] Verkkala, K., P. Makela, J. Ojajarvi et al.: Air contamination in open heart surgery with disposable coveralls, gowns and drapes. Ann. Thorac. Surg 50 (1990) 757–60.

Spezielle Präventivmaßnahmen in der Implantationschirurgie

G. Peters, B. Jansen

Einleitung

Die Implantationschirurgie ist zu einem bedeutenden Zweig innerhalb der modernen Chirurgie geworden. Eine ganze Reihe von Fremdmaterialien werden für die verschiedensten Arten von Implantaten verwandt. Neben diesen Implantaten, die dauerhaft in den menschlichen Organismus verbracht werden, gibt es eine ganze Reihe von Fremdkörpern – vorrangig Katheter – die vorübergehend in Körperhöhlen oder in das Blutgefäßsystem gelegt werden. Eine der wichtigsten und häufigsten Komplikationen verbunden mit dem Gebrauch von Polymerfremdkörpern ist die Infektion. Die Infektionsraten sind unterschiedlich bezogen auf die unterschiedlichen Implantate wie z. B. Herzklappen, Hüftgelenke, Liquorableitungssysteme usw. ... Generell ist die Infektionsinzidenz relativ niedrig, wie es bei einem sauberen elektiven Eingriff auch erwartet wird. Durch die immer stärkere Zunahme von implantationschirurgischen Eingriffen der verschiedensten Art ist jedoch die Fremdkörperinfektion mittlerweile ein sehr bedeutender und ernstzunehmender Faktor geworden.

Erreger von Fremdkörperinfektionen

Bei den meisten Fremdkörperinfektionen sind Staphylokokken die bei weitem am häufigsten isolierten Infektionserreger. Von Bedeutung sind zudem noch Infektionen mit *Pseudomonas aeruginosa* und *Candida*, die bezüglich der Pathogenese und der klinischen Konsequenzen den Polymer-assoziierten Infektionen durch Staphylokokken am nächsten kommen. Infektionen durch andere Bakterien wie z. B. Enterokokken oder *Enterobacteriaceae* sind weitaus seltener und zudem im Verlauf benigner. Unter den Staphylokokken dominieren die koagulasenegativen Staphylokokken, die sonst zur Normalflora der menschlichen Haut und Schleimhäute gehören und für den normalen Wirtsorganismus sehr selten pathogen sind. Diese Staphylokokken besitzen aber eine besondere Affinität zu Polymermaterial.

Pathogenese Polymer-assoziierter Infektionen

Die Pathogenese von Polymer-assoziierten Infektionen soll im folgenden kurz am Beispiel der Staphylokokken-bedingten Infektion dargestellt werden, da hierfür die meisten Daten zur Verfügung stehen und andererseits auch Staphylokokken, wie schon erwähnt, die wichtigsten Erreger solcher Infektionen überhaupt sind. Man kann aber davon ausgehen, daß die grundlegenden Schritte der Pathogenese auch für andere Mikroorganismen zutreffen.

Die Staphylokokken sind in der Lage, irreversibel an die Polymeroberfläche zu adhärieren. Sie können dies mit Hilfe von unspezifischen Mechanismen. Bei der spezifischen Adhäsion kommt es zu einer Rezeptor-ähnlichen Bindung zwischen Strukturen auf der Staphylokokkenzelloberfläche und Proteinen auf der Polymeroberfläche, wie z. B. Fibrinogen oder Fibronektin, die unmittelbar nach Verbringen eines Polymerfremdkörpers in Gewebe oder Serum dort deponiert werden. Dieser Adhäsionsvorgang verläuft sehr schnell, er dürfte nach wenigen Minuten beendet sein. Anschließend kommt es zu einer Proliferationsphase auf der Polymeroberfläche. Hier kommt es zur Ausbildung von mehrschichtigen Staphylokokkenzellagen, die eingebettet sind in eine Matrix aus von den Staphylokokken selbst produzierter extrazellulärer Schleimsubstanz und Serum- bzw. Gewebsproteinen. In dieser Matrix sind die Staphylokokken gegen Wirtsabwehrmechanismen, vor allen Dingen gegenüber der Opsonophagozytose durch Makrophagen und Granulozyten geschützt. Dadurch wird es dem Wirtsorganismus unmöglich, den Herd am infizierten Polymer zu eliminieren.

Es gilt heute auch als sehr wahrscheinlich, daß die Staphylokokken in der Matrix gegenüber Antibiotika geschützt werden, auch gegenüber solchen, die in normalen in-vitro-Untersuchungen sich als wirksam erwiesen haben. Deshalb ist es auch therapeutisch häufig nicht möglich, durch eine antibakterielle Chemotherapie den Infektionsherd am infizierten Implantat zu eliminieren. Daraus ergibt sich dann sehr häufig im klinischen Einzelfall die Konsequenz, das infizierte Material zu entfernen und durch ein neues Implantat zu ersetzen. Daher stellt eine Implantatinfektion für den betroffenen Patienten eine katastrophale Situation dar.

Infektionsprophylaxe in der Implantationschirurgie

Aus der klinischen Empirie und den bisher bekannten Pathogenesemechanismen ergibt sich, daß die Therapie eines infizierten Implantates unter Belassung des Fremdkörpers überwiegend nicht möglich ist. Wegen dieser schweren Therapierbarkeit ergeben sich zwangsweise Überlegungen, das Entstehen einer solchen

Infektion von vornherein zu verhindern. Deswegen kommt in der Implantationschirurgie der Verhinderung einer Infektion die größte Bedeutung zu. Dies sind eine ganze Reihe von Maßnahmen, die an anderer Stelle dieses Buches eingehend besprochen werden. Hierzu gehört einmal die allseits akzeptierte Tatsache, daß der Eingriff als solcher unter optimalsten technisch-chirurgischen Bedingungen ablaufen sollte. Weiterhin müssen alle Regeln der Asepsis und Antisepsis peinlichst genau eingehalten werden; wenn diese Regeln einen besonderen Sinn haben, dann in der Implantationschirurgie. Da die Infektionsquelle für die wichtigsten Erreger Haut und Schleimhäute des Patienten, als auch des Personals sind, ergeben sich auch hierfür eindeutige Grundlagen. Auch alle Maßnahmen, die die Kontamination bzw. Besiedlung des OP-Gebietes verhindern können wie Reinraumsysteme, Astronauten-OP-Anzüge etc. mögen gerade in der Implantationschirurgie ihren Sinn haben.

Perioperative Antibiotikaprophylaxe

Weiter kann sicherlich auch die perioperative Antibiotikaprophylaxe in Einzelfällen von zusätzlicher Bedeutung sein. Die Implantationschirurgie gehört zu den sogenannten akzeptierten Indikationen für eine perioperative Antibiotikaprophylaxe. Das heißt, wegen der schon primär geringen Infektionsrate – etwa zwischen 0,6 bis 1,6% – ist es aus statistischen Gründen sehr schwierig, in prospektiven randomisierten Studien im Vergleich zu einer Nullgruppe die Effektivität einer Antibiotikaprophylaxe nachzuweisen, wie dies z. B. für die Kolorektalchirurgie ohne weiteres gelingt. Auf der anderen Seite sind jedoch wegen der besonderen Pathomechanismen und der katastrophalen Bedeutung einer Infektion für den einzelnen Patienten gewichtige Gründe vorhanden, zumindest im Einzelfall eine perioperative Antibiotikaprophylaxe durchzuführen. Sie kann jedoch nicht wie z. B. in der Kolorektalchirurgie als obligat bezeichnet werden. Wenn eine perioperative Antibiotikaprophylaxe durchgeführt wird, dann hat sie den allgemeinen Regeln zu folgen, d. h. die Gabe etwa 30 Minuten vor Beginn des Eingriffes in normaler Dosierung. Bei einer längeren Operationsdauer als zwei Stunden sollte eine weitere Gabe erfolgen. Bezogen auf die wichtigsten Mikroorganismen, die zu erreichen wären, sind Cephalosporine der ersten oder zweiten Generation die Mittel der Wahl in der Implantationschirurgie.

Alle genannten Maßnahmen werden in der Lage sein, die primäre Infektionsrate zu senken. Wegen der ubiquitären Verbreitung von koagulasenegativen Staphylokokken und der sehr geringen Anzahl von Keimen, die für eine Infektion notwendig sind, müssen jedoch letztlich andere Strategien gefunden werden, um Implantatinfektionen möglichst generell zu verhindern.

Entwicklung von „infektionsresistenten" Implantaten

Wie bereits erwähnt, muß als primärer Entstehungsweg die Einschleppung von Keimen während der Insertion eines Katheters oder der Implantation eines Kunststoffes angesehen werden. Ein möglicher Ansatzpunkt zur Lösung dieses Problems wäre die Entwicklung von „infektionsresistenten" Implantaten. Aufgrund der bisherigen Kenntnisse über die Pathogenese kommt der Adhäsion von Mikroorganismen an ein Polymer eine entscheidende Bedeutung im Gesamtgeschehen einer Fremdkörperinfektion zu. Die Verhinderung der bakteriellen Adhäsion am Fremdkörpermaterial scheint daher ein sehr geeigneter Weg zur Prävention solcher Infektionen zu sein. Dabei erscheinen uns im wesentlichen zwei Lösungswege als sehr erfolgversprechend. Einerseits sollte es möglich sein, durch Beschichtung von Kunststoffen mit antimikrobiell wirksamen Substanzen (z. B. Antibiotika) bzw. deren Inkorporierung in Kunststoffe zu einer Verhinderung der bakteriellen Adhäsion auf der Polymeroberfläche oder aber zu einer Elimination von bereits auf der Kunststoffoberfläche adhärenten Keimen zu gelangen (Kolonisationshemmung). Der andere Lösungsweg geht von der Überlegung aus, durch physikalisch-chemische Modifizierung der Polymeroberfläche (z. B. durch Glimmentladungstechnik oder strahlenchemische Modifizierungsverfahren) eine veränderte Wechselwirkung zwischen Polymeroberfläche und Bakterienzelle zu erreichen, die zu einer Reduktion oder sogar zu einer Verhinderung der bakteriellen Adhäsion führt.

Die Beschichtung von Kunststoffen mit Antibiotika bzw. die Inkorporierung von Antibiotika oder anderen antimikrobiell wirksamen Substanzen ist bereits von einigen Arbeitsgruppen mehr oder weniger intensiv untersucht worden. Ein Beispiel für die kommerzielle Anwendung solcher Antibiotika-Polymer-Systeme ist die Gentamicin-Kette (Septopal^R), die erfolgreich zur Behandlung der chronischen Osteomyelitis verwendet wird, oder antibiotikahaltiger Knochenzement (Refobacin-Palacos^R). Die weitaus meisten Arbeiten haben sich bisher mit der Beschichtung oder Einbringung von Antibiotika in Katheter oder Gefäßprothesen beschäftigt; ein kommerziell erhältlicher infektionsresistenter Katheter ist aber unseres Wissens nach bisher nicht auf dem Markt.

In unseren ersten Untersuchungen zur Beschichtung von Polymeren (Polyetherurethanen) mit Antibiotika (Flucloxacillin, Clindamycin, Vancomycin, Ciprofloxacin u. a.) durch Inkubation der Kunststoffe in den entsprechenden Antibiotikalösungen zeigte es sich, daß das Antibiotikum bei dieser Technik nur relativ schwach an der Oberfläche gebunden wird. Wie Messungen der Antibiotikumfreisetzung mittels Bioassay ergaben, wird bei der Elution der Hauptanteil des Wirkstoffes sehr schnell abgelöst, so saß insgesamt nur eine kurzdauernde antimikrobielle Wirkung des Polymers resultiert. Eine verbesserte Haftung von Antibiotika kann allerdings bei dieser Technik durch vorherige – aber auch anschließende – Behandlung des Kunststoffes in einer Glimmentladung erzielt werden. Dabei wird durch Einführung neuer chemischer Gruppen in die Polymeroberfläche die Anzahl der möglichen Bindungsstellen für ein Antibiotikum erhöht. Durch eingehendere Untersuchungen der Wechselbeziehungen zwischen Kunststoffeigenschaften, Eigenschaften des Antibiotikums (vor allem Wasserlöslichkeit oder Lipidlöslichkeit) sind wir mittlerweile in der Lage, durch bestimmte Wahl der experimentellen Bedingungen (Auswahl des Lösungsmittels) zu Polymer-Antibiotika-Systemen zu gelangen, die längere Zeit antimikrobiell wirken und in-vitro zu einer Verhinderung der Kolonisation der (antibiotikahaltigen) Polymeroberfläche führen. Erfolgversprechende Untersuchungen zur Kopplung von Glykopeptiden an hydrophile Polyurethankatheter sowie Versuche zur Beschichtung von Silikonkathetern zur Prophylaxe von Liquorshuntinfektionen werden zur Zeit – auch auf tierexperimenteller Ebene – durchgeführt. Wesentlich höhere Freisetzungsraten werden bei der Inkorporierung von Antibiotika in Kunststoffe (z. B. Polyurethane) durch Auflösung des Kunststoffes, Hinzumischen des Antibiotikums sowie späterem Abdampfen des Lösungsmittels erzielt. Dadurch wird eine mehr oder weniger homogene Verteilung des Wirkstoffes in der Polymermatrix erreicht. Je nach Wahl der experimentellen Parameter (Variation von Antibiotikumkonzentrationen, Abdampftemperatur und -druck) lassen sich Antibiotika-Polymer-Mischungen mit unterschiedlicher Wirkstofffreisetzung herstellen, die dann eine kürzere oder längere Wirkdauer aufweisen.

Bei dem Lösungsansatz auf der Basis der Polymeroberflächenveränderung mit Hilfe von physikalisch-chemischen Methoden soll die modifizierte Oberfläche veränderte Wechselwirkungen mit Serum- und Gewebsbestandteilen (vor allem mit Proteinen) und dadurch auch mit der Bakterienzelle eingehen, die zu einer Reduktion oder kompletten Unterdrückung der bakteriellen Adhäsion führen soll. So konnten wir z. B. anhand von modifizierten und dadurch hydrophiler gestalteten Polyurethanoberflächen zeigen, daß solche hydrophile Oberflächen bevorzugt Albumin und weniger Fibrinogen oder Fibronektin adsorbieren. Parallel dazu ist die in-vitro Adhäsion bestimmter *S. epidermidis*-Stämme erniedrigt, wie auch interessanterweise die Adsorption von Thrombozyten. Offenbar scheint eine erhöhte Albumin-Adsorption die Polymeroberfläche vor einer massiven Ablagerung von Blutplättchen bzw. vor einer stärkeren bakteriellen Adhäsion zu schützen. In kürzlich durchgeführten Arbeiten über die Adhäsion von *S. epidermidis* an durch Glimmentladung modifizierten Polymeren (chloriertes Polyethylen, Polyurethan, Silikonkautschuk) konnten wir eine ähnliche Tendenz feststellen. Kunststoffe, die durch Aufbringen einer dünnen Schicht aus sehr hydrophilem Polyvinylmethylacetamid auf die Polymeroberfläche modifiziert wurden, wiesen eine höhere Antithrombogenität in verschiedenen in-vitro-Tests gegenüber dem unbehandelten Vergleichsmaterial auf; gleichzeitig war die Adhäsion von *S. epidermidis* am modifizierten Kunststoff signifikant geringer als am Originalpolymer. Diese Beobachtungen scheinen besonders für Kunststoffe mit Anwendung im intravasalen Bereich (Katheter, Gefäßprothesen, Hämodialyseshunts) interessant zu sein.

Zusammenfassung

Polymer-assoziierte Infektionen stellen für den betroffenen Patienten ein sehr einschneidendes Ereignis dar. Aufgrund des heutigen Kenntnisstandes müssen wir eingestehen, daß im Falle einer Infektion unsere therapeutischen Handlungsmöglichkeiten sehr begrenzt sind. Deshalb kommen präventiven Maßnahmen z. Z. eine essentielle Bedeutung zu. Hierzu gehören schon allgemein akzeptierte, präventive chirurgische und hygienische Maßnahmen, die speziell im Bereich der Implantationschirurgie von entscheidender Bedeutung sind. Für die Zukunft steht zu erhoffen, daß Polymermaterialien entwickelt werden können, die von vornherein eine Adhäsion bzw. Infektion nicht mehr zulassen. Diese Fremdkörper wären dann sicherlich in der Lage, die Implantationschirurgie weiter zu revolutionieren.

Literatur

[1] Jansen, B., F. Schumacher-Perdreau, G. Peters et al.: New Aspects in the Pathogenesis and Prevention of Polymer-Associated Foreign-Body Infections Caused by Coagulase-Negative Staphylococci. J. Invest. Surg. 2 (1989) 361–380.

[2] Jansen, B., G. Peters: Modern Strategies in the Prevention of Polymer-associated Infections. J. Hosp. Infect. *19* (1991) 83–88.

[3] Peters, G.: „Plastikinfektionen“ durch Staphylokokken. Dt. Ärztebl. *85* (1988) 286–290.

Postoperative hygienic measures: wound dressing and management of catheters

P.-O. Nyström

Introduction

There are many types of materials and designs for dressing of surgical wounds on the market, and almost as many rituals of how wounds should be dressed, many of which are based on past experiences when trauma wounds invariably became infected and the postoperative wound infection rates were high.

The trade in rags was important until the first world war; every city had rag collectors who obtained rags from the poor, the sick and from those who had died of infectious diseases. The rags not only went to the paper mills but also to hospitals for dressing wounds, because dressings were expensive and reused by the hospitals. This trade was an important source of transmission of infection from patient to patient which did not cease until sterile gauze became available for the dressing of wounds [23].

Antiseptics have long been used in wound dressing. All types of more or less toxic, or infected, agents have been applied to wounds, usually by soaking the material used for dressing. Alcohol, glycerine, mercuric chloride, silver nitrate, hypochlorite, carbolic acid, and iodine preparations were still common not long ago. Modern variants of iodine (iodophors), chlorhexidine, and above all physiological saline, are now the preferred agents, but there is as little scientific support that they diminish the risk of infection as there was for any of the previously used agents. Irrigation of wound spaces will not remove the bacteria [20] and antiseptics may harm tissues [8].

The hygienic aspects of wound treatment have changed profoundly during the recent years, only because both open wounds and postoperative wound infection are now rare in surgical wards. This is probably not the result of improved hygiene but a result of better understanding of wound healing and improved surgery and anaesthesia. When the postoperative physiological disturbance is minimal, wound drains, nasogastic tubes, central venous lines, and urinary catheters can be removed within a couple of days, which considerably diminishes the hygienic hazards of handling both infected secretions and sterile lines in the ward. It also saves nursing hours which in turn gives nurses more time to observe proper hygienic methods in their work [5].

Dressing of closed wounds

Is there a need for surgical wound dressing at all? The incision will be sealed with fibrin within 24 hours and there will be no further secretion from the wound. It has never been proved that wounds become infected from the outside after they have sealed off. On the contrary, it is beyond reasonable doubt that incisional wounds become seeded with micro-organisms during the operation. The wound dressing applied in the operating room would then have served its purpose of absorbing secretions after a day or two, at which time it could be removed and the wound left without further covering [4].

There has been one large clinical trial of this method of wound management which showed that the infection rate was 4,9% in 600 patients treated with conventional wound dressing for several days and 4,7% in an equal number of patients in whom wounds were left without any dressing after 24 hours [3]. Although I know of no other study of equal scope and size, the result is as expected and must be seen as the gold standard against which all current methods of postoperative wound dressing must be compared.

There are many reports about the microbiological aspects of various dressings for wounds, that have attempted to answer questions about both the penetration of microbes from the outside through the dressing, and the proliferation of microbes already on the skin under the dressing. Such studies are pointless if the dressing of closed wounds is unnecessary after 24 hours. A suitable dressing for use during the first 24 hours should be free of streptococci of groups A and B, as these are human pathogens that can infect at low concentrations. Whether it is sufficient for the dressing to be "factory clean", or whether it must be sterile, has not been settled. The dressing should be capable of absorbing some secretions and blood but be sufficiently porous to allow water to evaporate quickly.

Both surgeons and patients may feel uncomfortable if incisions are left without dressings. It is usually difficult to change beliefs and traditions that have little effect, because if the final result is not influenced there will be no incitement to change. In my department dressing of wounds is done by nurses according to their own traditions. The material available has varied slightly over the years, probably because of changes in prices of the dressings. The dressing applied in the operating theatre is usually left untouched for one or two days, at which time it is removed and the wound covered with either an adhesive non-sterile tape (Micropore) or a sterile tape with an absorbing pad of the same type as used in the theatre. The wound is not cleaned at this time. The nurse wears disposable non-sterile gloves during the procedure. Face masks are not used. The patient is then allowed to take a shower. If the patient remains in hospital until the sutures are removed the wound will again be covered with non-sterile adhesive tape. Patients are instructed to leave the tape in place until it peels off. Our current infection rate after operations on the colon and rectum is 5,7%, which includes all wound infections and intra-abdominal abscesses.

Management and dressing of open wounds

Many rituals of wound dressing probably originated in the treatment of open wounds after trauma and infections after elective operations. Before our present understanding of infection evolved, it was reasonable to assume that methods of dressing wounds were important. These methods largely prevailed, but with sterile dressing, until a better understanding of wound healing was gained from experience in war surgery and the research that accompanied it.

Carl Reyher was the first war surgeon to present statistical evidence that debridement of traumatic wounds (incision and excision of the wounded tissue), which were then left open to heal by secondary intention, gave superior survival results among wounded soldiers [24]. He presented his results at the International Medical Congress in London in 1881, but nobody took much notice of them because the major interest was in the use of various antiseptics. Paul Friedrich showed in 1898 that wounds in guinea pigs had to be debrided roughly six hours after infection to prevent the development of infection, but people were still not ready to understand the importance of these results. When the first world war broke out Alexis Carrel and Henry Dakin were sent to Europe to study the problem of infections of war wounds [25]. They introduced the hypochlorite Carrel-Dakin antiseptic, probably the last major attempt to prevent and treat wound infection with an antiseptic. It did not work.

The breakthrough came with the decision to treat all war wounds with excision of the injured tissue followed by open wound treatment as layed down by the Allied Surgical Conference in Paris in 1917. This method was repeated in subsequent wars, and it was learned that the wounds could be closed after 4–6 days without increased risk of infection.

The method of wound excision and delayed primary closure has now been firmly established both by experiments and in clinical experience [6, 26]. Bacteria that contaminate healthy wound tissue do not cause infections unless their concentration is greater than 100.000 bacteria per gram. If the wound is left open the normal healing process will build up a defence over the first few days, which allows the wound to be closed without infection despite quite high concentrations of bacteria within the wound surface. It explains why open wounds, such as in burns, can be grafted [19]. It also explains why incisional wound abscesses after elective operations can be opened, drained of pus, and then closed again after 4–6 days [11, 18]. The same method can be used for spontaneous abscesses of the skin and subcutaneous tissue. Indeed, the experience with percutaneous puncture and drainage of intra-abdominal abscesses has shown that all that is required is to evacuate the pus [7].

It is, however, not known how open wounds should be dressed until they can be closed or skin grafted, or until secondary healing has taken place. It is common to keep them moistened with dressings soaked in saline solution, or sometimes with an antiseptic. The dressings are usually changed several times a day. There is also the philosophy of "healing from the bottom" by which wounds are packed with gauze or some other material, such as polyurethane foam, to prevent wound margins from bridging. Apart from being painful for patients with deep wounds, there is no evidence that such methods are necessary. When perineal wounds were packed open after rectal excision, the median healing time was six months [17], which indicates that such methods may be harmful and actually prevent healing, possibly also inviting secondary infection as the normal healing process is thwarted.

Some of the experiences from war surgery may help to assess the minimum requirements for the dressing of open wounds. Such wounds can be dressed with many layers of dry sterile gauze, applied to the wound surface but not packed into the wound spaces, in the operating theatre. The wound is then left untouched in the ward until the second operation when delayed primary closure is done after 4 – 6 days. Wounds can then be dressed in the same manner as for ordinary incisions. This experience of wound dressing in many thousands of wounded soldiers showed that there are no special hygienic principles required apart from the normal standards of hygiene in operating theatres and surgical wards. The infection rate for war wounds is between 5 – 10% with this method.

In civilian hospitals most open wounds are treated by repeated dressing. It is difficult to change these routines even though there is no real evidence that wound healing benefits from repeated changes of dressing. In my hospital we have attempted to reduce dressings to once or twice a day. We no longer believe in healing from the bottom and leave all open wounds of the perineum and anus without particular dressings. Patients manage such wounds on their own with showers and a clean but not sterile pad in their underwear, which has abolished the dressing routines and relieved the patients of unnecessary pain.

Dressing of chronic or primarily infected wounds

These wounds must certainly be treated with more strict hygienic principles to prevent cross infection than those mentioned above [1]. It is important to establish that there is an infection but this can sometimes be difficult. All these wounds will grow bacteria, but this is not synonymous with infection. A diagnosis of infection requires that there is some degree of cellulitis. The bacterial flora of the infection should be established by culture, and isolation of the patient may be advisable until the result is known. When the flora comprises gramnegative enterobacteria continued isolation is usually not required if proper hygienic principles are observed in the ward. When the organism is Staphylococcus aureus, however, and particularly if the staphylococci are methicillin-resistant, isolation is recommended as these bacteria will be transferred and can establish themselves within the hospital [10, 15]. Infections with methicillin-resistant staphylococci should always be treated in collaboration with the department of microbiology to ensure that proper measures are taken to avoid cross infection, and that adequate monitoring of the containment of these bacteria is obtained.

The treatment of chronic wounds is gradually becoming a specialty in its own right. There is considerable evidence that such wounds benefit from occlusive wound dressings, of which there are several types available [12]. These can also be a means of preventing cross infection as bacteria will not pass through the barrier of the dressing.

Management of bladder catheters

Postoperative urinary tract infection in patients with an indwelling catheter is as common as wound infection and the risk of infection increases sharply with the number of days that the catheter is left in [16]. The first method of preventing the infections is therefore to restrict the use of catheters and to remove them soon after the operation. This will also diminish the hygienic hazards of cross infection in catheter management. Catheters should be used to monitor the fluid balance in patients after the operation, and to treat dysfunction of voiding as a result of the anaesthetic and the surgical trauma, but as soon as these needs are overcome the catheter must be removed.

The bladder is infected by bacteria that ascend between the catheter and the urethra or at the connection between the catheter and the collection bag. Closed drainage systems should always be used, preferably the commercial plastic collection bags. There is no indication to use antiseptics in the collection bag or at the urethral orifice [22]. Prophylactic antibiotics should not be given to prevent infection. It is the understanding of hygienic methods and proper conduct among the nurses which is important to maintain a low rate of urinary tract infection in the surgical ward.

The suprapubic catheter (Cystofix) should be used whenever feasible, as this diminishes the risk of infection by 30 – 50%. Preoperative insertion of catheters in the ward is now almost always unnecessary, and should be replaced by insertion of suprapubic catheters during the operation. This saves both time and cost. The catheter is clamped after 1 – 3 days and removed as soon the patient proves he is able to void. Since we changed to this procedure the urinary tract infection rate has dropped to below 5%.

Wound drains

Drains are used to often and their use must not be an excuse for inadequate operations. They are foreign bodies that can increase the infection rate, and they can cause entry of bacteria from the outside. There are recent clinical trials in which drains have been omitted in elective operations such as cholecystectomy [13], choledochotomy [21], hepatectomy [9], and operations of the thyroid and parathyroid [2]. The trials all show that prophylactic use of drains is unnecessary in such operations. There is also no need to drain an intestinal anastomosis. Whenever drains can be avoided the postoperative wound care is simplyfied.

Drains should be used when there is a definite postoperative secretion that needs to be evacuated. Closed passive drains should be preferred as they cause less tissue damage and are equally effective. The closed passive drain usually does not need emptying of the collection bag, or dressing, before it is removed after one to three days. Drains in abscesses are often kept in for several days although it is not known for how long they are serving any useful purpose. The abscess will secret infective material for as long as the drain is in place, and it is therefore a hygienic hazard.

Nasogastric tubes

There is a problem with taking out nasogastric tubes because they will always produce sufficient secretions to merit their retention for another day. In most operations, with the possible exception of those on the oesophagus and stomach, the tube can be removed in the recovery room before the patient is returned to the ward. It reduces the hygienic hazards and the workload in the ward with trivial risk to the patient.

Peripheral and central venous lines

Venous catheter-related infections are serious. The infection establishes itself in the port of entry of the skin and ascends along the catheter, or it results from contamination of the catheter hub. Some infusates, particularly hyperosmolar ones, and some intravenous drugs, are prone to cause phlebitis and this increases the risk of infection. Central venous lines should be used for patients that need total parenteral nutrition to reduce this risk. For intravenous fluids given in the short term any peripheral catheter should be replaced at a new site every 24–48 hours. As with urinary catheters, the risk of infection increases with the length of time that the venous catheter is in place.

If they are properly looked after, the central venous catheters, particularly those that have been tunneled to exit from the skin at some distance from the venous access, can be used for several weeks. They should then be used only for parenteral nutrition and venous samples should be taken from a peripheral vein. For long term venous access over several months, the implantable ports (Port-a-Cath) should be considered. They should be used for a single purpose, whether it is feeding or giving drugs, and they require some education for proper handling.

There are many dressing regimens for venous catheters. In a large prospective study of 2088 peripheral venous catheters half of which were used for more than 48 hours, there was no difference in the infection rate between those dressed with gauze and those dressed with adhesive polyurethane film, regardless of whether the dressing was changed or left on for the catheter's lifetime [14]. The extent of colonisation was identical both at the insertion site and at the catheter hub (near 50%). The infection rate was about 5% regardless of the dressing regimen, and the almost exclusive cause was the coagulase negative staphylococcus. Phlebitis developed in almost all the catheters that were in use five or more days.

Conclusions

Considering the many types of dressings for wounds and catheters it is surprising that so few proper prospective trials have been done to find out what is important, useful, and cost-effective. There are many microbiological studies, which are difficult to interpret as there is little proof that the findings have any bearing on the clinical infection rate. Indeed, when such studies are available the different regimens seem to have little effect. The awareness of hygienic principles and proper conduct in wards and the operating theatre are much more important. It is also important to reduce the opportunities for infection by limiting the use of catheters and drains, and by removing them as soon as possible. The number of wounds that need many dressings can be reduced by our better understanding of wound healing and the methods by which open or infected wounds can be closed.

References

[1] Altemeier, W. A., J. F. Burke, B. A. Pruitt et al.: Manual on control of infection in surgical patients, 2nd ed. p 348 – 350. JB Lippincott, Philadelphia 1984.

[2] Ayyash, K., M. Khammash, S. Tibblin. Drain vs. no drain in primary thyroid and parathyroid surgery. Eur. J. Surg. *157* (1991) 113 – 114.

[3] Chrintz, H., H. Vibits, T. O. Cordtz et al.: Need for surgical wound dressing. Br. J. Surg. *76* (1989) 204–205.
[4] Cruse, P. J. E.: Wound infections: epidemiology and clinical characteristics. In: R. L. Simmons, R. J. Howard (eds.): Surgical infectious diseases, pp 429–441. Appleton-Century-Croft, New York 1982.
[5] Daschner, F.: Cost-effectiveness in hospital infection control – lessons for the 1990's. J. Hospital Infection *13* (1989) 325–336.
[6] Edlich, R. F., W. Rogers, G. Kasper et al.: Studies in the management of the contaminated wound. Am. J. Surg. *117* (1969) 323–329.
[7] Farthmann, E. H., U. Schöffel: Principles and limitation of operative management of intraabdominal infections. World. J. Surg. *14* (1990) 210–217.
[8] Fleming, A.: The action of chemical and physiological antiseptics in a septic wound. Br. J. Surg. *7* (1919) 99–129.
[9] Franco, D., A. Karaa, J. L. Meakins et al.: Hepatectomy without abdominal drainage. Ann. Surg. *210* (1989) 748–750.
[10] French, G. L., A. F. B. Cheng, J. M. L. Ling et al.: Hong Kong strains of methicillin-resistant and methicillin-sensitive Staphylococcus aureus have similar virulence. J. Hospital Infection *15* (1990) 117–125.
[11] Gottrup, F., P. Gjode, F. Lundhus et al.: Management of severe incisional abscess following laparotomy. Arch. Surg. *124* (1989) 702–704.
[12] Hutchinson, J. J., J. C. Lawrence: Wound infection under occlusive dressings. J. Hospital Infection *17* (1991) 83–94.
[13] Lewis, R. T., R. G. Goodall, B. Marien et al.: Simple elective cholecystectomy: to drain or not. Am. J. Surg. *159* (1990) 241–243.
[14] Maki, D. G., M. Ringer: Evaluation of dressing regimens for prevention of infection with peripheral intravenous catheters. Gauze, a transparent polyurethane dressing, and an iodophor-transparent dressing. JAMA *258:17* (1987) 2396–2403.
[15] Marples, R. R., E. M. Cooke: Current problems with methicillin-resistant Staphylococcus aureus. J. Hospital Infection *11* (1988) 382–392.
[16] Mulhall, A. B., R. G. Chapman, R. A. Crow: Bacteriuria during indwelling urethral catheterization. J. Hosp. Infection *11* (1988) 253–262.
[17] Ritchie, J. K.: Results of surgery for inflammatory bowel disease: A further survey of one hospital region. Br. Med. J. *1* (1974) 264–268.
[18] Robson, M. C., R. C. Shaw, J. P. Heggers: The reclosure of postoperative incisional abscesses based on bacterial quantification of the wound. Ann. Surg. *191* (1970) 279–282.
[19] Robson, M. C., T. J. Krizek: Predicting skin graft survival. J. Trauma *13* (1973) 213–217.
[20] Rodeheaver, G. T., D. Pettry, J. G. Thacker: Wound cleansing by high pressure irrigation. Surg. Gynecol. Obstet. *141* (1975) 357–362.
[21] Sheen-Chen, S. M., F. F. Chou: Choledochotomy for biliary lithiasis: is routine T-tube drainage necessary? Acta Chir. Scand. *156* (1990) 387–390.
[22] Stickler, D. J.: The role of antiseptics in the management of patients undergoing short-term indwelling bladder catherization. J. Hospital Infection *16* 1990) 89–108.
[23] Wangensteen, O. W., S. D. Wangensteen: The rise of surgery from empiric craft to scientific discipline, pp 403–407. University of Minnesota Press, Minneapolis 1978.
[24] Wangensteen, O. W., S. D. Wangensteen: Carl Reyher great Russian military surgeon: His demonstration of the role of debridement in gunshot wounds and fractures. Surgery *74* (1973) 641–649.
[25] Wangensteen, O. H., S. D. Wangensteen: Military surgeons and surgery, old and new: An instructive chapter in management of contaminated wounds. Surgery *62* (1967) 1102–1124.
[26] Wilson, H.: Secondary suture of war wounds; clinical study of 305 secondary closures. Ann. Surg. *121* (1945) 152–156.

Intensivstation: Wieviel Hygiene ist notwendig?

U. Hartenauer

Einleitung

Im Rahmen der Qualitätssicherung der Intensivtherapie kommt dem Infektionsschutz für Patienten auf der Intensivstation eine kaum zu überschätzende Bedeutung zu.

Richtlinien zum Infektionsschutz auf der Intensivstation dürfen nicht einem Selbstzweck dienen, sondern müssen sich messen lassen an der Effektivität, die Anzahl auf der Station erworbener Infektionen niedrig zu halten oder zu reduzieren. Bei Erfüllung aller, vor allem personalintensiver infektionspräventiver Maßnahmen hat die SENIC (*S*tudy on the *E*fficacy of *N*osocomial *I*nfection *C*ontrol)-Studie in den USA folgende Reduktion an Infektionen für die 4 häufigsten Krankenhausinfektionen extrapoliert: Pneumonien können um 27%, Wundinfektionen um 35%, Harnwegsinfektionen um 38% und Septikämien um 35% reduziert werden [5]. Der Anteil der 4 häufigsten krankenhauserworbenen Infektionen an der Gesamtzahl ist abhängig vom Bereich des Krankenhauses und dem Patientengut. Operative Intensivstationen haben zweifellos einen höheren Anteil an tiefen Atemwegs- und Wundinfektionen als die übrigen Krankenhausbereiche. Die hygienische Qualität einer logistisch gut geführten Intensiveinheit läßt sich an folgenden vier kardinalen Fragen ermessen:

1. Gibt es eine kontinuierliche Infektionserfassung und -überwachung?
2. Sind die Maßnahmen zur Entsorgung und Wiederaufbereitung von Geräten und Instrumenten standardisiert?
3. Existieren klare Richtlinien für die Isolierung von Patienten im Sinne einer Schutz- und/oder Quellenisolation?
4. Werden spezielle pflegerische und insbesondere invasive ärztliche Maßnahmen nach einem standardisierten Konzept hygienebewußter Intensivpflege und -therapie durchgeführt?

Infektionserfassung

Aufgrund der enormen Kosten nosokomialer Infektionen (in der Bundesrepublik Deutschland 1,7 Milliarden DM pro Jahr [4]) ist ein organisiertes Infektionskontrollprogramm in den USA Voraussetzung, um in die nationale Liste registrierter Krankenhäuser aufgenommen zu werden. Dabei müssen folgende Bedingungen erfüllt werden:

- Standardisierte Infektionsdefinitionen
- Infektionserfassungs- und -überwachungssysteme
- Hygienebewußte Pflege- und Therapierichtlinien in allen Abteilungen des Krankenhauses und
- eine regelmäßige Überprüfung der Infektionsraten.

Die BGA-Richtlinie [3] äußert sich zur Infektionserfassung und -überwachung leider viel weniger konkret und pragmatisch. Eine kontinuierliche Erhebung wird nicht gefordert, lediglich sind „Krankenhausinfektionen so früh wie möglich zu erkennen“ und „regelmäßige mikrobiologische Routinekontrollen vorzusehen”. Den funktionell-baulichen und den betrieblich-organisatorischen Maßnahmen zur Infektionskontrolle wird eine unangemessen große Bedeutung beigemessen.

Die Infektionserhebung kann entweder retrospektiv aus den Krankenakten oder prospektiv am Krankenbett idealerweise durch eine Hygienefachkraft und einen infektiologisch kompetenten Intensivmediziner stattfinden. Letzteres ist die wesentlich sensitivere und spezifischere Methode [6]. Für die vor kurzem publizierte multizentrische Studie zur Infektionsüberwachung wurde ein zuvor gemeinsam erarbeitetes Protokoll des Europäischen Komitees für interdisziplinäre Hospitalhygiene benutzt [11]. Neben den Patientenstammdaten werden auf ein tägliches Protokollblatt infektionsrelevante Maßnahmen und Befunde (OP, invasives Monitoring und klinische, laborchemische, radiologische und bakteriologische Daten) sowie die antibakterielle Therapie erfaßt.

Die Infektionserfassung ist Grundbedingung für das Erkennen von möglichen Zusammenhängen zwischen Grundleiden, Therapie und nosokomialer Infektion, für die Aufdeckung von Infektionsketten oder etwaigen Epidemien und somit eine klare Vorbedingung für jede sinnvolle Maßnahme der Infektionsbekämpfung.

Wiederaufbereitung von Geräten und Instrumenten

Bei der Entsorgung und Wiederaufbereitung von Instrumenten und Geräten sind vor Festlegung der Reinigungs-, Desinfektions- und/oder Sterilisationsverfahren für die einzelnen Materialen einige grundsätzliche hygienische Standards zu bedenken. Eine zentrale Aufbereitung in einer Reinigungs-, Desinfektions- und

Sterilisationszentrale oder einem Gerätepflegezentrum ist einer dezentralen Wiederaufbereitung überlegen. Die Naßentsorgung des kontaminierten Instrumentariums in einer reinigenden desinfizierenden Lösung unmittelbar in der Nähe des Patientenbettes ist der Trockenentsorgung vorzuziehen. Neben der Personalersparnis bieten Reinigungs- und Desinfektionsautomaten (Miele, Purfactor) den Vorteil, daß die Infektionsgefährdung für das Personal durch Wegfall der manuellen Reinigung ausgeschaltet wird. Die Dampfsterilisation ist die sicherste und billigste Methode zur Behandlung von ausreichend thermoresistentem Material. Nur thermolabiles Material darf, wenn überhaupt (erhebliche toxische Risiken), einer Sterilisation mit mikrobiziden Gasen zugeführt werden.

Isolierung

Patienten einer operativen/traumatologischen Intensivstation sind in hohem Maße infektionsgefährdet und können bei Kolonisation oder Infektion mit potentiell pathogenen Keimen eine Infektionsquelle für andere Patienten darstellen. Die kategoriespezifische Isolierung von Patienten faßt bestimmte infektiöse Erkrankungen, die einen vergleichbaren Übertragungsweg haben, zu einer Gruppe zusammen. Bei den krankheitsspezifischen Isolierungstechniken wird für jede einzelne infektiöse Erkrankung ein ganzes Bündel von Vorsichts- und Isolierungsmaßnahmen aufgelistet. Beide Techniken suchen die Keimquelle, den Patienten, zu isolieren; anders bei der protektiven Isolierung, die für den immunsupprimierten Transplantationspatienten erforderlich ist. In der Teilanlage zu den BGA-Richtlinien werden zur funktionellen und baulichen Gestaltung von Einheiten zur Intensivmedizin folgende Vorgaben erstellt [1]:

- Gliederung (fachspezifisch/interdisziplinär) und Größe
  ab 300 Akutbetten eine Einheit für konservative und eine Einheit für operative Fächer $\leq$ 16 Betten
- Raumbedarf (vom Einbett-Krankenraum mit Vorraum für Fäkalienspüle bis zum Schreib- und Dokumentenraum)
- Krankenräume
  ⅓ der Krankenräume als Kontakt- und Luftschleusen; Einrichtungen zur Händedesinfektion und zum Wechsel der Schutzkleidung
- Personalräume
  Zubereitung von Speisen und Getränken sind auf ein Minimum zu reduzieren
- Schleusen: für Patienten/Personal und Material
- Bauliche Anforderungen
  Bauausführung: glatte, fugendichte, abwaschbare, desinfizierbare Wände und Fußböden
  keine textilen Bodenbeläge

Leitungen unter Putz
Waschbecken ohne Überlauf und ohne Stöpsel
keine Handbedienung der Armaturen
Raumlufttechnische (RTL) Anlage nach DIN 1946

Maki und Mitarbeiter begleiteten 1979 den Umzug eines 500 Betten-Krankenhauses aus einem 56 Jahre alten Gebäude in ein neues Klinikum mit krankenhaushygienischen Untersuchungen. Schon 12 Monate nach dem Umzug fanden sie, daß sich die Umgebungskontamination zwischen Alt- und Neubau nicht unterschied. Das gleiche traf zu auf Infektionsraten insgesamt und die aseptische Wundinfektionsrate im besonderen [12]. Im Rahmen einer eigenen prospektiven Infektionserfassung über 5 Jahre konnte die 1984 zusätzlich bezogene neue Intensivstation mit der bisherigen verglichen werden. Trotz der besseren räumlichen Ausstattung – auf der neuen Intensivstation gibt es nur noch Ein- und Zweibettzimmer, unterschied sich die Rate nosokomialer Infektionen auf beiden Stationen nicht [6]. Huebner und Mitarbeiter konnten 1986 in Freiburg die gleiche Beobachtung machen: Nach Umzug von alter auf neue Station blieben die Inzidenz und das Verteilungsmuster nosokomialer Infektionen unverändert [9]. Der krankenhaushygienische Wert baulicher Maßnahmen zur Verhinderung von Keimverschleppung liegt sicher weniger in der Verminderung von aerogener Kontamination (Keimein- und Verschleppung auf dem Luftweg) als in der besseren Möglichkeit, die Einhaltung hygienebewußter pflegerischer Techniken und Arbeitsabläufe zu überwachen (barrier nursing).

Der Einfluß funktionell-baulicher Maßnahmen auf die Verhütung nosokomialer Infektionen sowohl innerhalb des Krankenhauses allgemein als auch speziell auf Intensivstationen ist von jeher überschätzt worden.

Pflegerische Maßnahmen

Wichtigste allgemein-infektionsverhütende Maßnahme der angewandten Infektionskontrolle ist ein in ausreichender Anzahl vorhandenes, qualifiziertes, speziell in der praktischen Krankenhaushygiene weitergebildetes Intensivpflegepersonal. Personalmangel führt zu erhöhten Infektionsraten. Spezielle infektionsverhütende Maßnahmen, insbesondere bei invasiven und therapeutischen Techniken, liefern die Anlage zu Ziffer 5.1 der BGA-Richtlinie [2] sowie die CDC-Guidelines [13, 14, 15]. In der Anlage werden detailliert die hygienischen Standards in Pflege, Diagnostik und Therapie aufgezählt zu:

- Händewaschen und Händedesinfektion
- Schutzkleidung
- Injektionen und Punktionen
- Infusionstherapie und Katheterisierung von Gefäßen bzw. der Harnblase

- Intubation, Tracheotomie, Beatmung und Inhalation sowie
- Wundverband und Verbandswechsel

Im Gegensatz dazu sind die CDC-Empfehlungen nach Wertigkeit geordnet (Kategorie I: Maßnahmen, deren Effektivität zur Senkung nosokomialer Infektionen bewiesen ist, II: wahrscheinlich und III: strittig).

Abschließend ein Wort zur „Verbindlichkeit" der BGA-Richtlinien. Rechtlich sind die für den Bereich der Bundesrepublik Deutschland gültigen Empfehlungen zur „Erkennung, Verhütung und Bekämpfung von Krankenhausinfektionen" [3] weder als Gesetz noch als Verordnung anzusehen. Die Richtlinie mit ihren Anlagen stellt auch keine Verwaltungsvorschrift dar. Sie trägt Empfehlungscharakter, kann aber nicht zu einem bestimmten Verhalten verpflichten. Es geht also von ihr eine gewisse normative Funktion aus. Der Begriff Norm beinhaltet, wie etwas „sein soll" oder „geschehen soll". Die Richtlinie des BGA ist eine Empfehlung aufgrund des gegenwärtigen Standes der Wissenschaft und hilft, unbestimmte Rechtsbegriffe wie „Stand der Wissenschaft", „Gesundheitsgefahr", „Anforderungen der Hygiene" für alle Beteiligten näher zu bestimmten.

Letztlich können die Richtlinien als „vorweggenommenes Sachverständigengutachten" angesehen werden.

Die von staatlichen Institutionen (BGA, CDC) und in der Literatur propagierten und angewandten Maßnahmen zur Infektionsverhütung hatten und haben ihre Bedeutung und ihr Verdienst, exogene, unbelebte Quellen für krankenhauserworbene Infektionen auszuschalten. Beatmungsgeräte und -zubehör, intravasale Katheter, Harnableitungs- und Sammelsysteme waren wichtige Keimquellen in den Anfängen der Intensivmedizin. Obwohl durch neue bauliche Konzepte sowie durch Einführung effektiver Desinfektionsmaßnahmen exogene Infektionsquellen weitgehend eliminiert werden konnten, ließen sich die Infektionsraten nicht befriedigend reduzieren.

Auch das bis heute gültige Konzept einer restriktiven Antibiotika-Politik war hinsichtlich Infektionsmorbidität und -letalität ebenfalls enttäuschend, während die Problematik multiresistenter Mikroorganismen auf Intensivstationen weiterhin besteht. Dieses Phänomen läßt sich dadurch erklären, daß der individuelle Patient einer dauernden starken Kontamination von der Umgebung und insbesondere von anderen kolonisierten Patienten ausgesetzt ist. Kolonisierte Patienten sind Träger von gewaltigen Mengen potentiell pathogener Mikroorganismen in oropharyngealer und intestinaler Flora und stellen ein bedeutendes ständiges Keimreservoir auf der Intensivstation dar. Bis heute stellen die konventionellen Isolationsmaßnahmen die Mund-, Rachen- und Darmflora als Quelle fakultativ pathogener Mikroorganismen nicht genügend in Rechnung. Daher müssen neue originelle Strategien für die Prophylaxe nosokomialer Infektionen beim Intensivpatienten, die der endogenen Infektionsgenese Rechnung tragen und wie sie mit selektiver Florasuppression oder SDD vorliegen [7, 8], zunehmend propagiert und verbreitet werden.

Literatur

[1] Anforderungen der Hygiene an die funktionelle und bauliche Gestaltung von Einheiten für Intensivmedizin (Intensivtherapie), Teilanlage zu Ziffer 4.3.4 Bundesgesundhbl. *22* (1979) 446–448.

[2] Anforderungen der Krankenhaushygiene in Pflege, Diagnostik und Therapie. Anlage zu Ziffer 5.1. der „Richtlinie für die Erkennung, Verhütung und Bekämpfung von Krankenhausinfektionen". Bundesgesundhbl. *28* (1985) 185–188, 278–282 und Bundesgesundhbl. *31* (1988) 456–457.

[3] Bundesgesundheitsamt Berlin: Richtlinie für die Erkennung, Verhütung und Bekämpfung von Krankenhausinfektionen. Bundesgesundhbl. *19* (1976) 1.

[4] Bundesgesundheitsamt Berlin: Pressemitteilung vom 7. September 1989.

[5] Haley, R. W., D. H. Culver, J. W. White et al.: The efficacy of infection surveillance and control programs in preventing nosocomial infections in US hospitals. Am. J. Epidemiol. *121* (1985) 182–205.

[6] Hartenauer, U., W. Diemer, R. Gähler et al.: Nosokomiale Infektionen in der operativen Intensivmedizin. Ergebnisse einer 5jährigen prospektiven Erhebung. Anästh. Intensivther. Notfallmed. *25* (1990) 93–101.

[7] Hartenauer, U., B. Thülig, W. Diemer et al.: Effect of selective flora suppression on colonization, infection, and mortality in critically ill patients: A one-year, prospective consecutive study. Crit. Care Med. *19* (1991) 463.

[8] Hartenauer, U., B. Thülig, P. Lawin et al.: Infection Surveillance and Selective Decontamination of the Digestive Tract (SDD) in Critically Ill Patients – Results of a Controlled Study. Infection *18* (1990) (Suppl. 1) 22–30.

[9] Huebner, J., U. Frank, I. Kappstein et al.: Influence of architectural design on nosocomial infections in intensive care units – a prospective 2-year analysis. Intensive Care Med. *15* (1989) 179–183.

[10] Joint Commission on the Accreditation of Hospitals: Infection Control/84, Accreditation Manual for Hospitals, p. 69. Joint Commission on the Accreditation of Hospitals, Chicago 1983.

[11] Lackner, F., G. Wewalka, M. Rotter et al.: Infektionsüberwachung an Intensivstationen – Eine multizentrische Pilotstudie. Anästh. Intensivther. Notfallmed. *24* (1989) 133–142.

[12] Maki, D. G., C. J. Alvarado, C. A. Hassemer et al.: Relation of the inanimate hospital environment to endemic nosocomial infection. N. Engl. J. Med. *307* (1982) 1562.

[13] Simmons, B. P., T. M. Hooton et al.: Guidelines for prevention of intravascular infections: In: Guidelines for the prevention and control of nosocomial infections. Atlanta, Georgia: U.S. Department of Health and Human Services, Public Health Service, Center for Infectious Diseases, Centers for Disease Control 1981, S. 1.

[14] Simmons, B. P., E. S. Wong: CDC guidelines for the prevention and control of nosocomial Infections. Guideline for prevention of nosocomial pneumonia. Am. J. Infect. Contr. *11* (1983) 230.

[15] Wong, E. S., T. M. Hooton: CDC guidelines for the prevention and control of nosocomial infections. Guideline for prevention of catheter associated urinary tract infection. Am. J. Infect. Control *1* (1983) 28.

Normalstation: Wieviel Hygiene ist erforderlich und möglich?

G. Salrein

Einleitung

Seit die Institution Krankenhaus besteht, sind Krankenhaushygiene und nosokomiale Infektionen ein aktuelles Thema.

Obwohl im Krankenhaus immer wieder Intensivstationen, OP-Bereich, etc. als hygienische Risikobereiche hervorgehoben werden, kommt auch den Normalstationen eine erhebliche Bedeutung zu. Hier werden Patienten auf operative Eingriffe vorbereitet und danach müssen sie vom Pflegepersonal gewissenhaft weiterversorgt werden.

Das Pflegepersonal klagt in zunehmenden Maße über zu viel Arbeit und zu wenig Zeit, um den Patienten richtig versorgen zu können. Dies zählt mit zu den Gründen, weshalb größere Priorität auf eine praxisorientierte, sinnvolle, zeitsparende und gleichzeitig auch umweltschonende Krankenhaushygiene gerichtet werden muß. Im folgenden möchte ich Ihnen die wesentlichen krankenhaushygienischen Maßnahmen auf den Normalstationen darstellen.

Es ist eine allgemein bekannte Tatsache, daß die Übertragung von Keimen im Krankenhaus zu einem großen Prozentsatz über die Hände des Personals stattfindet, dies geschieht nicht nur in den o. g. Risikobereichen, sondern auch auf den Normalstationen. Deshalb ist auch auf diesen Stationen die Händehygiene grundsätzlich von größter Bedeutung. Händehygiene bedeutet nicht immer nur Händedesinfektion, sondern kann sich durchaus auch nur auf das Händewaschen beziehen. So ist es ausreichend, z. B. bei sichtbarer Verschmutzung der Hände zwischen dem Umgang mit verschiedenen nicht infizierten Patienten, bei Betreten und Verlassen der Station oder nach Husten, Niesen, Schneuzen eine Händereinigung mit Wasser und Seife durchzuführen. Die von vielen Hygienikern immer wieder erhobene Forderung, Händedesinfektion vor Händewaschen, wird von dem Pflegepersonal als unpraktikabel empfunden. Keine Pflegekraft wird stuhlverschmierte Hände erst mit einem Desinfektionsmittel einreiben.

Die Händedesinfektion muß in jedem Fall vor und nach invasiven Eingriffen wie z. B. Blutentnahme, Punktionen, Verbandwechsel, beim Legen von Venen- und Blasenkathetern sowie vor und nach infektionsgefährdenden Tätigkeiten am Patienten erfolgen.

In den Empfehlungen der Centers for Disease Control (Atlanta) sind die wichtigsten Maßnahmen zur Verhütung vor Infektionen durch kontrollierte klinische Studien belegt. Im folgenden möchte ich Ihnen für Normalstationen die wichtigsten hygienischen Maßnahmen zur Verhütung von Harnwegsinfektionen, Wundinfektionen und venenkatheterbedingte Sepsis zusammenfassen [2].

Harnwegsinfektionen

Wichtigste Hygienemaßnahmen zur Verhütung von Harnwegsinfektionen:

- Händedesinfektion vor und nach Manipulation am Katheter bzw. am Urinsystem
- Strenge Indikationsstellung für Blasenkatheter
- Aseptisches und atraumatisches Katheterisieren durch geschultes Personal
- Sichere Fixierung des Blasenkatheters
- Geschlossene Urindrainagesysteme mit Rückflußventil
- Freien Urinfluß gewährleisten
- Entleeren des Auffangbeutels mit 1x Handschuhen aus PE oder Latex
- Kein Blasentraining

Sinnlose bzw. nicht bewiesene Hygienemaßnahmen zur Verhütung von Harnwegsinfektionen

- Tägliche routinemäßige Blasenkatheterpflege mit z. B. PVP-Jod
- Urinablaßsysteme mit Wechselbeutel
- Orale oder parenterale Antibiotikaprophylaxe
- Antibiotika- oder Desinfektionsmittel-Instillation in Urinauffangbeutel

Wichtigste Hygienemaßnahmen zur OP-Vorbereitung

- Reinigungsbad
  Verwendung von antimikrobieller Seife ist nicht erforderlich
- Enthaarung
  möglichst keine Haarentfernung, nicht rasieren
  evtl. elektrische Haarschneidemaschine
- sorgfältige präoperative Hautdesinfektion im OP-Gebiet (3 min.)
- nicht unbedingt frisches aufbereitetes Bett nach der OP

Hygienemaßnahmen bei Infektionen mit Problemkeimen

In zunehmendem Maße werden Epidemien durch oxacillinresistente S. aureus bekannt [1]. Patienten mit Infektionen oder Kolonisationen von solchen S. aureus Stämmen werden im Klinikum Freiburg grundsätzlich sofort isoliert, d. h.:

- Einzelzimmer
- Händedesinfektion vor und nach Patientenkontakt
- Tägliches Waschen des Patienten mit Chlorhexidin-Seife
- Behandlung von naso-pharyngealen S. aureus Trägern, Behandlung von Ekzemen, Hautläsionen, etc. mit Bactroban® (= Mupirocin)
- Kittelpflege (Kittel bleibt im Zimmer, Kittel täglich wechseln)
- Einmalhandschuhe bei Kontakt mit infektiösem Material
- Mund-Nasenschutz (bei naso-pharyngealer Besiedelung des Patienten oder bei ausgedehnter Wundinfektion) etc.
- Laufende Desinfektion mit aldehydischen Desinfektionsmittel (patientennahe Flächen)
- Schlußdesinfektion von allen Flächen und Waschen von Vorhängen
- bei klinikinternen Transporten wird der Patient auf eine Trage umgelagert und erhält bei naso-pharyngealer Kolonisation einen Mund-Nasenschutz
- Wäsche- und Müllentsorgung erfolgt im Zimmer
- Geschirr wird zuletzt aus dem Zimmer geholt und direkt in die Küche entsorgt
- Reinigungstätigkeiten werden zuletzt durchgeführt und die Utensilien unmittelbar nach Benutzung entsorgt

Bei Auftreten von Epidemien muß grundsätzlich eine naso-pharyngeale Kolonisation vom Pflegepersonal ausgeschlossen werden, d. h. Nasen-Rachen-Abstriche und evtl. eine Behandlung mit Bactroban® durchgeführt werden.

Wundversorgung

Verbandwechsel

Eine der häufigsten Routinearbeiten in der Chirurgie betrifft den Verbandwechsel. Obwohl aus krankenhaushygienischer Sicht ein Wundverband nach aseptischen Eingriffen schon nach 48 Stunden nicht mehr erforderlich ist, da zu diesem Zeitpunkt die Wunden fest verschlossen sind, wird dieser Tätigkeit Tag für Tag sehr viel Zeit gewidmet. Reizlos heilende Wunden können ohne Verband belassen werden, was bei der Visite die Inspektion der Wunde erleichtert, oder nur mit einem einfachen Wundpflaster bedeckt werden. Für all diejenigen, die weiterhin auf einen Verband großen Wert legen, wird im folgenden dargestellt, wie dieser hygienisch einwandfrei durchgeführt wird:

- Verbandwechsel möglichst mit 2 Personen durchführen
- Reihenfolge von aseptischen Wunden zu möglicherweise infizierten Wunden einhalten
- Immer unter aseptischen Kautelen arbeiten
- Auch bei Fädenentfernen ist strenge Asepsis einzuhalten
- Schutzkittel bzw. Einmalschürzen bei ausgedehnten infizierten Wunden
- Händedesinfektion (30 Sekunden Einwirkzeit)
- Verband vorsichtig mit Einmalhandschuhen entfernen
- Evtl. Klebstoff entfernen
- Verband einschließlich der Handschuhe in Abwurfbehälter geben
- Händedesinfektion
- Hautdesinfektion (klinikübliches Desinfektionsmittel: Einwirkzeit beachten)
- Sterile Handschuhe oder sterile Instrumente verwenden (No-touch-Technik)
- Am Ende der Verbandvisite den Verbandswagen und die Arbeitsfläche desinfizieren

Zwischen den einzelnen Arbeitsschritten muß in jedem Fall eine Händedesinfektion von 30 Sekunden Einwirkzeit erfolgen. Auch das Tragen von Einmalhandschuhen ersetzt nicht die Händedesinfektion.

Befinden sich Patienten mit großflächigen kolonisierten oder infizierten Wunde auf einer Station, so sollten diese räumlich von den aseptischen Patienten getrennt werden. Hier hat es sich bewährt, daß pro Schicht z. B. nur eine Person vom Pflegedienst diese Patienten betreut, so kann wirkungsvoll eine Kreuzinfektion vermieden werden. Der Verbandwechsel bei infizierten Wunden erfolgt genauso diszipliniert wie bei aseptischen Wunden.

Unnötige Hygienemaßnahmen zur Verhütung von Wundinfektionen

- Routinemäßige Luftkeimzahlbestimmungen und mikrobiologische Umgebungsuntersuchungen
- Routinemäßige Personaluntersuchungen (z. B. Nasen-Rachen-Abstriche)
- Verwendung von Plastikinzisionsfolien, 1 x Redonflaschen oder 1 x Abdecktücher

Venenkatheter

Eine weitere invasive Maßnahme, die einen großen Teil der Patienten während des Krankenhausaufenthaltes betrifft, ist die Anlage eines peripheren oder zentralen Venenkatheters.

Hygienemaßnahmen zur Verhütung von Venenkatheterinfektionen

- Händedesinfektion vor Anlage eines Katheters sowie vor Manipulation am Infusionssystem
- Anlage eines zentralen Katheters unter aseptischen Bedingungen (sterile Handschuhe und Abdecktücher)
- Sorgfältige Hautdesinfektion (bei zentralen Kathetern 1 Minute, bei peripheren Kathetern 30 Sekunden)
- Inspektion der Einstichstelle bei routinemäßigem Verbandswechsel (alle 72 Stunden) oder bei unklarem Fieber bzw. Schmerzen an der Einstichstelle
- Entfernung des Katheters bei s.c. Infiltration, Rötung, Schmerzen bzw. Sekretaustritt an der Einstichstelle (anschließend mikrobiologische Untersuchung der Katheterspitze)
- Sorgfalt beim Zumischen von Medikamenten in Infusionslösungen
- Infusionslösungen ohne Zumischung innerhalb 24 Stunden, Infusionslösungen mit Zumischung und Lipidlösungen innerhalb von 12 Stunden verabreichen

Unnötige Hygienemaßnahmen zur Verhütung von Venenkatheterinfektionen

- Routinemäßiger Wechsel von zentralen Zugängen
- Verwendung transparenter Folienverbände
- Routinemäßige Verwendung von bakteriendichten Filtern
- Wechsel von Infusionssystemen nach Verabreichung von Blut, Blutprodukten oder Lipidlösungen

Größte Sorgfalt muß beim Umstecken der Infusionssysteme und beim Systemwechsel generell gelten, d. h. Händedesinfektion und eine Wischdesinfektion der Infusionsgummikappe. Ein kompletter Infusionssystemwechsel muß nur alle 72 Stunden erfolgen.

Sinnlose „hygienische Maßnahmen“

Häufig wird in den Krankenhäusern sehr viel Zeit und Mühe in sinnlose „hygienische Maßnahmen“ investiert. Im wesentlichen sind dies:

- Raumvernebelung mit Formalin (z. B. nach infizierten Patienten)
- Routinemäßige Desinfektion von Fußböden
- Besprühen mit Desinfektionsmittel von Kissen und Zudecken
- Routinemäßige Bettendesinfektion
- Desinfektion von WC, Badewannen und Siphon
- Bettenbezugstag, d. h. 1 x pro Woche werden alle Betten frisch bezogen.

– Wöchentlicher oder 14tägiger Bettenaustausch (lang liegende Patienten bekommen z. B. 1 x pro Woche ein frisches Bett und Nachttisch).

Besonders die beiden letztgenannten Punkte bedeuten für das Pflegepersonal einen erheblichen Zeit- und Personalaufwand, der nachweislich eine Krankenhausinfektion nicht verhindert.

Im Klinikum Freiburg gibt es keine Bettenzentrale. Das Prinzip ist: nicht das Patientenbett in eine Bettenzentrale zu bringen, sondern das Reinigungspersonal auf die Stationen zum Bett. Des weiteren werden ca. 80% der Betten nicht desinfiziert, sondern lediglich gereinigt. Eigene Untersuchungen haben gezeigt, daß Krankenhausbetten selten mit pathogenen Keimen behaftet sind.

Ebensowenig infektionsverhütende Maßnahmen sind routinemäßige Umgebungsuntersuchungen auf den Stationen, wie z. B.

– Abklatschuntersuchungen von Telefonhörern, Türklinken, Fußböden etc.
– Untersuchungen von Leitungswasser oder
– Ausgußbecken etc.

Gezielte Umgebungsuntersuchungen, z. B. bei gehäuftem Auftreten von einem bestimmten Erreger, richten sich sinnvollerweise nach den jeweiligen Lebensbedingungen, so z. B. Pseudomonas aeruginosa in feuchtem Milieu etc.

Zusammenfassung

Krankenhaushygiene beinhaltet einige wichtige Verhaltensregeln, die von allen in Kliniken arbeitenden Personengruppen beachtet werden müssen. Hierbei ist eine konstruktive Zusammenarbeit zwischen Ärzten, Pflegepersonal und Krankenhaushygiene erforderlich, um ein sinnvoll durchführbares Hygienekonzept zu entwickeln.

Im Klinikum Freiburg wird dieses Hygienekonzept in Form eines Desinfektionsplanes dargestellt (Tab. 1). Die o. g. wichtigen Maßnahmen zur Verhütung von Harnwegs-, Venenkatheter- und Wundinfektionen, Isolierungsmaßnahmen etc. können im klinikinternen Hygieneordner nachgelesen werden.

Literatur

[1] N. N.: Revised guidelines for the control of epidemic methicillin-resistant Staphylococcus aureus. The Hospital Infection Society. Journal of Hospital Infection *16* (1990) 351 – 377.

[2] Salrein, G.: Kostensparende und umweltschonende Pflegetechniken bei den häufigsten Krankenhausinfektionen. In: F. Daschner (Hrsg.): Praktische Krankenhaushygiene und Umweltschutz, S. 129 – 144. Springer-Verlag, Berlin – Heidelberg – New York 1992.

Tab. 1: Desinfektionsplan: Allgemeinstation
Klinikum der Albert-Ludwigs-Universität Freiburg; Stand 1990

Was	Wann	Womit	Wie
Händereinigung	bei Betreten bzw. Verlassen des Arbeitsbereiches, vor und nach Patientenkontakt	Fortan Seraman Manipur	Flüssigseife Einmalhandtuch
Händedesinfektion, hygienische	z. B. vor Verbandswechsel, Absaugen, Blasen-, Venen-Katheterlegen und -pflege, Injektionen, nach Kontakt mit infizierten Patienten, nach Kontakt mit kontaminiertem Material (bei grober Verschmutzung vorher Hände waschen)	Desmanol Desderman Sortacid Sterilium	ca. 3 ml Desinfektionsmittel in den Händen verreiben, bis Hände trocken sind. *Kein Wasser zugeben*
Hautdesinfektion	vor Punktionen, bei Verbandswechsel usw.	Betaisodona-Lösung Neo Kodan	ca. 30 Sek. einwirken lassen, mit Tupfer mehrmals abwischen. Nur Einsprühen genügt nicht!
Schleimhautdesinfektion	z. B. vor Blasenkatheterlegen	Betaisodona-Lösung	unverdünnt auftragen
Instrumente	nach Gebrauch	automatische Reinigungs- und Desinfektionsmaschine S & M Labor 1% *bei Verletzungsgefahr:* Gigasept 3% 1 h	anschließend autoklavieren einlegen, abspülen, autoklavieren
Standgefäß mit Kornzange	1mal täglich	Dampf	autoklavieren
Trommeln	Nach Gebrauch, 1mal täglich (Filter bei Verfärbung und Brüchigkeit ersetzen)	Dampf	autoklavieren (mit Datum versehen)

Tab. 1: Fortsetzung

Was	Wann	Womit	Wie
Blutdruckmanschette Kunststoff Stoff	nach Kontamination (vor allem mit Blut)	Alkohol 70% S & M Labor 1%	abreiben einlegen, abspülen, autoklavieren
Thermometer	nach Gebrauch	Alkohol 70%	abreiben
Urometer	nach Gebrauch	Buraton 10 F 0,5% 1 h Incidin perfekt 0,5% 1 h	einlegen, abspülen trocken aufbewahren
O_2-Anfeuchter, Vernebler,	nach Gebrauch, spätestens nach 24 h	automatische Reinigungs- und Desinfektionsmaschine	trocken und staubfrei aufbewahren
Masken, Mundstücke		mit klarem Wasser ausspülen	trocknen, thermisch desinfizieren (Dampf 75 °C)
Redon-, Bülau-, Monaldiflaschen, Sputumbecher	nach Gebrauch	automatische Reinigungs- und Desinfektionsmaschine S & M Labor 1%	autoklavieren einlegen, abspülen, autoklavieren
Absauggefäße	1mal täglich	automatische Reinigungs- und Desinfektionsmaschine S & M Labor 1%	trocken aufbewahren thermisch desinfizieren (Dampf 75 °C)
Mobiliar, Geräte usw.	1mal täglich nach Kontamination (vor allem mit Blut)	umweltfreundlicher Allzweckreiniger Buraton 10 F 0,5% Incidin perfekt 0,5%	mit frischem Tuch abwischen
Bettpfannen, Urinflaschen	nach Gebrauch	Steckbeckenspülautomat	
Bettenreinigung Bettendesinfektion	nach Belegung nur nach Kontamination mit infektiösem Material oder nach Belegung mit einem Infektionspatienten	umweltfreundlicher Allzweckreiniger Buraton 10 F 0,5% Incidin perfekt 0,5%	mit frischem Tuch Bettgestell und Matratzenschoner abwischen
Waschbecken	1mal täglich	Scheuerpulver	gründlich reinigen

Tab. 1: Fortsetzung

Was	Wann	Womit	Wie
Badewannen Duschen Waschschüsseln	nach Gebrauch nach Kontamination mit infektiösem Material	umweltfreundlicher Allzweckreiniger Buraton 10 F 0,5% Incidin perfekt 0,5%	mit frischem Tuch abwischen
Fußboden	1mal täglich unmittelbar nach Kontamination mit infektiösem Material	umweltfreundlicher Allzweckreiniger Buraton 10 F 0,5% Incidin perfekt 0,5%	klinikübliches Reinigungssystem desinfektionsmittelgetränktes Einmaltuch, Einmalhandschuhe

Anmerkung: Lösungen nach Ansatz verwendbar:
Gigasept 14 Tage: Behälter abdecken!
Buraton 10 F, Indicin perfekt täglich wechseln!
Wenn Desinfektionsmittel mit Reiniger angesetzt wird, *täglich wechseln!*
Verfallsdatum auf Behälter schreiben!
In Absauggefäße während Benutzung Betaisodona oder Braunoderm 1 : 100 zugeben!
In das Sekretglas kein Desinfektionsmittel geben!

AIDS in der Chirurgie – Was müssen wir wissen?

Th. Pfeifer

Einleitung

Die AIDS-Infektion hat eine noch nie dagewesene Veränderung bei Arzt, Patient und Gesellschaft hervorgerufen. So muß es das Ziel des Chirurgen sein, im Management von Patienten mit HIV-Infektionen eine optimale Behandlung mit limitiertem Risiko für Patienten, medizinischem Personal und Arzt zu erzielen.

Der Umgang mit dem Patienten und seinen Körperflüssigkeiten wird in den nächsten Jahren und Jahrzehnten ein völlig anderer sein. Junge Chirurgen werden wahrscheinlich kaum noch die Ära aller Eingriffe am offenen Abdomen kennenlernen.

AIDS wird mit Sicherheit zur beherrschenden Infektionskrankheit und zu dem Berufsrisiko des Chirurgen. Der Chirurg ist gezwungen, um Patienten und Mitarbeiter zu schützen, operative Techniken und spezielle hygienische Maßnahmen einzusetzen, welche das Risiko für alle Beteiligten minimiert.

Für uns Chirurgen stellen sich folgende Fragen:

1. In welchen Relationen existiert das Problem AIDS und Chirurgie?
2. Was müssen wir über das Krankheitsbild wissen?
3. Gibt es ein Risiko für das medizinische Personal? und ist das Risiko so groß, daß wir unser Verhalten ändern müssen?
4. Reichen herkömmliche Hygienemaßnahmen auf den Stationen und im OP aus?
5. Können wir das Risiko durch Testung der Patienten senken? und welche juristischen Probleme stehen einer Testung gegenüber?
6. Gibt es ein signifikantes Risiko der Übertragung von HIV vom medizinischen Personal auf Patienten?, ist es für medizinisches Personal obligat, sich testen zu lassen?
7. Wie sieht die Indikation zur Operation eines HIV-positiven Patienten aus? Welche Alternativen haben wir?
8. Welche Maßnahmen müssen bei einem Kontakt mit infizierten Körperflüssigkeiten getroffen werden?

Verhältnis AIDS und Chirurgie

Michael H. Merson, WHO-Direktor für das AIDS-Programm, befürchtet bis zur Jahrtausendwende eine Verzehnfachung der AIDS-Fälle in der Welt, von heute 1,5 Millionen auf 12 bis 18 Millionen [20]. Die Gesamtzahl der HIV-Infizierten werde sich im gleichen Zeitraum verdreifachen bis vervierfachen: von zur Zeit 9 bis 11 Millionen auf etwa 30 bis 40 Millionen Menschen im Jahr 2000 [68]. Plastisch stellen sich derartige Zahlen an uns bekannten Größenordnungen wie folgt dar:

In *Deutschland* waren bis 31. 1. 92 7658 AIDS-Erkrankungen gemeldet, wobei in den letzten 12 Monaten 1405 Neuerkrankungen hinzukamen. HIV-Infektionen finden sich im vorgenannten Zeitraum 75321 gemeldete Fälle. Verstorben sind im genannten Zeitraum ca. 3814 Patienten [8] (Abb. 1).

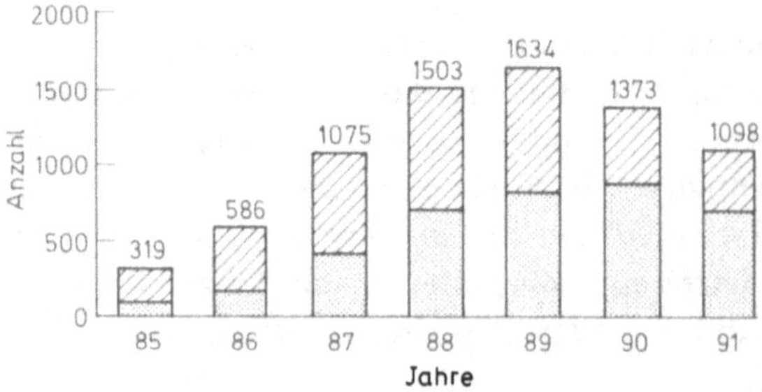

Abb. 1: Inzidenz von AIDS in Deutschland; Zeitraum 1/85 – 1/92 (BGA 1/92).
AIDS-Fälle *verstorben*

In den *USA* waren bis Mai 1991 179 163 AIDS-Fälle registriert, 15 493 bei Frauen, 38 103 bei heterosexuellen Männern und den Rest bei homosexuellen Männern. Von 1981 bis 1990 starben mehr als 113 000 Patienten in den Vereinigten Staaten an AIDS [11, 13]. Die jährliche Zunahme der Inzidenz von berichteten AIDS-Erkrankungen stieg von 9% 1989 auf 23% 1990 an [55, 13, 58].

Wichtig für uns zu wissen ist es, daß sich Infizierte und Erkrankte in Deutschland auf etwa 5 regionale Ballungsräume (Berlin, Hamburg, Köln/Düsseldorf, Frankfurt und München) konzentrieren. In diesen Ballungsräumen lebt 1/6 der Bevölkerung, aber 65% der AIDS-Erkrankungen werden hier beobachtet [2].

Statistisch zeigen die kumulierten Inzidenzen ein etwa 8mal so hohes Vorkommen wie in den übrigen Bundesländern und etwa 500mal so hoch wie in den neuen Bundesländern.

Was müssen wir über das Krankheitsbild wissen?

Die irreversible und progredient verlaufende Immunsuppression beruht auf einer Verminderung der Anzahl der CD 4 positiven T-Helferzellpopulationen [43].

Diese haben eine Schlüsselstellung in der Regulation der zellulären und humoralen Immunfunktion inne [38, 41, 23]. Das erworbene Immundefektsyndrom AIDS führt deshalb zu einer Vielzahl neuer Symptome, deren Kenntnis zur differentialdiagnostischen Abklärung unbekannter Prozesse von besonderer Bedeutung ist [30].

Dreh- und Angelpunkt der ganzen heutigen Diskussion über spezielle hygienische Maßnahmen ist das Wissen um mögliche Übertragungsmodi, im speziellen den möglichen Blutkontakt. Einen zweiten Schwerpunkt stellen die Komplikationen der AIDS-Erkrankung und ihre chirurgische Therapie dar [36, 37].

Der Verlauf der HIV-Infektion, so wie in der von der CDC vorgeschlagenen Klassifikation mitgeteilt, sollte jedem Chirurgen bekannt sein. Diese auf klinischen Kriterien fußende Einteilung hat sich heute weitgehend durchgesetzt.

Das Stadium I, die *akute Infektion*, 1–6 Wochen nach Infektion auftretend, ist gekennzeichnet durch ein monenukleose – oder grippeähnliches Bild. HIV-Antikörper lassen sich oft erst 4–12 Wochen nach Infektion nachweisen.

Das Stadium II stellt den gesunden Virusträger dar, der vom Bild der asymptomatischen Infektion geprägt ist.

Eine generalisierte Lymphadenopathie findet sich im Stadium III verbunden mit einer positiven HIV-Serologie. Patienten dieser Gruppe repräsentieren den sogenannten ARC-Komplex.

Das manifeste Immunmangelsyndrom findet sich im Stadium IV als ARC-Komplex, opportunistische Infektion oder Malignom.

Chirurgisch bedeutsame *Manifestationen* finden sich gastrointestinal, pulmonal und anorectal [55, 35, 7, 10].

Hingewiesen werden muß darauf, daß ca. jeder 4. Patient mit einer HIV-Infektion im Verlaufe seiner Erkrankung einem Chirurgen vorgestellt wird. Die häufigsten Gründe sind abdominelle Beschwerden, Infektionen der Haut, diagnostische Eingriffe u. ä. Wir selber hatten Patienten mit Eingriffen im anorectalen Bereich, Polytraumata, Kompartment-Syndrome und lokale Infektionen. Bezogen auf unsere Schilderung der epidemiologischen Situation und unserem Krankengut heißt dies z. B. für unsere Klinik, daß in Fällen der Behandlung von Patienten aus einer bekannten Risikogruppe oder dem Verdacht darauf in Kombination mit einer Infektion der Haut, einem anorektalem Krankheitsbild, einer Wundheilungsstörung an eine HIV-Infektion gedacht werden sollte.

Gibt es ein Risiko für das medizinische Personal? Ist das Risiko so groß, daß wir unser Verhalten ändern müssen?

Das die HIV-Infektion hervorrufende Retrovirus ist ein sehr labiles Virus. Das genuine Risiko für HIV ist gering, jede Infektion heutzutage aber sicher letal. In Deutschland wurden dem BGA von Februar 1990 bis Januar 1992 16 Fälle mit

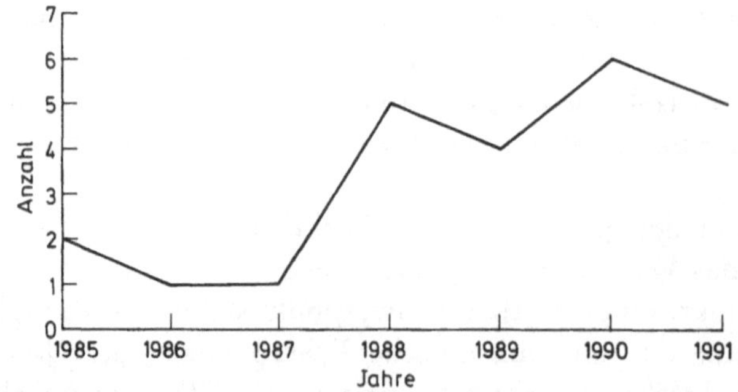

Abb. 2: Meldungen an das BGA: Anzahl der Fälle mit berufsbedingter HIV-Infektion (BGW/Stand Febr. 92).

einer berufsbedingten HIV-Infektion gemeldet (Abb. 2). In den USA gaben bis 1990 5425 Mitarbeiter des Gesundheitswesens an, eine AIDS-Erkrankung zu haben [17, 18, 12]. Davon hatten 94,4% keine Risikofaktoren auf eine HIV-Infektion. Infektionsfälle berufsbedingter Art wurden vom Center of Disease von 1981 bis 1990 in 40 Fällen gemeldet [52].

Die Infektionsgefahr, d. h. die Exposition mit Blut ist besonders in *Notfallsituationen*, wie in der Notfallambulanz beim Notarzt-Einsatz oder im Operationssaal gegeben. Ein unbekannter Patient, oft nicht ansprechbar, Situationen mit raschem Handlungsbedarf ohne die Möglichkeit der Umgebungsuntersuchung und diffiziler Befragung sind die Regel [48, 60, 61, 62].

Das Risiko, eine Infektion zu erleiden, wird einerseits von der Prävalenz positiver Patienten andererseits von der Häufigkeit möglicher Blutkontakte, geprägt [50, 51].

Die starke Schwankungsbreite der Prävalenz auf HIV in der Literatur zwischen 0,38% und 6% [19] verdeutlicht das soziale Umfeld. Je nachdem, in welchen Ballungszentren Untersuchungen in Emergency Departments durchgeführt wurden, finden sich unterschiedliche Prävalenzen auf HIV (Tab. 1).

Tab. 1: Prävalenz HIV-positiver Patienten bei der Notfallversorgung

Patienten	HIV-positiv		Autor	Jahr
2264	31	1,37%	Rhea	1991
2275	119	5,20%	Kelen	1988
2544	153	6,00%	Kelen	1989
1497	25	1,67%	Soderstr.	1989
454	6	1,32%	Sturm	1991
262	1	0,38%	Zeman	1988
203	6	3,00%	Baker	1987

Baker [5] schreckte 1987 die Öffentlichkeit auf, als er erstmals über 3% seropositive Patienten in der Notfallambulanz berichtete. Etwa 1/5 der betroffenen Patienten waren zwischen 25 und 38 Jahren alt [34, 6].

In Deutschland fanden sich so z. B. in einer Frankfurter Chirurgischen Ambulanz über 119 HIV-positive Patienten in einem 2-Jahres Zeitraum, welche ambulant behandelt wurden [29]. So ist das einmalige Risiko doch relativ klein.

Ein erhöhtes Risiko auf Blutkontakte besteht bei Notfalleingriffen, größeren Blutverlusten über 250 ml und einer Op-Zeit über 1 Stunde [45, 24, 33]. Ein Chirurg hat auf 100 Arbeitsproceduren in 18,6% einen Blutkontakt, sei es mit der Haut, eine Nadelstichverletzung oder einen Spritzer in die Schleimhäute. Gefäßchirurgische oder gynäkologische Eingriffe führen zu den häufigsten Blutkontakten [24, 4, 39, 53].

Viele tägliche Verletzungen oder Blutkontakte werden vom Personal überhaupt nicht gemeldet. Nur 35% der Blutkontakte kommen zur Anzeige [63].

Es liegt also eine relativ große Dunkelziffer vor. Eine Hamburger Studie gibt 61 Verletzungen an Nadelstiche auf 100 Beschäftigte pro Jahr an [56]. Besonders der Operateur und der erste Assistent erleiden 85% aller Blutkontakte und 65% der Verletzungen während einer Operation [47] (Abb. 3, 4).

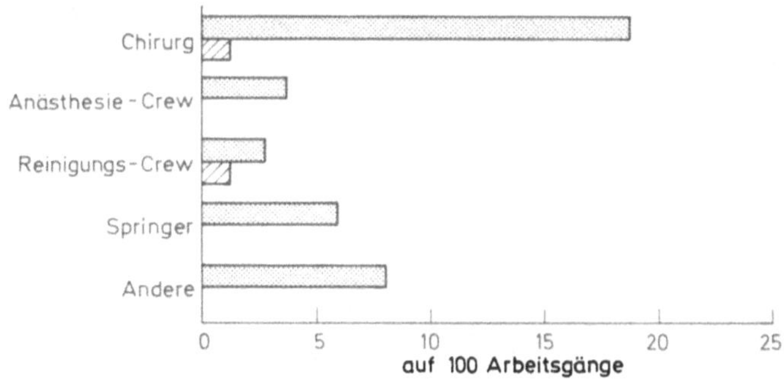

Abb. 3: Häufigkeit der Blutkontakte beim OP-Team [45].
Blutkontakte *Verletzungen*

Sehr interessant ist die Berechnung des *kumulativen Risikos* von Wears [65]. Das Risiko, bei einer einmaligen Autofahrt zu verunglücken, ist 1 : 1 Million, nach 20 Jahren Fahrpraxis aber gestiegen um 20%. Hochgerechnet auf eine mögliche HIV-Infektion beträgt es in einem Hochrisikogebiet 1,4% über 30 Jahre Exposition, in einem Niedrig-Risikogebiet 0,1% über 30 Jahre Exposition.

Zusätzlich zur Gefahr einer HIV-Infektion durch einen erkrankten Patienten besteht ein Risiko der Übertragung einer anderer Infektionskrankheiten, wie z. B. der Hepatitis [66]. In Abb. 5 sind die Verhältnisse der Übertragungswahrscheinlichkeiten anhand der Meldeliste der Berufskrankheiten 1989 aufgeführt. Daraus ergibt sich z. B. für die Hepatitis B ein weitaus höheres Übertragungsrisiko.

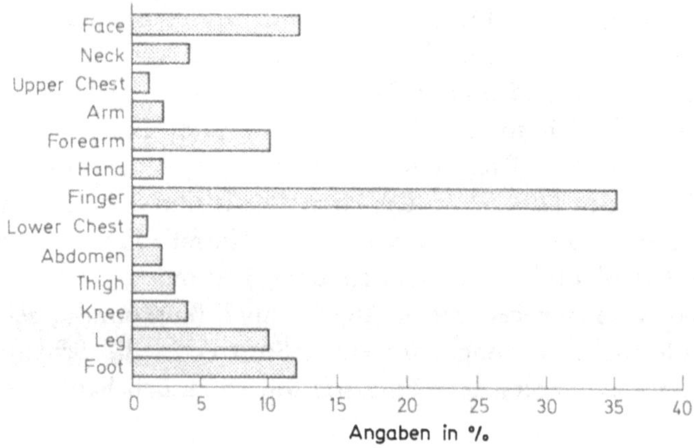

Abb. 4: Zeitpunkt von Blutkontakten beim OP-Team [31].

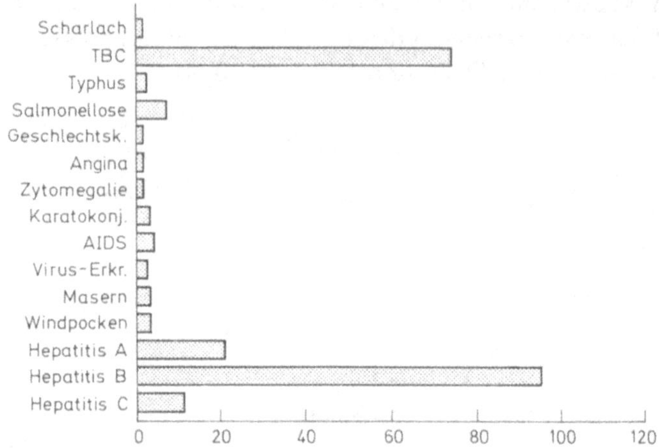

Abb. 5: Verdacht auf eine Berufskrankheit (BK) im Krankenhaus: Meldungen 1989 (BK Nr. 3101 Stand 1989).

So sterben in Amerika jährlich 200 bis 300 health care workers an einer Hepatitis B Infektion [63, 31, 40].

Die Mehrzahl der HIV-positiven Patienten ist zusätzlich neben einer Hepatitis B-Infektion [1] mit einem Zytomegalie-Virus behaftet. Der Grund dafür dürfte in der nahezu 100% Durchseuchung der Homosexuellen mit diesem Virus liegen. 3/4 der positiven Patienten stellen Homosexuelle dar.

Ebenfalls häufig ist eine zusätzliche Infektion mit dem Mycobacterium tuberculosis vorhanden. Hier in Köln waren von den zwischen 1984 und 1990 erkrankten HIV-Patienten 2,6% zusätzlich an TBC erkrankt, das waren 21 von 804

Patienten [44]. Die Häufigkeit liegt in Berlin und den USA bei 4%, in Frankfurt bei 10% und in den Entwicklungsländern bei 20 bis 60%. So haben AIDS-Kranke ein 100mal höheres Risiko, an TBC zu erkranken als gesunde Patienten.

Reichen herkömmliche Hygienemaßnahmen auf Station und im OP aus?

Hygienische Maßnahmen im Rahmen der HIV-Prävention lassen sich in allgemeine und spezielle Maßnahmekataloge einteilen. Im Rahmen der *allgemeinen Maßnahmen* geht es bei Kenntnis des Übertragungsmechanismus für eine HIV-Infektion um gezielte Maßnahmen zum Schutz des Personals, zur sicheren Dekontamination und zur sicheren Entsorgung [49, 21, 59].

Grundsätzlich stellt die Betreuung HIV-Infizierter keine höheren hygienischen Anforderung als sie für Krankheiten erforderlich sind, deren Erreger auf gleichem Wege verbreitet werden, z. B. Hepatitis B. Im operativen Bereich müssen zusätzlich Vorkehrungen zum Schutz der Inokulation der Erreger in die Haut durch Verletzungen oder über die Schleimhaut getroffen werden.

Nach dem bisherigen Kenntnisstand ist HIV im Blut, Samenflüssigkeit, Vaginalsekret, Liquor, Wundsekret, Amnionflüssigkeit, Urin und Stuhl nachgewiesen worden. So stellt der Umgang mit Patienten und deren Körperflüssigkeiten und Ausscheidungen stets ein Infektionsrisiko für das medizinische Personal dar. Die Einhaltung der Unfall- und Hygienevorschriften mindern das Risiko auf eine HIV-Infektion. Grundsätzlich besteht ein Infektionsrisiko für medizinische Mitarbeiter, für die Mitpatienten und letztendlich auch für an AIDS-erkrankte Patienten. In ihrem Falle können sich zusätzlich nosokomiale Infektionen durch die allgemeine geschwächte Abwehrlage entwickeln.

Das Retrovirus HIV ist ein instabiles Virus und weniger resistent gegenüber Inaktivierungsmitteln wie das Hepatitis B-Virus. Da die meisten HIV-infizierten Personen Hepatitis B-positiv sind, sollte zur Desinfektion nur solche Mittel verwendet werden, die auch gegen Hepatitis B-wirksam sind. So ist dies z. B. für die Haut 70–85 Vol.% Alkohol. Flächen werden mit Aldehydlösungen behandelt, für Instrumente sind thermische Verfahren zu bevorzugen. Bei notwendiger chemischer Desinfektion sind Präparate auf Aldehydbasis zu verwenden. Das Geschirr und die Eßbestecke der HIV-infizierten Patienten kann mit dem Geschirr anderer Patienten entsorgt und aufbereitet werden. Die Wäsche kann in gleicher Weise gewaschen werden. Bei der Desinfektion der Räume ist eine Scheuerdesinfektion der kontaminierten Oberfläche ausreichend. Blut, Erbrochenes o. ä. sollte unmittelbar mit einem Einmaltuch entfernt werden. Eine eigene Toilette ist sinnvoll, aber nicht unbedingt erforderlich. Sinnvoll ist die Abdeckung der Toilettenbrille oder die Desinfektion der Toilettenstühle, Schieber o. ä. mit gelisteten

Desinfektionsmitteln. Die Betten sind nach Gebrauch zu desinfizieren [49]. Die Entsorgung muß so erfolgen, daß Pflegepersonal und Müllwerker keinem Verletzungsrisiko ausgesetzt sind.

Spezielle Maßnahmen sind bei der operativen Versorgung von HIV-infizierten Patienten erforderlich. Ein professionelles Verhalten bietet optimalen Schutz des gesamten Op-Teams. Nach Pohle [59] ist der HIV-Antikörper Test sicher hilfreich zur Erkennung von Infektionen, ersetzt aber nicht die hygienischen Maßnahmen. An erster Stelle ist die Information des Personals und die Begrenzung auf eine unbedingt notwendige Anzahl an Personen zu nennen. Das Operieren sollte in einer ruhigen Atmosphäre ohne Streß und Hektik erfolgen. 76% der scharfen Verletzungen, welche Wright [64] beobachtete, geschahen beim Nähen (Abb. 6). So sollten mögliche Risiken besprochen werden, Instrumente nur unter Sicht angereicht werden und der Einsatz scharfer Instrument auf ein Minimum reduziert werden. Desweiteren ist das Tragen von doppelten Handschuhen, wasserundurchlässiger Kleidung, Brillen und Mund- oder Gesichtsmasken sowie von wasserdichtem Schuhwerk erforderlich. Bei Einhaltung der Vorsichtsmaßregeln lassen sich in nahezu 3/4 der Fälle Blutkontakte mit der Haut verhindern [45, 24].

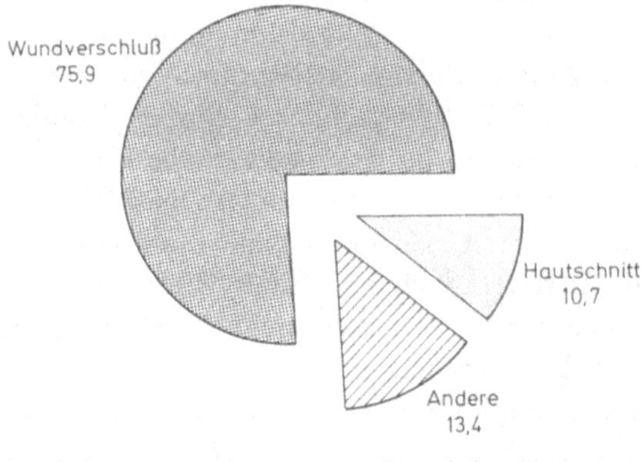

Abb. 6: Häufigkeit von Verletzungen während der Operation

Beim Tragen von doppelten Handschuhen finden sich bei etwa 1/5 der Fälle Verletzungen des äußeren Handschuhes, der Innere ist nur bei etwa 1/20 verletzt.

Keinen Einfluß auf die Verletzungshäufigkeit hat die Kenntnis über den HIV-Status des Patienten [24].

Zur Drainage sind geschlossene Systeme zu verwenden. Verwendete Tupfer und Kompressen sind in besonders gekennzeichnete Müllsäcke zu entsorgen, Kanülen und Skalpelle in feste Behälter zu geben. Der OP-Saal ist nach Benutzung durch Flächendesinfektion mit einem aldehydhaltigem Desinfektionsmittel zu unterziehen. Eine Raumdesinfektion mittels Formaldehyd-Verdampfung ist nicht notwendig.

Alle diese recht banal klingenden Grundsätze scheinen bei Kenntnis der Problematik leicht und sicher durchführbar [27]. Trotz intensiver Besprechung der durchzuführenden Schutzmaßnahmen fand Hammond [28] nur in 16% Compliance in der Versorgung von Unfallverletzten. Die erforderlichen Schutzmaßnahmen ergriffen die Mitarbeiter nur bei 9 von 81 verletzten Patienten. Während nahezu immer Handschuhe benutzt wurden, verzichtete man meistens auf den Schutz von Mund, Augen, Körper und Füße. Die Gründe waren: Vergessen, nicht gewußt oder keine Zeit. Selbst in 40% der Intubationen nahm man sich keine Zeit für einen entsprechenden persönlichen Schutz.

Ein anderer Aspekt spezieller hygienischer Maßnahmen läge in der Anforderung an die Industrie, gezielt Forschungskapazitäten auf die „safer surgery" einzusetzen. Das bekannte Nadelstichmodell zeigt, wie allein durch Benutzung eines 2. Handschuhes die Infektionsrate sinkt. Die Entwicklung reiß- und stichfester Handschuhe, eventuell kombiniert mit einem Fingerling aus biegsamen Metall, bietet zusätzliche Sicherheiten. Der Einsatz von Gewebekleber läßt auf die gefährliche Naht verzichten. Mittels Laser und Ultraschalldissector verliert das Skalpell sein hohes Risiko.

Ärztlicherseits sind neben Beachtung der Schutzmaßnahmen für das medizinische Personal Resourcen im Schutz des Patienten vor einer HIV-Infektion vorhanden. Einerseits schützt der „geschützte Arzt" den Patienten, so daß keine Infektion Arzt – Patient entstehen kann. Andererseits ist es heute möglich geworden, nahezu bei fast allen elektiven Eingriffen durch fremdblutsparende Maßnahmen Infektionsquellen für den Patienten auszuschalten. Eine autologe Transfusion ist überall durchführbar. Hämodilution, Plasmapherese, Eigenblut und Cell-saver mindern signifikant das Risiko und gehören mit zu den speziellen Begriffen hygienischer Maßnahmen.

Welche juristischen Probleme stehen einer Testung entgegen?

Wichtigster Virusträger ist das Blut. Somit ist nach wie vor die Diskussion um eine mögliche Testung aller chirurgischer Patienten ein aktuelles Thema. Trotz der hohen Treffsicherheit der heutigen Testmethoden (ELISA-Test) ist keine 100% Nachweisbarkeit möglich. Bedingt durch die Latenzzeit der Serokonversion birgt auch die Testung ein geringes Restrisiko. Ein negatives Testergebnis bedeutet lediglich, daß sich zum jetzigen Zeitpunkt keine Antikörper im Organismus befinden [54].

Schünemann hat treffend die juristischen Aspekte der HIV-Infektion dargestellt. Gegenüber einer kollektiven Bedrohung, wie sie die AIDS-Seuche für unsere Gesellschaft darstellt, kommt dem Recht im Grundsatz die gleiche Doppelaufgabe zu, wie der Medizin, nämlich zum einen: Schutz der Gesellschaft vor dieser

Bedrohung, und zum anderen: Linderung der Not in den Bereichen, wo das Verhängnis letztlich unabwendbar seinen Lauf nimmt. Aus diesem Gedanken heraus sollte das Arztrecht verstanden werden.

Eine Vielzahl von Krankenhäusern ist dazu übergegangen, mit dem Aufnahmeantrag eine Einwilligung zum HIV-Test zu unterschreiben. Hier stellen sich zwei bisher nicht eindeutig geklärte Problemkreise dar. Einerseits die Frage nach einer möglichen Ablehnung der Behandlung bei fehlendem Einverständnis von Seiten des Patienten zur Testung, andererseits die erforderliche Mitteilung über ein eventuelles Infektrisiko von Seiten des Patienten.

Nach geltendem Recht ist in einer chirurgischen Klinik eine Testung auf HIV nur nach einem ausführlichem Aufklärungsgespräch mit dem Patienten möglich. Die bloße Einverständniserklärung auf einem Formblatt ersetzt nicht das erforderliche Aufklärungsgespräch [3, 22]. Auch ein stillschweigendes Einverständnis zur routinemäßigen Blutentnahme und -untersuchung enthält nicht die HIV-Testung. Fordert ein Arzt die Zustimmung zur Testung, hat er nach der heutigen Rechtsprechung die Patienten über die möglichen Folgen des positiven Testbefundes sowie über mögliche straf-, arbeits- und (privat)versicherungsrechtlichen Konsequenzen aufzuklären und zu prüfen, ob seitens des Partners, der Familie oder der Freunde Unterstützung zu erwarten ist. Es gilt der Grundsatz: Ausdrückliche Einwilligung nach Aufklärung.

Problematisch für uns Chirurgen ist es, daß nach der derzeit gültigen Rechtsprechung niemand verpflichtet ist, bei Wissen um seinen HIV-Status diesem dem Krankenhaus oder einzelnen Ärzten mitzuteilen. Ebenfalls ist das Krankenhaus nicht berechtigt, die Aufnahme von der Einwilligung in einen HIV-Test abhängig zu machen. Zwar gilt der Grundsatz der Vertragsfreiheit, dieser ist aber vielfach eingeschränkt, so durch Notfälle, Bundesländern typische Gesetze, Spezialkrankenhaus und Verträge gegenüber den Krankenkassen [3].

Die allgemeine Rechtsprechung geht vom Gedanken aus, daß bei Einhaltung der allgemeinen Hygienevorschriften von einem Patienten mit HIV keine Gefahr ausgehe, unabhängig, ob dies der Arzt wisse oder nicht. Die Blutentnahme zum Zwecke der HIV-Testung ohne Einwilligung stellt nach § 223 StGB eine strafbare Körperverletzung dar. Eine spätere Testung einer zunächst ohne Testabsichten entnommenen Blutprobe ist hingegen keine Körperverletzung, sondern ein Verstoß gegen die informationelle Selbstbestimmung und kann zum Schadensersatz führen.

Streitpunkt bleibt die Interpretation des seuchenrechtlichen Gefahrenbegriffes [3]. Die bisherige Ablehnung der Testung fußt auf der Tatsache, daß nur bei Vorliegen einer Gefahr der Infizierung gesunder Personen seuchenrechtlich vorgegangen werden darf. Unserer Meinung nach jedoch muß der erkrankte Patient auch die Schutzbedürfnisse des behandelnden medizinischen Personales respektieren.

Die Ablehnung eines HIV-infizierten Patienten oder eines an AIDS-erkrankten ist grundsätzlich nicht möglich. Gem. Art. 12 Abs. 1 GG ist der Arzt jedoch in der Ausübung seines Berufes frei. Die Grenzen der Berufsfreiheit werden jedoch zum einen in der allgemeinen Hilfeleistungspflicht und zum anderen im ärztlichen Standesrecht gesehen. Er ist somit sittlich und rechtlich gebunden, berufsethische Maßnahmen konstituieren zugleich Rechtspflichten des Arztes. Speziell der Kassenarzt hat die öffentlich-rechtliche Pflicht, sozialversicherte Personen zu behandeln. Nur bei Vorliegen eines triftigen Grundes darf dieser dies ablehnen. Dies kann in einem geschwundenen Vertrauensverhältnis bestehen, einer Überlastung, einem ungebührlichem Verlangen oder einer Überanspruchung der Fachkenntnisse. Anders beim Privatpatienten, wo es grundsätzlich Sache des Arztes ist, einen Behandlungsvertrag zu schließen. Dies gilt allerdings nur solange, wie der Patient die Möglichkeit besitzt, ohne Schaden für seine Gesundheit rechtzeitig einen anderen Arzt aufzusuchen [3].

Ist durch die vorgenannte Problematik es nicht möglich, alle Patienten zu testen, gewinnen andere Maßnahmen der Kontrolle auf eventuelle Risikofaktoren eine besondere Bedeutung. Hier ist in erster Linie an die exakte Anamnese sowie die gezielte Fragestellung nach einer möglichen Exposition bei bestimmten Erkrankungen. Anamnese, Risikofaktoren, check up, sensible Befragung und Abchecken des sozialen Status sind heutzutage unverzichtbar.

Das von Wilson [67] aufgezeichnete Umgebungsprofil für HIV-begünstigende Faktoren stellt dies plastisch dar: Verarmung, Verstädterung, Anonymität des Lebens, wechselnde Arbeit, fehlender Kontakt untereinander, Trennung von der Familie auf längere Zeit und schlechtes soziales Umfeld.

Probleme bei der Operation

Operative Eingriffe schwächen durch Beeinträchtigung der mitogenen Lymphocytenstimulierbarkeit die humorale Abwehr [32, 26]. So potenziert der operative Streß zusätzlich die schon vorhandene Immunschädigung eines an ARC oder AIDS erkrankten Patienten. Deshalb gelten für einen HIV-positiven Patienten ohne manifeste Symptome andere Operationsindikationen als für einen Patienten mit einer manifesten AIDS-Erkrankung.

Dem seropositiven Patienten ohne klinische Symptome kann jeder elektive Wahleingriff empfohlen werden.

Anders ein Patient mit AIDS oder einem ARC Komplex. Hier stellen sich zwei Hauptprobleme: die erhöhte Infektanfälligkeit der AIDS-Erkrankten und die AIDS-spezifischen Superinfektionen [57].

Eingriffe bei AIDS-Erkrankten gehen mit einer höheren Rate an Komplikationen einher.

Aus diesem Grund sollten Operationen bei diesem Patientengut auf Notfallmaßnahmen beschränkt sein. Stehen alternativ mehrere Methoden zur Wahl, ist der risikoärmere Eingriff zu wählen.

Gibt es ein signifikantes Risiko der Übertragung von HIV vom medizinischen Personal auf Patienten?

Medizinisches Personal und auch Chirurgen stehen nicht außerhalb der Gesellschaft [25]. So ist es möglich, daß es zu HIV-Infektionen, sei es berufsbedingt oder nicht, kommt [42].

Aufgeschreckt wurden die Medien, als erstmals 1990 in Amerika der Fall eines HIV-infizierten Zahnarztes bekannt wurde, welcher mindestens 3 seiner Patienten mit HIV-infizierte [64, 14, 15, 16]. Laborchemische und epidemiologische Untersuchungen konnten anhand der Nuklid-Sequenzen die DNA-Sequenz des HIV-Retrovirus schlüssig nachweisen. Der Arzt hatte ca. 1100 Patienten behandelt. Nicht nachvollzogen wurde der Infektionsweg. Auch bei der Hepatitis B konnten Infektionen vom Arzt zum Patienten und umgekehrt gut dokumentiert werden [9]. So infizierte ein englischer Gynäkologe 22, das sind 9% seiner 247 Patientinnen.

Dies könnte bedeuten, daß wenn die Forderung nach Testung der Patienten von Seiten der Mediziner legitim ist, eine ähnliche Forderung von Seiten des Patienten gegenüber dem ihn behandelnden Arzt erlaubt ist. Die mögliche Übertragung des HIV-Virus ist nach den uns bekannten Bedingungen nur in seltenen Fällen wahrscheinlich. Schon allein die Schutzmaßnahmen des medizinischen Personales und die Labilität des Retrovirus sprechen dagegen. In England sind mittlerweile 6 an AIDS erkrankte Zahnärzte und 16 Chirurgen bekannt [9]. Im Falle eines positiven Chirurgen wurde 76 seiner 339 Patienten getestet. Alle waren negativ. Die größte retrospektive Untersuchung stammt aus den USA. Hier wurden 1625 von 2160 Patienten eines an AIDS-verstorbenen Chirurgen identifiziert, von den 616 getestet werden konnten. Nur 1 Patient war positiv, er stellt sich als i. v. drogenabhängig heraus [9]. Trotz des geringen Risikos muß aber die lange Latenzzeit bedacht werden. Der Nachweis einer Infektion bedingt durch die Operation dürfte dann schwer werden.

Daher sollten Mitarbeiter des Gesundheitswesens mit einem positiven HIV-Status invasive Eingriffe nicht vornehmen. Die Einteilung chirurgischer Eingriffe in hoch, mittel und niedrig gefährdend auf eine virale Übertragung [46] ist sicherlich nicht gerechtfertigt. Darüber hinaus kann dem Patienten keine Benefit entstehen, weist der behandelnde Chirurg eine Unbedenklichkeitsbescheinigung für eine AIDS-Erkrankung vor. Ist schon das Risiko gering, einen HIV-positiven Patienten zu behandeln, so ist es beim medizinischen Personal mit Sicherheit noch geringer. Jede andere Maßnahme führt nur zu einer Verunsicherung der Patienten.

Schlußfolgerung

Zusammenfassend läßt sich sagen:

AIDS stellt eine der möglichen Infektionen dar, welche wir uns im chirurgischen Alltag zuziehen können. Gemessen an anderen Infektionen ist das Vorkommen gering. Der Operateur ist vom OP-Team am gefährdetsten. Nicht vergessen sollten wir aber, stets Schwestern und Pfleger auf mögliche Verletzungssituationen hinzuweisen und ihren Schutz zu kontrollieren.

Das berufsbedingte Risiko ist mit unter 1% als gering einzuschätzen. Bei Infektion ist der Ausgang jedoch sicher letal. Den einzig möglichen Schutz stellt die konsequente Einhaltung spezieller hygienischer Maßnahmen dar.

Literatur

[1] Abb, J.: Durchsetzung mit Hepatitis C-Virus-Antikörpern bei Krankenhaus und Allgemeinbevölkerung. Ö. Gesundh.-Wes. *53* (1991) 158–160.
[2] AIDS-Zentrum des BGA: AIDS-Nachrichten 5/90 S. 3.
[3] AIDS und HIV im Recht – Ein Leitfaden. Hrsg.: Deutsche AIDS-Hilfe e. V. Palette Verlag 1991.
[4] Aprahamian, Ch., S. B. Walker, E. J. Quebbeman et al.: Use of medical center facilities by human immundeficiency virus (HIV)-positive patients. J. Trauma *30* (1990) 745–747.
[5] Baker, J. L., C. D. Kelen, K. T. Sivertson et al.: Unsuspected human immundeficiency virus in critically ill emergency patients. JAMA 257 (1987) 2609–2611.
[6] Baraft, C. J., D. A. Talan, M. Torres: Prevalence of HIV antibody in a noninner-city university hospital emergency department. Ann. Emerg. Med. 20 (1991) 782–786.
[7] Barone, J. E., B. J. Gingold, T. F. Nealon et al.: Abdominal pain in patients with aquired immune deficiency syndrome. Ann. Surg. 204 (1986) 619.
[8] Bericht des AIDS-Zentrums des BGA 10/91.
[9] Bird, A. G., S. M. Gore, A. J. Leigh-Brown et al.: Escape from collective denial: HIV transmission during surgery. BMJ 303 (1991) 351–352.
[10] Braun, J.: Chirurgische Probleme bei AIDS-Kranken. BDC-Akademie 1 (1989) 7–8.
[11] Centers for Disease Control: The HIV-epidemic: The first 10 years. MMWR 40 (1991) 357.
[12] Centers of Disease Control: The second 1 00 000 cases of aquired immunodeficiency syndrome United States. JAMA 267 (1992) 788.
[13] Center for Disease Control: Update: Aquired immunodeficiency syndrome – United States 1981–1990. JAMA 265 (1991) 3226–3227.
[14] CDC: Public Health Service: Guidelines for counseling and antibody testing to prevent HIV-infection and AIDS. MMWR *36* (1987) 509–515.
[15] Centers for Disease Control: Possible transmission of human immundeficiency virus to a patient during an invasive dental procedere. MMWR *39* (1990) 489–493.
[16] Centers of Disease Control: Estimates of the risk of endemic transmission of hepatitis-B virus and human immunodeficiency virus to patients by the percutaneos route during invasive surgical and dental procedures. MMWR *40* (1991) 21–33.
[17] Ciebielski, C. A., D. M. Bell, M. E. Chamberlain et al.: When a house officer get AIDS. N. Engl. J. Med. 322 (1990) 1156.

[18] Chamberland, M. E., C. J. Conley, T. J. Bush et al.: Health care workers with AIDS. JAMA *266* (1991) 3455–3462.
[19] Charache, P., J. L. Cameron, A. W. Maters et al.: Prevalence of infection with human immundeficiency virus in elective surgery. Ann. Surg. 214 (1991) 562–568.
[20] Der Spiegel. Nr. 49 2. Dezember (1991) 282–295.
[21] Exner, M., L. Krizek, P. Hoffmann et al.: Hygienische Maßnahmen zur Verhütung der Übertragung von HIV (LAV/HTLV III) im Krankenhaus. Öff.-Gesundh. Wes. *49* (1987) 634–638.
[22] Frankenberg, G.: AIDS – Bekämpfung im Rechtsstaat: Aufklärung – Zwang – Prävention Baden Baden 1988.
[23] Gallo, R. C., Wong-Staal, F.: A human T-lymphotropic retrovirus (HTLV-III) as the cause of the aquired immunodeficiency syndrom. Ann. Intern. Med. *103* (1985) 679–689.
[24] Gerberding, J. C., C. Littell, A. Tarkington et al.: Risk of exposure of surgical personell to patients blood during surgery at San Franzisko General Hospital. N. Engl. J. Med. *322* (1990) 1788–1793.
[25] Gerberding, J. L., W. P. Schecter: Surgery and AIDS – Reducing the risk. JAMA *265* (1991) 1572–1573.
[26] Goeddert, J. J., C. M. Kessler, C. M. Aledort et al.: A prospective study of human immundeficiency virus type I infection and the development of AIDS in subject with hemophilia. N. Engl. J. Med. *321* (1989) 1141–1148.
[27] Go, G. W., L. J. Baraff, D. L. Schriger: Management guidelines for health care workers exposed to blood and blood fluids. Ann. Emerg. Med. *20* (1991) 1341–1350.
[28] Hammond, J. S., J. M. Eckes, R. N. Gerardo et al.: HIV, trauma and infection control: universal precaution are universally ignored. J. Trauma *30* (1990) 555–561.
[29] Henne, Th., J. Windolf, J. Strelitz et al.: HIV-positive Patienten im chirurgischen Alltag. Chirurg *61* (1990) 112–115.
[30] Hübner, K.: Morphologische Befunde bei AIDS. BDC-Akademie 1 (1989) 1–2.
[31] Hussain, S. A., A. B. A. Latif, A. A. A. Choudhary: Risk to surgeon: a survey of accidental injuries during operations. Br. J. Surg. 75 (1988) 314–316.
[32] Kasperczyk, W. J., J. Sturm, W. Verhagen et al.: AIDS-Problematik in der Unfallchirurgie. Unfallchirurgie *93* (1990) 89–95.
[33] Kelen, G. D., S. Fritz, B. Qadish et al.: Unrecognized human immundeficiency virus infection in emergency departments patients. N. Engl. J. Med. *318* (1988) 1645–1650.
[34] Kelen, C. D., S. Fritz, B. Qadish et al.: Substantial increase in human immundeficiency virus (HIV-1) infection in critically ill emergency patients: 1986 and 1987 compared. Ann. Emerg. Med. *18* (1989) 378–382.
[35] Klein, R. S., C. A. Harris, C. B. Small et al.: Oral candidiasis in high risk patients as the initial manifestation of the aquired immunodeficiency syndrome N. Engl. J. Med. *311* (1984) 354–359.
[36] Lipsett, P., M. D. Allo: AIDS and the surgeon. Surg. Clin. North. Am. 68 (1988) 73–88.
[37] Macho, J. R.: Gastrointestinal surgery in the AIDS-patient. Gastro. Clin. North Am. *17* (1988) 583–570.
[38] Maas, G.: Was wir heute über den Erreger der AIDS-Infektion wissen. Dt. Ärzteblatt *88* (1991) 324–329.
[39] Marcus R.: Surveillance of health care workers exposed to blood from patients infected with the human immunodeficiency virus. N. Engl. J. Med. *319* (1988) 1118–1123.
[40] McGray, E.: Cooperative needlestick surveillance group: occupational risk of the aquired immunodeficiency syndrome among health care workers. N. Engl. J. Med. *314* (1986) 1127–1132.
[41] Meyer, A. A.: The surgical management of AIDS and HIV-infected patients. Adv. Surg. *22* (1989) 57–74.

[42] Mishu, B., W. Schaffner, J. M. Horan: A surgeon with AIDS. JAMA *264* (1990) 462–470.
[43] Montagnier, L.: Lymphadenopathy – associated virus: From molecular biology to pathogenicity. Ann. Intern. Med. 103 (1985) 689–693.
[44] Müller, H.: AIDS und Tuberkulose. Öff. Gesundh.-Wes. *53* (1991) 23–25.
[45] Panililio, A. L., D. R. Foy, J. R. Edwards et al.: Blood contacts during surgical procedures. JAMA *265* (1991) 1533–1537.
[46] Porter, J. D., J. G. Cruichshank, P. H. Gentle et al.: Management of patients treated by surgeon with HIV infection. Lancet *335* (1990) 113–114.
[47] Quebberan, E. J., G. L. Telford, S. Hubbard et al.: Risk of blood contamination and injury to operation room personal. Ann. Surg. *214* (1991) 614–620.
[48] Rhee, K. J., T. E. Albertson, K. W. Kizer et al.: The HIV-1 seropavalence rate of injured patients admitted through California emergency departments. Ann. Emerg. Med. *20* (1991) 969–972.
[49] Richtlinie Krankenhausinfektionen. Hygienische Maßnahmen zur Verhütung der Übertragung von HIV im Krankenhaus. Lieferung 9 Dezember 1988.
[50] Rothenberg, R., M. Woelfeld, R. Stoneburner et al.: Survival with the aquired immunodeficiency snydrome: Experience with 5833 cases in New York City. N. Engl. J. Med. *317* (1987) 1297–1302.
[51] SAEM Ethics Commitee: The HIV-infected emergency health care professional. Ann. Emerg. Med. *20* (1991) 1036–1040.
[52] SAEM Ethics Commitee: The HIV-Infected emergency health care professional. Ann. Emerg. Med. *20* (1991) 1036–1040.
[53] Schechter, St., J. Amaral: Aquired immune deficiency syndrome and the surgeon. Rhode Island M. J. *74* (1991) 113–115.
[54] Schumpelick, V., J. Braun: Human Immundefiency Virus – HIV in der Chirurgie. Beilage zu den Mitteilungen der Gesellschaft für Chirurgie 3/1991.
[55] Schumpelick, V., J. Braun, M. Knauf et al.: AIDS aus der Sicht des Chirurgen. Chirurg *58* (1987) 814–822.
[56] Schunche, H.: Maßnahmen zur Verhütung von Virusinfektionen durch Hepatitis und HIV-Erreger im OP. In: J. Sander, U. Sander (Hrsg.): Praxis der Krankenhaushygiene, S. 247–253. Monika Schliehe Verlag 1988.
[57] Siewert, R.: AIDS – derzeitige Bedeutung für die Chirurgie. Langenbecks Arch. Chir. 374 (1989) 60–64.
[58] Steel, E., H. W. Haverkos: Increasing incidence of reported cases of AIDS. N. Engl. J. Med. 325 (1991) 65–66.
[59] Stroscher, J.: Lehren aus den bisherigen Erfahrungen mit der Immunschwächekrankheit AIDS. In: Praxis der Krankenhaushygiene, S. 247–253. (Hrsg.) J. Sander und U. Sander, Monika Schliehe Verlag 1988.
[60] Sturm, J. T.: HIV-prevalence in a western emergency department. Ann. Emerg. Med. *20* (1991) 276–278.
[61] Soderstrom, C. A., P. A. Furth, D. Glasser et al.: HIV infection virus in a trauma center treating predominantly rural blunt trauma victims. J. Trauma *29* (1989) 1526–1530.
[62] Talan, D. A., Ch. A. Kennedy: The management of HIV-related illness in the emergency patient. Ann. Emerg. Med. *20* (1991) 1355–1365.
[63] Tandberg, D., K. K. Stewart, D. Doezema: Under-reporting of contaminated needlestick injuries in emergency health care workers. Ann. Emerg. Med. 20 (1991) 66–70.
[64] Update: Transmission of HIV-infection-during an invasive dental procedure – Florida. JAMA *265* (1991) 563–568.
[65] Wears, R. C., D. J. Vukich, Ch. Winton et al.: An analysis of emergency physicians cumulative career risk of HIV-infection. Ann. Emerg. Med. *20* (1991) 749–753.

[66] Welch, J., M. Webster, A. J. Tilzey et al.: Hepatitis B infection after gynaecological surgery. Lancet *4* (1989) 205–206.
[67] Wilson, D., B. Sibanda, L. Mboyi et al.: A pilot study for an HIV prevention programm among commercial sex workers in Bulawayo, Zimbabwe. Coc. Sci. Med. *31* (1990) 609–618.
[68] World Health Organization. In point of fact. Geneva: World Health Organization May 1991.

Hygiene im chirurgischen Alltag Standortbestimmung und Standards 1992

M. Schweins

Einleitung

Im vorliegenden Beitrag wird die Vielzahl der Literatur zum Thema Hygiene in der Chirurgie abschnittsweise zusammengestellt, gewertet und zu praktikablen Hygieneregeln für den chirurgischen Alltag formuliert.

Die dann im Anhang nochmal gesondert aufgeführten Regeln sind unseres Erachtens breit anwendbar und gewähren bei entsprechender Disziplin ausreichende Sicherheit.

Durch die Belegung jedes Punktes mit der entsprechenden Literatur ist eine größtmögliche Transparenz geschaffen. Dies erlaubt zum einen eine schnelle Orientierung zu speziellen Fragestellungen, zum anderen ist die Einarbeitung neu erscheinender Arbeiten jederzeit möglich.

Die Abweichungen zu den Vorschriften des BGA ergeben sich fast von selbst und sind entsprechend kommentiert und diskutiert. Da dies fundiert begründet ist, dürften, auch bei dem rechtlichen Status der Richtlinien, im Alltag keine Probleme entstehen [214, 227].

Aufbau

Es wird zunächst in jedem Abschnitt versucht, eine oder mehrere Schlüsselfragen zu formulieren, die uns während des Literaturstudiums auffielen oder uns von Teilnehmern am Kongreß gestellt wurden. Diese sind Aufhänger und beschreiben nur einen Teil der darauffolgenden Diskussion der Literatur.

In der Diskussion wird versucht, Fakten gegen Meinungen und aussagekräftige gegen weniger aussagekräftige Literatur abzugrenzen und zu wichten, wie es in der Vorbereitung des Kongresses auch schon geschah (Kap. 4).

Am Ende jedes Kapitels mündet die Diskussion dann in eine oder mehrere Hygieneregeln für den jeweiligen Abschnitt oder Bereich.

Entwicklung von Hygienestandards

OP-Bereich

Seit jeher war der Operationstrakt der empfindlichste Teil in der Vorstellung und Meinungsbildung der Chirurgen. In den vergangenen Jahren haben wir aber immer wieder erfahren müssen, daß wir mit der besten Technik auch die falsche Operation durchführen können. Hier sei beispielhaft die langjährig durchgeführte Ligatur der A. mammaria zur Verbesserung der Herzmuskeldurchblutung erwähnt.

Operationsverfahren sind immer wieder dem neuesten Stand von Wissenschaft und Technik angepaßt worden. In der Unfallchirurgie führte dies in den letzten Jahren zu wieder mehr konservativen Vorgehensweisen, in der Allgemeinchirurgie brachte es der Minimal Invasiven Chirurgie den Durchbruch.

Trotz zunehmender Bedeutung der prä- und postoperativen Faktoren ist die schnelle und saubere Anwendung modernster chirurgischer Techniken ein wesentlicher Teil des Gesamterfolges einer chirurgischen Therapie.

Einen nicht unwesentlichen Teil seiner Zeit verbringt der Chirurg im Operationstrakt mit nötigen, lästigen, oft nicht verstandenen und teilweise mystisch anmutenden Hygienemaßnahmen, die auf wundersame Weise im Norden anders als im Süden, in Europa anders als in Deutschland und jenseits der großen Meere wieder ganz anders sind.

Wie, fragt sich der akademisch denkende Chirurg, verhalte ich mich? Mache ich auf meinen Reisen die Augen dies betreffend zu, ignoriere ich einfach „andere Länder, andere Sitten"?

Daß der Patient den größten Teil seiner potentiellen späteren Infektionen während der vulnerabelsten Zeit, dem Operationszeitpunkt, aquiriert, wird allgemein angenommen [59, 61, 73, 172, 180, 182] und mit den übereinstimmenden mikrobiologischen Befunden am Ende einer Operation und bei späteren Infektionen begründet.

Verständlicherweise war dieser Bereich in der Literatur und auf dem Kongreß Gegenstand vieler Untersuchungen, Spekulationen, Unsicherheit und Nachfragen.

Organisation von Operationseinheiten

Macht es Sinn, septische und aseptische Operationen räumlich zu trennen, oder genügt eine funktionelle Trennung ohne eine Zunahme der Infektionen in einer Klinik?

Während in der deutschsprachigen Literatur die Diskussion über eine räumliche Trennung von aseptischem und septischem Operationssaal teilweise noch sehr heftig geführt wird [63, 65, 110, 111, 178], ist dies international kein Thema mehr.

Ähnlich wie in den USA [95] wird auch in den meisten anderen europäischen Ländern nur eine funktionelle Trennung eingehalten und in Veröffentlichungen vorausgesetzt [10, 82, 132, 150, 211, 224].

Der fehlende Beweis einer sinnlosen oder wirkungsvollen räumlichen Aufteilung in septische und aseptische OP-Abteilungen [63, 64, 110] muß ja nicht automatisch in die wesentlich teurere Alternative münden. Die seit Jahrzehnten in anderen Ländern, die im Vergleich zur BRD nicht über erhöhte Infektionsraten berichten, ausgeübte Praxis der funktionellen Trennung aseptischer und septischer Operationen ist der beste Nachweis, daß diese Maßnahme ausreichend ist.

Die berechtigte Sorge um die Einhaltung von Hygienemaßnahmen durch das Personal ist hier auch keine Entscheidungshilfe, obwohl diese in neueren Publikationen [75] wieder Nahrung erhält.

Grundsätzlich werden sich Ärzte und Pflegepersonal in Ländern wie Amerika, Schweden, Dänemark und England in ihrer Disziplin bei der Einhaltung von Hygienemaßnahmen nicht von den Kollegen bei uns unterscheiden, wie auch in der Diskussion auf dem Kongreß deutlich wurde.

Auch Untersuchungen zur Keimzahl in OP-Abteilungen nach septischen und aseptischen Eingriffen [67, 192] zeigen keinen signifikanten Unterschied und rechtfertigen nicht die Einrichtung eigenständiger OP-Abteilungen. Hier konnte sowohl in einem Krankenhaus mit als auch ohne eigene septische OP-Abteilung nachgewiesen werden, daß die Luftkontamination nach aseptischen Operationen höher lag als nach septischen Operationen, was ältere Untersuchungen bestätigt [2]. Auch andere Untersuchungen [105, 127, 215] ergaben keine Argumente für eine räumliche Trennung.

Demzufolge lautet unsere *Hygieneregel* für die OP-Organisation (die Numerierung der folgenden Hygieneregeln entspricht der Numerierung im Anhang dieses Buches):

10. Die Operationen sind so zu organisieren, daß, entsprechend der Einteilung von CDC und BGA in saubere bis schmutzige Operationen, eine zeitliche Reihenfolge von a = sauber über b = sauber/kontaminiert nach c = schmutzig eingehalten wird. Eine räumliche Zuordnung von z. B. septischen Operationen zu bestimmten Operationssälen ist nicht notwendig.

Betreten des OP-Traktes

Fragen: Wie erkläre ich meinen Gästen im OP Fußmatten, Gesichtsmasken, ultraviolettes Licht? Muß der OP-Saal mit Schutzkleidung, Haube und Mundschutz betreten werden? Werden Spezialschuhe angezogen oder reichen Überschuhe – sind diese vielleicht sogar gefährlich [121]?

Wenn wir wie Ayliffe [10] annehmen, daß Infektionen nicht durch Räumlichkeiten, Ausstattungen oder Instrumente verursacht werden, sondern patienteneigene Flora und Übertragungen durch das Personal die Hauptquellen für nosokomiale Infektionen sind, lassen sich weitere Hygieneregeln gut ableiten.

Sowohl er als auch Millar [164] und Borst [43] weisen die Anzahl des OP-Personals als auch dessen Bewegung und Gespräche als wesentliche Faktoren für die Luftkontamination im OP nach.

Eine Reihe von Autoren [30, 32, 216] empfehlen das Entkleiden bis auf die Unterwäsche und anschließend Anziehen einer speziellen OP-Bereichskleidung. Wir empfehlen aufgrund weiterer Untersuchungen [202, 220, 222] die vollständige Entkleidung, da die nach den Operationen verschmutzte oder kontaminierte Haut durch Duschen leicht zu reinigen, gleichermaßen verunreinigte Unterwäsche jedoch nur schwerlich zu wechseln ist.

Verschmutzung der persönlichen Kleidung zu vermeiden ist auch das wesentliche Argument, spezielle OP-Schuhe zu verwenden [24, 30].

Wie Humphreys [122] in einer Untersuchung zeigen konnte, wäre aus hygienischen Gründen das Betreten des OP-Traktes mit Straßenschuhen möglich. Tragen von Überschuhen verhindert nicht eine vermehrte Bodenkontamination [107], sondern verursacht eine vermehrte Händekontamination [7].

Eine sorgfältige Händedesinfektion würde das Tragen von Ringen möglich machen [129], aus Gründen der Unfallverhütung sollten Schmuckstücke aller Art abgelegt werden.

Da die Hände als Hauptquelle aller Infektionsübertragungen gelten, wird eine hygienische Händedesinfektion vor Betreten des OP-Traktes durchgeführt.

Die dementsprechenden *Hygieneregeln* lauten wie folgt:

1. Betreten des OP-Bereiches nach dem Umkleiden in der Personalschleuse mit OP-Kleidung und OP-Schuhen. Vor dem Betreten ist eine hygienische Händedesinfektion durchzuführen (30 Sekunden).
3. Aus Sicherheitsgründen sind Schmuckstücke aller Art abzulegen.
8. Die Türen im OP-Saal sind immer geschlossen zu halten.
   Personenverkehr und Gespräche sind auf das Notwendigste zu beschränken.

Hauben und Gesichtsmasken

Unseres Wissens gibt es keine Studie, die den Einfluß der Benutzung oder Nichtbenutzung von OP-Hauben auf das letztlich relevante Zielkriterium „postoperative Infektionen“ allein untersucht hat.

Humphreys [123] konnte in einer experimentellen Untersuchung keinen Einfluß der Hauben auf die Luftkontamination zeigen, in anderen Untersuchungen [142, 144] sind auch weitere Einflußfaktoren der Infektionsrate miterfaßt. Zunächst wurde in einer 250 Zentren erfassenden Sammelstatistik kein Unterschied bei den Infektionen nach Herzkatheteruntersuchungen (n = 53 578) gefunden, unabhängig davon, ob das nicht direkt an dem Eingriff beteiligte Personal Hauben oder Gesichtsmasken trug [144]. In einer prospektiven Erhebung von 504 Katheteruntersuchungen, bei der die Operateure wahlweise Hauben und Masken trugen, konnte Laslett [142] keine Auswirkung auf die Infektionen finden.

Ob diese Ergebnisse ohne weiteres auf die Chirurgie, z. B. am offenen Bauch, übertragen werden können, ist fraglich. Ins OP-Feld fallende Haare könnten intraoperativ mechanische Probleme oder postoperativ Fremdkörpergranulome erzeugen, wie während der Kongreßdiskussion eingeworfen wurde. Ein Nachweis des Nutzens der Hauben ist bisher nicht erbracht.

Über das Tragen von Masken gibt es schon länger eine Reihe von Studien, die bisher zuwenig beachtet wurden, vielleicht auch deshalb, weil heilige Kühe eben nicht geschlachtet werden.

In älteren Arbeiten werden Gesichtsmasken meistens aufgrund von experimentellen Untersuchungen zur Durchlässigkeit [87, 103] auch im Vergleich Tragen gegen Nicht-Tragen [88] empfohlen. Schweizer [195] konnte 1976 zwar theoretisch eine vermehrte Kontamination des OP-Feldes durch Bewegung und Sprechen hinter den Gesichtsmasken nachweisen, einen direkten Einfluß auf die Infektionsrate wollte er aber nicht herstellen. Ayliffe [11, 12] zeigte in neueren Untersuchungen, daß sprechende Chirurgen hinter Masken mehr Keime freisetzen als schweigende ohne Masken, was auch von anderen Autoren bestätigt wird [148]. Mitchell [165] konnte diese Ergebnisse vervollständigen und fand außerdem, daß ab einem Meter Entfernung vom OP-Tisch auch bei lautem Sprechen keine Keime mehr in Sedimentationsplatten auf dem OP-Tisch nachweisbar waren.

Daß die in der OP-Luft nachweisbaren Keime keinen Rückschluß auf die in der Folge eintretenden Infektionen erlauben, konnte von mehreren Autoren schon früh nachgewiesen werden [10, 200].

Ersten klinischen Ergebnissen [173], die bei großen Patientenzahlen schon nachweisen konnten, daß die Infektionsrate nach dem Weglassen von Gesichtsmasken tendenziell sinkt (1,8% gegenüber 3,7 bis 5,4% in den Vorjahren), stehen Untersuchungen mit gegenteiligem Ergebnis entgegen [54], die allerdings nur wenige Patienten enthielten.

Tunevall [211] zeigte in einer prospektiv randomisierten Studie bei 3088 Patienten einen Trend zu weniger Infektionen bei den Patienten, bei denen keine Maske getragen wurde (55 Infektionen (3,5%) bei 1551 Patienten gegen 73 (4,7%) bei 1537 Patienten).

Typische Keime des Mund-Nasen-Rachenraumes wurden entweder in gleicher Häufigkeit (S. aureus 15/19) oder als Infektionsauslöser (A-Streptokokken 0/2) ausschließlich bei Patienten gefunden, die mit Maske operiert wurden!

Andere Autoren [101, 184] bestätigen dieses Ergebnis durch eigene (vorläufige) Untersuchungen.

Da Patienten nach heutiger Rechtsauffassung nicht verpflichtet sind, die sie behandelnden Ärzte von ansteckenden Krankheiten wie AIDS zu informieren [177], sind wir wie Tunevall [211] und Gopal Rao [101] der Meinung, daß Masken heute einzig den Sinn haben, das Personal vor übertragbaren Krankheiten des Patienten zu schützen, wodurch sich die Anzahl der Maskenträger auch kostenwirksam reduzieren läßt. Ein Nachweis der Effektivität dieser Maßnahme ist noch nicht geführt.

Darum formulieren wir die entsprechende *Hygieneregel* wie folgt:

2. Von allen Personen sind Hauben zu tragen. Gesichtsmasken nur von den Personen, die unmittelbar an der Operation beteiligt sind (OP-Team, Anästhesist bei der Intubation). Vor jeder Operation sind neue Masken anzulegen.

Chirurgische Händedesinfektion

Frage: Wann und wie wird eine hygienische oder chirurgische Händedesinfektion durchgeführt?

Die normale (residente) Hautflora der Hände ist, mit Ausnahme der koagulase-negativen Staphylokokken bei Prothesenimplantationen, selten verantwortlich für Infektionen [11, 13].

Sinn der chirurgischen Händedesinfektion ist es, diese Flora weitgehend und anhaltend zu reduzieren, vor allen Dingen aber sollte die transiente Flora, wie S. aureus oder gram-negative Bakterien, vollständig eliminiert werden [152].

Dazu sind laut BGA [27, 37] Mittel auf Wirkstoffbasis von Alkoholen zu verwenden, die in der Liste der DGHM verzeichnet sind oder die den Standardzulassungen nach § 36 AMG entsprechen.

Die Wirksamkeit dieser Substanzen wird sowohl in-vitro als auch unter „praxisnahen“ Bedingungen überprüft [16, 70]. Dabei werden die Sofortwirkung und die Langzeitwirkung nach 3 Stunden Tragen von sterilen Handschuhen untersucht. Die Verträglichkeit der Mittel ist sowohl ein Problem der Hautschädigung als auch der Mikrobiologie. Durch die Auflösung von Emulgatoren, Lipiden und Proteinen entstehen aufgrund von Austrocknung Risse, in denen infolge Schmutzhaftung mehr transiente Keime vorliegen. Die Schädigung der Haut kann bis zum chronischen Ekzem gehen [136, 209].

Die Wasch- und Reinigungsphase [27, 37] vor der eigentlichen Desinfektion hat allenfalls die Aufgabe, mechanisch Sporenbildner von der Haut zu entfernen, eine wesentliche Reduktion der Hautflora ist nicht zu erreichen [9, 14, 116]. Daneben hat sie aufgrund des Verdünnungseffektes und damit einer Effektivitätsreduktion sowie einer Schädigung der Haut [207] wesentliche Nachteile.

Kalmar [136] konnte keinen Unterschied nach Händedesinfektionen mit und ohne Vorwaschung finden und berichtet über gute Ergebnisse mit niedrigen Infektionsraten.

Eine Wasch- und Reinigungsphase sollte daher nur bei grober Verschmutzung durchgeführt werden.

Ayliffe [9] zeigte in einer Zusammenfassung mehrerer englischer Studien, daß durch eine einmalige 2minütige Applikation eines alkoholischen Desinfektionsmittels 98 Prozent Reduktion der Bakterienflora erreicht werden kann und weitere Applikationen nur wenig Verbesserung dieser Zahl bringt. Die von ihm gezeigte, anhaltende Wirkung nach dem 3stündigen Tragen von sterilen Handschuhen bestätigt andere Untersuchungen zu diesem Thema [151, 171].

Eine Reihe von Autoren [22, 118, 131, 171, 176, 187, 189] konnten sowohl in theoretischen Arbeiten als auch in guten klinischen Studien mit bis zu 3480 Patienten nachweisen, daß eine Desinfektionszeit von 2 bis 3 Minuten für das chirurgische Personal vollkommen ausreichend ist. Einige Autoren [9, 72, 197] kommen sogar zu der Auffassung, daß weniger lange Zeiten genügen würden. Dementsprechend sind die Empfehlungen anderer Länder auch deutlich kürzer: In England 2–3 Minuten, in Schweden 1–2 Minuten, in den USA nur bei der ersten OP 5 Minuten und vor allen weiteren Operationen 2–5 Minuten [9, 64, 65].

Eine noch nicht veröffentlichte Studie von Kappstein und Daschner, die während des Kongresses vorgestellt wurde, weist eine 2–3minütige Desinfektionszeit der Hände als genauso effektiv wie eine 5minütige nach. Rehork [183] zeigte auf, daß bei aufeinanderfolgenden Operationen kürzere Desinfektionszeiten ausreichen. Masterson [161], der 120 Sekunden empfiehlt, schreibt richtig:

„Traditions die hard“ (Traditionen sterben langsam).

Deswegen muß die *Hygieneregel* für die chirurgische Händedesinfektion im OP lauten:

4. Die chirurgische Händedesinfektion wird folgendermaßen durchgeführt:
   Vor der 1. Operation:
   a) Wasch/Reinigungsphase:
      Bei grober Verschmutzung 1(–2) Minuten mit Seife waschen, dabei Bürsten nur von Nägeln und Nagelfalz.
   b) Desinfektionsphase:
      3 Minuten Verreiben eines Desinfektionsmittels auf Alkoholbasis, dabei Feuchthalten von Unterarmen und Händen.

   Vor jeder weiteren Operation:
   1(–2) Minuten Desinfizieren von Unterarmen und Händen.

Durch dieses Vorgehen können bei gleicher Sicherheit Zeit und Kosten in erheblichem Maß eingespart werden [63, 65, 161].

Kittel, Abdeckungen und Handschuhe

Fragen: Sind waschbare Baumwollmaterialien oder Einmalartikel als Abdeckung und Kittel zu verwenden? Wo liegen Vor- und Nachteile beider Verfahren? Müssen Handschuhe getragen werden, eventuell sogar doppelt?

Eine Reihe von Autoren [107, 155, 166, 167, 220–222] haben sich mit der chirurgischen Kleidung und ihrer wechselseitigen Rolle sowohl als Schutz für den Patienten wie auch neuerdings für das OP-Team beschäftigt.

Bakteriologische Untersuchungen ergaben, daß der Bakterienausstoß von Temperatur und Aktivität beeinflußt wird, Operateure verbreiten mehr Körperflora als Assistenten und Schwestern [107].

Die seit dem späten 19. Jahrhundert benutzten Baumwollkittel konnten einen Bakterienausstoß nicht verhindern [19, 21, 220, 221], so daß speziell beschichtete Einmalkittel entwickelt wurden.

Parallel zu den *Kitteln* wurden auch *Abdeckmaterialien* untersucht und produziert, da hier die gleiche Problemstellung der trockenen und feuchten Bakteriendurchwanderung relevant ist.

Seitdem beide Formen in nahezu identischer Qualität auf dem Markt angeboten werden, ist immer wieder die Frage untersucht worden, welche Materialien verwendet werden sollen, um Infektionen effektiv zu verhindern.

Vergleichende Untersuchungen ergeben teils gegensätzliche Ergebnisse. In einer von Daschner [66] zitierten Arbeit von D. Schaaf ist kein Unterschied in der Infektionsrate erkennbar (Einwegtücher: 2139 OP/Wundinfektionen 5%, Baumwolle: 2223 OP/6% WI), und auch bei Cruse [58, 60, 61] findet sich allenfalls eine Tendenz für die Einmalabdeckungen.

Im Gegensatz dazu findet sich bei Moylan [167] ein deutlicher Unterschied zugunsten der Einmalmaterialien (WI: 2,3% / 6,4%) mit der entsprechenden Empfehlung. Dineen [72] beschreibt eine 90prozentige Reduktion der Luftkontamination bei Verwendung von Einmalmaterialien gegenüber Verwendung von Baumwolle.

Smith [202] testete in einer experimentellen Arbeit 1440 Kittel verschiedenster Materialien und fand unterschiedliche Qualitäten bezüglich der Durchlässigkeit. Fabrikneue Baumwollkittel waren besser als 40mal gewaschene, Einmalkittel waren tendenziell besser, aber nur Kittel mit einer undurchlässigen Plastikverstärkung boten einen perfekten Schutz.

Aufgrund der vorliegenden Untersuchungen läßt sich also eine definitive Aussage zugunsten des einen oder anderen Materials nicht machen. Da der Aspekt der Umweltbelastung zur Zeit noch im Untersuchungsstadium steckt [64, 66], müssen für die Entscheidung der Krankenhäuser Kriterien wie Handhabung und Kosten herangezogen werden.

Je nach Situation und Verhandlungsgeschick muß die Entscheidung für die eine oder andere Alternative oder eine Mischabdeckung krankenhausspezifisch fallen. Dies scheint auch das gängige Verfahren in deutschen Kliniken zu sein, wie die Auswertung des im Rahmen unseres Kongresses verteilten Fragebogens ergab [145].

Handschuhe wurden erstmals von William Halsted eingesetzt [179], der wegen einer Dermatitis seiner OP-Schwester und späteren Frau einen Schutz gegen Bleichlorid und Karbolsäure suchte und bei der New York Goodyear Rubber Company fündig wurde.

Das in der heutigen, modernen Chirurgie Handschuhe getragen werden müssen, stellt niemand mehr ernsthaft in Frage [30, 34, 35, 95, 96, 216].

Neben der Verhinderung von Wundkontaminationen [153, 154, 208] rückt immer mehr der Schutz des OP-Teams vor Keimen des Patienten in den Vordergrund [74, 99, 174].

Die Perforationsrate der OP-Handschuhe wird mit 10–40% angegeben [48, 58, 124, 153, 154], bei Operationen an der Wirbelsäule und am Knochen häufiger. Die dabei auftretende Kontamination um die Löcher scheint gering zu sein [162], Cruse [58] konnte bei der Nachuntersuchung von den Patienten, bei denen während der Operation eine Handschuhperforation aufgetreten war, keine einzige Wundinfektion finden. Wooster [228] fand zwar eine verringerte Kontaminationsrate von Gefäßprothesen (56 auf 35%), die Infektionsrate veränderte sich allerdings nicht, wenn perforierte Handschuhe ausgetauscht wurden.

Am häufigsten werden der linke Daumen und Zeigefinger perforiert, in 75% zum Zeitpunkt des Wundverschlusses [48, 124, 153]. Einige Autoren [163, 177] fordern deshalb spezielle Schutzmaßnahmen für diese Finger.

Dodds [74] und Quebbemann [181] konnten in ihren Untersuchungen deutlich zeigen, daß die Perforationsrate des inneren Handschuhes beim Tragen doppelter Handschuhe weit niedriger lag als beim Tragen von einem Paar Handschuh allein. Obwohl doppelte Handschuhe keinen Einfluß auf die Infektionsrate der Patienten hatten, werden sie als Schutz für den Chirurgen unbedingt empfohlen.

Da trotzdem eine Restrate von Perforationen und damit eine Kontamination der Hände am Ende der Operation bleibt, die meistens von den Operateuren nicht bemerkt wird, sollte zum Ende jeder Operation eine hygienische Händedesinfektion durchgeführt werden [161].

Die *Hygieneregel* für diesen Teil des Verhaltens im Operationssaal lautet demnach:

5. Jede Operation wird im sterilen Kittel und mit sterilen Einmalhandschuhen durchgeführt. Aus Sicherheitsgründen und bei bekannten Risikopatienten (Hepatitis, HIV-positiv) werden doppelte Handschuhe empfohlen, in der Unfallchirurgie und Orthopädie immer. Bei sichtbarer Perforation werden die Handschuhe gewechselt.
   Einmalhandschuhe, Kittel und Mundschutz werden nach jeder Operation im OP-Saal ausgezogen und in die entsprechenden Müllbehälter entsorgt.
   Nach der Operation ist eine hygienische Händedesinfektion durchzuführen: Desinfektionsmittel auf die Innen- und Außenfläche der Hände, der Unterarme und zwischen den Fingern verteilen und gründlich verreiben (30 Sekunden).

Patientenvorbereitung

Schleuse

Ein teilweise ängstigender, aber auch entwürdigender Akt ist der Einschleusvorgang des Patienten, wie während des Kongresses mehrfach betont wurde. Oft nur leicht sediert, mit der Angst vor Narkose und Operation, nackt werden die Patienten auf die Schleuse gebracht und in den OP-Bereich geschoben – wie Brot in den Ofen. Das BGA [24] fordert entweder einen Raum mit Schwelle oder

Markierung, bevorzugt aber aus hygienischen und funktionellen Gründen eine Schleuse mit mechanischer Umbetteinrichtung.

Schon Maki [156] konnte 1982 zeigen, daß der Umzug in ein neues Krankenhaus mit neuem OP-Trakt keine Veränderung der Infektionsrate zur Folge hatte. Natürlich waren im neuen Trakt Schleusen vorhanden, im alten Krankenhaus nicht.

Eine interessante Studie von Lewis [149] zeigt, daß Patienten auch direkt mit einer Lafette von draußen in den OP-Bereich gefahren werden können, ohne eine Zunahme der Infektionen zu erhalten. Weiterhin konnte diese Arbeit aufzeigen, daß in England in 38 Prozent der Krankenhäuser dieses System schon praktiziert wird. Eine Schleuse, wie vom BGA gefordert, ist also allenfalls beim Hereinbringen von nicht gehfähigen Patienten aus funktionellen Gründen eine Hilfe, aus hygienischen Gründen könnte auf sie verzichtet werden.

Die *Hygieneregel* lautet daher wie folgt:

6. Die Patienten werden durch die Patientenschleuse in den OP-Trakt befördert. Gehfähige Patienten können sich auf Wunsch selbständig auf die vorbereitete Lafette legen.

Vorbereitung des OP-Feldes

Eine Aussage zur präoperativen *Haarentfernung* muß eindeutig ausfallen. Schon Seropian [198] konnte bei sauberen Operationen zeigen, daß bei nicht rasierten OP-Feldern die Infektionsrate mit 0,6% gleich der war, wenn Enthaarungscremes benutzt wurden.

Sie war damit signifikant niedriger als die 5,6% Wundinfektionen nach präoperativer Rasur der Patienten. Diese Zahlen wurden von der prospektiven Untersuchung von Cruse [58, 61] bestätigt, der für nicht rasierte 0,9%, für elektrisch rasierte 1,4% und für mit Einmalrasierern rasierte Patienten 2,5% Wundinfektionsraten fand.

Dies wird erklärt mit Mikroläsionen, die während jeder Rasur auftreten und schnell gegenüber der normalen Haut vermehrt mit Bakterien besiedelt sind [84, 108]. Je weiter die Rasur vor der Operation liegt, desto größer die Besiedlung: Wundinfektionen bei unmittelbar präoperativer Rasur 3,1%, bei Rasur am Abend vorher 7,1 Prozent [198].

Bei den meisten Operationen kann aus mechanischen Gründen [20], wegen der exakten Wundrandadaptation [95] oder wegen der postoperativ notwendigen Verbandwechsel auf ein Rasur nicht verzichtet werden.

Selbst wenn vereinzelt schwache Untersuchungen [71] andere Ergebnisse bringen, zeigen obige und einige weitere Autoren [4, 20, 39, 139, 143], daß die sparsame Rasur unmittelbar vor der Operation die besten Ergebnisse bezüglich der Infektionsrate bringen und für den Operationssaal unbedenklich sind.

Obwohl Cremes gleich gute Infektionsraten aufweisen, werden sie wegen der in bis zu 5% auftretenden Hautreaktionen nicht empfohlen [139, 161, 198], was im Kongreßbeitrag von Fr. Dr. Kappstein nochmal bekräftigt wurde.

Die Desinfektion des OP-Feldes erfüllt die gleiche Funktion wie die Händedesinfektion des Operateurs (s. o.), viele Argumente und Untersuchungen stimmen hier überein.

Ritter [185] konnte die Wirksamkeit einer Reihe von Mitteln nachweisen, es werden hauptsächlich PVP-Jod-Verbindungen oder Alkohole verwendet [69, 161].

Brown [49] konnte in einer prospektiv randomisierten Studie an 737 Patienten nachweisen, daß einmaliges Sprayen eines Desinfektionsmittels genau so effektiv war wie 6minütiges Verreiben. Die Infektionsrate blieb mit 6,0% leicht unter den 8,1% der Vergleichsgruppe. Die meisten Autoren empfehlen allerdings, auch wegen gröberer Verschmutzungen, das 2–3minütige Verreiben der Desinfektionslösung. Dabei sollten mehrere Tupfer verwendet werden [30].

Schon frühe Untersuchungen zu *Plastikinzisionsfolien* [180, 226] zeigten keinen Vorteil, und seit der Veröffentlichung von Daschner [68] 1982 sollten diese kein Thema mehr sein.

Die Frage der Abdeckmaterialien wird meist zusammen mit Kitteln untersucht und bewertet, und ist bei uns auch analog abgehandelt (s. o.).

Zusammenfassend sieht die entsprechende *Hygieneregel* so aus:

7. Die Rasur des OP-Feldes erfolgt unmittelbar nach der Intubation nur im Bereich der zu erwartenden Wunde mit dem elektrischen Rasierer. Die Hautdesinfektion beim Patienten erfolgt durch 2–3minütiges Verreiben einer Desinfektionslösung auf PVP-Jod- oder Alkholbasis. Dabei wird von zentral nach peripher abgewaschen, nach dem Abwaschen der unsterilen Randbereiche ist der Tupfer auszutauschen. Es erfolgt in der Regel eine einfache Abdeckung um das OP-Feld.

Raumdesinfektion und Entsorgung

In den heutigen modernen OP-Trakten mit Laminar Air Flow liegen die Keimzahlen nach und zwischen den Operationen absolut niedrig [64, 67, 105, 192] und relativ gleich nach aseptischen und septischen Operationen. Daher genügen zwischen den Operationen einfache Maßnahmen zur Desinfektion [30, 38, 64, 215], die keine Verzögerung erforderlich machen.

Die Entsorgung der Materialien sollte übersichtlich und einfach organisiert sein [30, 215].

Die *Hygieneregel* hierzu lautet:

9. Alle verbrauchten Einmalmaterialien sind nach der Operation im OP-Saal in die entsprechenden Abfallbehälter zu entsorgen.
   OP-Instrumente werden nach Plan (hauptsächlich thermisch) in der Zentralsterilisation wieder aufbereitet.

Der Fußboden ist nach jeder Operation nur unmittelbar um den OP-Tisch herum zu desinfizieren (z. B. TETA-S, Ultrasol F 0,5% – 1%, Incidin perfekt 0,5%).
Das OP-Programm kann ohne Verzögerung weiterlaufen.
Nach Beendigung des OP-Programmes sind der gesamte Fußboden, OP-Tische, Beleuchtung und andere Geräte einmal zu desinfizieren.

Chirurgische Intensivstation

Einleitung

Patienten auf der Intensivstation sind besonders gefährdet, nosokomiale Infektionen zu erleiden [24]. Schwerwiegende chirurgische Eingriffe, immer höheres Alter, immunkomprimierte Patienten, große, invasive intensivmedizinische Eingriffe mit der Überwindung natürlicher Schutzbarrieren und lange Verweildauern [24, 135, 204, 217, 218] prädisponieren zu schwerwiegenden Krankenhausinfektionen.

Diese sind außer mit Kosten und längeren Verweildauern auch mit einer hohen Mortalität verbunden [42, 75, 219].

Durch den oft unkritischen Einsatz von Antibiotika [194] treten nicht nur Störungen der normalen, residenten Flora mit ihren nachteiligen Folgen für die Abwehr des Patienten, sondern auch Resistenzen auf. Dementsprechend sind auch antibiotikaresistente Staphylokokken und gram-negative Bakterien sowie Enterokokken und Candida die Haupterreger der Infektionen auf Intensivstationen [18].

Die Intensivstation ist einer der empfindlichsten Bereiche des Krankenhauses bezüglich der Infektionen und hat damit wesentlichen Einfluß auf das Operationsergebnis, die Verweildauer der Patienten und die Krankenhausmortalität. Durch sinnvolle Maßnahmen im Hygienebereich mit strenger Disziplin und verantwortungsvollem Umgang mit Antibiotika und anderen Medikamenten kann die Infektionsrate gering gehalten und damit ein wesentlicher Beitrag zur Reduktion der Kosten geleistet werden. Dazu gehört auch ausreichend Personal mit entsprechender Ausbildung, wiederholte Fortbildungen zu Fragen und Problemen der Hygiene und Motivation des Personals zum Einhalten der Hygieneregeln. Auftretende Probleme, z. B. mit resistenten Hospitalkeimen, müssen schnell erkannt, analysiert und gelöst werden. Dazu müssen im Einzelfall Hygieneregeln enger kontrolliert und/oder verschärft werden.

Händedesinfektion

Anerkanntermaßen sind die Hände des Personals [13, 18, 24, 206] Hauptüberträger der Infektionserreger – ein typisches Hygieneproblem!

Wie Albers [3] und zuletzt Doebbeling [75] zeigen konnten, ist es auch ein typisches Problem der mangelnden Compliance des Personals.

Wegen der mitentscheidenden Rolle, die die Händedesinfektion bei der Vermeidung von Infektionen spielt, nimmt sie eine zentrale Stellung in den folgenden Hygieneregeln für die Intensivstation ein.

Obwohl zu dem speziellen Problem der Händedesinfektionen eine Reihe von Untersuchungen existieren, findet sich zu anderen Hygienesituationen auf der Intensivstation nur spärlich Literatur, was bei der Bedeutung für Patient und Personal verwunderlich ist.

Schutzkleidung

Das Personal sollte eine spezielle Bereichskleidung tragen, die Paneldiskussion im Rahmen des Kongresses zeigte, daß dies in den meisten Intensivstationen in Europa und den USA auch verwirklicht ist. Donowitz [76] konnte 1986 nachweisen, daß das Tragen von Überkitteln durch Besucher keinen Unterschied bezüglich der Infektionsraten macht. Dieser kostenintensive und überflüssige Kult wird in Deutschland immer noch häufig durchgeführt, während er in anderen Ländern abgeschafft ist [25, 29, 205]. Ein Überziehkittel ist aus hygienischen Gründen für keinen Besucher von Intensivstationen notwendig.

Wir formulieren daher die folgenden *Hygieneregeln* für die Intensivstation:

1. Das immer auf der Intensivstation arbeitende Personal trägt eine spezielle Bereichskleidung. Haarschutz und Gesichtsmasken sind routinemäßig nicht zu tragen.
2. Vor dem Betreten der Intensivstation und nach jedem Patientenkontakt mit Infektionsgefahr ist eine hygienische Händedesinfektion durchzuführen: Desinfektionsmittel auf die Innen- und Außenfläche der Hände, der Unterarme und zwischen den Fingern verteilen und gründlich verreiben (30 Sekunden).
3. Bei Visiten kann normale Straßenkleidung mit oder ohne weißen Schutzkittel getragen werden. Bei Tätigkeiten am Patienten mit Infektionsgefahr sind Handschuhe anzulegen, anschließend erfolgt eine hygienische Händedesinfektion.
8. Besucher müssen aus hygienischen Gründen keinen Schutzkittel, Haar- oder Mundschutz tragen, direkter Patientenkontakt ist möglich. Bei Betreten der Intensivstation muß eine hygienische Händedesinfektion durchgeführt werden.

Bauliche Maßnahmen

Die vom BGA [25] geforderten speziellen baulichen Maßnahmen, z. B. die Schleusen betreffend, sind teuer, ein Vorteil für die Infektionsraten von Intensivpatienten konnte nicht nachgewiesen werden [126, 156].

Steen [205] beschreibt, daß diese in den USA selbst auf Schwerstverbrannten-Stationen verlassen sind, dort teilweise sogar Teppiche ausgelegt sind. Veränderungen in den Infektionsraten haben sich dadurch nicht ergeben. Bei der Planung zukünftiger Intensiveinheiten sollten unnötig kostenintensive Konstruktionen weggelassen werden.

Neben der Übertragung durch die Hände gibt es auch Wege über Kleidung [13] und Instrumente wie z. B. das Stethoskop, wie im Rahmen des Kongresses deutlich wurde.

Über die Rolle des Stethoskops in der Übertragung von Infektionen gibt es unseres Wissens keine Untersuchung. Obwohl das Wechseln sichtbar verschmutzter Kleidung zumindest nach Steen [205] kein Problem ist und regelmäßig durchgeführt wird, empfehlen Ayliff [13] und Kappstein [137] für intensivere Arbeiten am Patienten einen Schutzkittel oder Plastikschürzen, die bei Wiederverwendbarkeit am gleichen Patienten zur Kosten- und Abfallreduktion beitragen können.

Für das Tragen von Handschuhen gelten, vorausgesetzt die eingehaltene Disziplin bei der Händedesinfektion, die Ausführungen aus dem Kapitel Operationssaal. Zum Selbstschutz und zur Verbesserung der Händehygiene sollten Handschuhe bei allen Maßnahmen am Patienten getragen werden. Wiederum Steen [205] führt aus, daß die Akzeptanz von Untersuchungshandschuhen deutlich über der von sterilen Handschuhen liegt. Diese können also die Ausnahme, z. B. beim Legen von zentralen Zugängen, bleiben.

Die *Hygieneregeln* dazu lauten:

4. Größere Maßnahmen am Patienten sind außerhalb der Routinevisiten durchzuführen (Verband-/Katheterwechsel etc.).
   Dazu wird ein spezieller Schutzkittel oder eine Plastikschürze übergezogen.
5. An jedem Patientenbett hängt ein gesondertes Stethoskop, was ausschließlich dem Patienten zugeteilt ist.
   Bei Patientenwechsel und mindestens 1 × tgl. gründliche Reinigung des Stethoskops mit Desinfektionsmittel auf Alkoholbasis.

Punktionen, Katheter, Infusionssysteme

Nahezu alle Patienten der chirurgischen Intensivstation haben mindestens einen venösen Zugang mit der Gefahr der Phlebitis und aufsteigenden Infektionen [90, 158]. Patienten mit Phlebitis an der Einstichstelle haben ein bis zu 18fach erhöhtes Risiko, eine infusionsbedingte Sepsis zu erleiden [158].

Eine Händedesinfektion vor dem Anlegen einer Kanüle sollte deshalb selbstverständlich sein [137], ebenso wie eine Desinfektion der Einstichstelle [28, 31]. Die meisten Phlebitiden werden primär nicht durch Bakterien sondern durch mechanische und physiochemische Faktoren ausgelöst.

Eine Reihe von Variablen beeinflussen diesen Vorgang: Plastikkanülen, Länge der Kanülen und Liegedauer [158]. Niemand wird heute mehr die bedienungsfreundlichen Plastikkanülen durch metallene ersetzen wollen, weswegen hier praktisch nur über die Liegedauer eine Infektionsprophylaxe möglich ist.

Obwohl eine prospektiv randomisierte Studie zur Verwendung von Infusionsfiltern vorliegt [85], kann eine generelle Empfehlung für Filter zur Verhinderung von Phlebitiden noch nicht gegeben werden [50, 90]. Zum einen liegen die Ursachen für Katheterinfektionen oft hinter dem Filter (Hautflora des Patienten, Hygienefehler am Katheter), außerdem werden einige Medikamente ebenfalls herausgefiltert. Eine Studie mit zentralen Venenkathetern liegt zudem noch nicht vor [64].

Maki [159] für periphere und Conly [57] für zentrale Katheter konnten keinen Unterschied bei den Infektionen in Abhängigkeit von den Verbandmaterialien finden. Anscheinend sind auch längere Zeiten ohne Verbandwechsel unbedenklich [64], ebenso offene Katheterpflege der zentralen Venenkatheter, bei der eine permanente Inspektion der Einstichstelle ohne Manipulation möglich ist.

In einer randomisierten Studie konnte Eyer [30] zeigen, daß das Infektionsrisiko durch routinemäßiges Wechseln des zentralen Venenkatheters nicht vermindert werden kann.

Im Gegensatz zur Meinung und Vorschrift des BGA [28], das einen Wechsel mindestens alle 48 Stunden fordert, zeigen eine Reihe von Untersuchungen [133, 157, 201], daß Infusionssysteme auch auf Intensivstationen erst nach 72 Stunden gewechselt werden müssen, Jacobsen [130] konnte auch nach 120 Stunden gegenüber 24 Stunden keine vermehrte Kontamination und Infektion finden. Bei hygienischem Vorgehen [6] kann der Wechsel alle 72 Stunden Zeit und Kosten sparen helfen.

Es ergeben sich folgende *Hygieneregeln:*

6. Vor Injektionen (i. m., s. c., i. v.) und Blutabnahmen wird an der Einstichstelle eine Desinfektion mit einem Desinfektionsmittel auf Alkoholbasis durchgeführt.
7. Infusionsbestecke werden alle 48 – 72 Stunden gewechselt, periphere Verweilkanülen alle 3 Tage. Zentrale Venenkatheter werden an der Eintrittsstelle nicht verbunden und weiter peripher fixiert. Der Wechsel von ZVK ist nicht routinemäßig, sondern nur bei sichtbarer Rötung oder klinischem Verdacht auf eine Katheterinfektion notwendig.

Einrichtungen und Instrumente

Obwohl das Personal die Hauptquelle für Infektionen im Krankenhaus ist, sollte ein besonderes Augenmerk auf die Waschbecken der Intensivstation gerichtet werden, in denen nach längerer Nichtbenutzung typische Naßkeime (Pseudomonas) zu Spritzwasserkontamination führen können.

Für die Instrumente gilt, daß sie der Zentralsterilisation zugeführt und dort hauptsächlich thermisch sterilisiert werden [64, 70]. Endoskope werden heute meist chemisch/thermisch [117] sterilisiert.

Hygieneregeln:

9. Waschbecken sollten 3 × tgl. mit umweltfreundlichem Mittel gereinigt, Betten 1 × tgl. z. B. mit TETA-S und einem frischen Tuch abgewischt werden.

Patientennahes Mobiliar und Geräte mit häufigem Händekontakt mindestens 1 × pro Schicht scheuer-/wischreinigen.
Der Fußboden muß mindestens 2 × tgl. (auch Sa/So) mit umweltfreundlichem Reiniger gereinigt werden.
10. Instrumente werden nach dem einmaligen Gebrauch in der Zentralsterilisation sterilisiert oder chemisch/thermisch (Endoskope) sterilisiert.

Normalstation

Auf der Normalstation werden Patienten auf die Operation vorbereitet und nach oft schweren Eingriffen immer früher übernommen und weiterbetreut. Dadurch werden zwar die Intensivstationen entlastet, zunehmend aber schwerst Pflegebedürftige auf die Normalstation verlagert.

Dies trifft zusammen mit dem Pflegenotstand, dessen Ende nicht abzusehen ist. Bei weiter steigender physischer und psychischer Belastung für das Pflegepersonal und gleichzeitigem Zeitmangel müssen effektive Hygienemaßnahmen strikt eingehalten werden, während sinnlose nur unnötig Zeit und Geld kosten [193].

Die Normalstation bietet ein weites Feld für sinnvolle und sinnlose Maßnahmen rund um den Patienten. Dem immer größeren Arbeitsaufwand bei Personal- und Zeitknappheit kann nur durch Ökonomisierung begegnet werden. Die heute frühzeitig postoperativ mögliche Reduzierung invasiver Situationen, wie Entfernung von Magenschläuchen, Urinkathetern, Wunddrainagen und venösen Zugängen, damit Reduktion des Risikos von Infektionen, gleichzeitige Vermeidung unnötiger Hygienemaßnahmen (z. B. Verband bei sauberen Wunden, präoperatives Duschen), gibt dem Personal mehr Zeit für die Betreuung des Patienten und das Einhalten wichtiger Hygieneregeln (z. B. Händedesinfektion) [62].

Die weiße Schutzkleidung erfüllt keine Aufgabe im hygienischen Bereich, vor allen Dingen, wenn sie mehrere Tage hintereinander getragen wird [64]. Sie erfüllt allerdings eine psychologische Aufgabe, da sie „Sauberkeit“ suggeriert und eventuell zum verbesserten Hygieneverhalten beiträgt.

Die *Hygieneregel* lautet also:

1. Das Personal trägt weiße Bereichskleidung oder Privatkleidung mit weißem Schutzkittel.

Händedesinfektion und Handschuhe

Wie überall im Krankenhaus werden auch auf der Normalstation die meisten Keime durch die Hände des Personals weiterverbreitet.

Wenn die Hände nicht besonders schmutzig sind, kann eine normale Handwaschung schon ausreichen [80], um die locker anhaftende transiente Flora zu entfernen, vor allen größeren Eingriffen muß aber eine hygienische Händedesinfektion durchgeführt werden [25, 29, 33, 95, 100, 193].

Garner [98] resignierte schon 1983 in einer Veröffentlichung des CDC: Wenn das Händewaschen durch das gesamte Personal sorgfältig durchgeführt würde, wären Handschuhe theoretisch nicht nötig..., da aber die Handwaschpraktiken in den meisten Krankenhäusern unzureichend sind, scheinen nur Handschuhe das geeignete Mittel zu sein, transiente Besiedlungen der Hände und damit Verbreitung von Infektionen zu verhindern.

Die mangelnde Waschdisziplin wurde in mehreren Studien [34] zuletzt wieder von Doebbeling [75] bestätigt, daher sollten mehr Anstrengungen unternommen werden, eine verbesserte Compliance des Personals zu erreichen [100].

Daneben scheint das von Garner postulierte Vorgehen die einzige Möglichkeit zu sein, die Übertragung von Infektionen zu verhindern.

Daher lauten die entsprechenden *Hygieneregeln:*

2. Bei allen Maßnahmen am Patienten, bei denen Kontakt mit Körpersekreten erwartet werden muß, sind Handschuhe zu tragen (Verbandwechsel, spezielle Untersuchungen, Wundversorgungen, Katheterwechsel).
3. Nach jedem Patientenkontakt mit Infektionsgefahr ist eine hygienische Händedesinfektion durchzuführen:
   Desinfektionsmittel auf die Innen- und Außenfläche der Hände, der Unterarme und zwischen den Fingern verteilen und gründlich verreiben (30 Sekunden).
   Bei allen Patienten mit Hepatitis oder HIV sind bei Tätigkeiten mit Verletzungsgefahr als Schutzmaßnahme doppelte Handschuhe und bei Blutverspritzen Masken zum Selbstschutz zu tragen. Das routinemäßige Tragen von Haar- oder Mundschutz ist unnötig.

Injektionen und Infusionssysteme

Für Injektionen, Blutabnahmen und Wechsel von Infusionssystemen gelten die Argumentationen und *Hygieneregeln* analog der Intensivstation:

4. Vor Injektionen (i. m., s. c., i. v.) und Blutabnahmen wird an der Einstichstelle eine Desinfektion mit einem Desinfektionsmittel auf Alkoholbasis durchgeführt.
5. Infusionsbestecke werden alle 48 – 72 Stunden gewechselt, periphere Verweilkanülen alle 3 Tage. Zentrale Venenkatheter werden an der Eintrittsstelle nicht verbunden und weiter peripher fixiert. Der Wechsel von ZVK ist nicht routinemäßig, sondern nur bei sichtbarer Rötung oder klinischem Verdacht auf eine Katheterinfektion notwendig.

Wundversorgung, Drainagen, Katheter

Einige frühe Untersuchungen [120, 175] gaben schon Hinweise darauf, daß saubere chirurgische Wunden einer offenen Wundbehandlung zugeführt werden können.

Verbände und Pflaster haben ihre Aufgabe, potentiell noch im OP-Saal kontaminiertes Wundsekret abzusaugen, schon nach 8–48 Stunden erfüllt [55, 213]. Dann können sie nach Cruse [59] entfernt werden und die Wunden ohne weitere Abdeckung bleiben.

In einer großen vergleichenden klinischen Studie von Chrintz [56] konnte dieses Vorgehen an 600 Patienten mit einer identischen Infektionsrate (4,9% mit/ 4,7% ohne Verband nach 24 Stunden) bestätigt werden. Alle weiteren Kliniken, die dieses Verfahren praktizieren [64, 170], berichten von guten Erfolgen und gesenkten Kosten, so daß es generell empfohlen werden kann. Manche Patienten wünschen einen Verband teils aus Gründen der Optik, teils weil unbedeckte Wunden oder Nähte an der Kleidung reiben. Hier, und bei Wunden in Problemzonen zur Vermeidung von feuchten Wundkammern, sollten die Verbandstoffe in 2tägigen Abständen gewechselt werden.

Saubere, aber sekundär heilende Wunden können feucht verbunden und, nachdem sich nach einigen Tagen sauberes Granulationsgewebe gebildet hat, eventuell sekundär verschlossen werden. Dieses Verfahren hat sich u. a. in der Verbrennungschirurgie bewährt [78, 79, 102, 140, 186].

Chronisch infizierte Wunden erfordern eine spezielle Handhabung [5, 170]. Zunächst muß die Verbreitung der Keime über die Station verhindert werden, vor allen Dingen dann, wenn der Erreger St. aureus ist [160]. Die Meldung jeder Wundinfektion an die Hygieneschwester ist genauso Bestandteil dieser Maßnahmen wie strengste Einhaltung der Hygienerichtlinien (Händedesinfektion), Unterbringung der Patienten möglichst in eigene Zimmer [64] sowie häufige Verbandwechsel mit Wundspülung [104] oder dicht abschließende Verbände [44, 125].

Eine Reihe von guten, teils randomisierten Studien konnten zeigen, daß *Wunddrainagen* in der Regel in der gesamten Chirurgie keinen Vorteil bieten [1, 38, 86, 91, 104, 114, 115, 128, 199, 225]. Sie sollten daher im Routinebetrieb der Stationen keine Rolle mehr spielen.

Mit jedem Tag eines liegenden *Blasenkatheters* steigt das Risiko einer Harnwegsinfektion [168], selbst wenn geschlossene Auffangsysteme benutzt, hygienische Händedesinfektion durchgeführt und Handschuhe bei Manipulationen angezogen werden.

Bei Verwendung des suprapubischen Systems scheinen Infektionen seltener zu sein [170], letztlich sinkt das Infektionsrisiko mit jedem Tag der früheren Entfernung der Katheter.

6. Saubere Wunden werden am 2. postoperativen Tag vom Pflaster/Verband befreit und ohne Pflaster/Verband belassen, es sei denn, der Patient wünscht Pflaster oder Verband. Bei Wunden in Problemzonen (Leiste, adipöse Bauchdecken) wird bis zur Klammer-/Fädenentfernung der Verband in 2tägigen Abständen gewechselt.

7. Schmierende oder sekundär heilende Wunden werden der Hygienefachschwester oder dem Hygienebeauftragten gemeldet. Der Verbandwechsel erfolgt so häufig wie nötig (sauberer Verband). Offene Wunden werden im Bett oder unter der Dusche gespült.
8. Wenn möglich sollen Patienten mit septischen Wunden in eigenen Zimmern untergebracht sein. Ein separater Verbandwagen ist nicht erforderlich.

Präoperative Vorbereitung des Patienten auf der Normalstation

Die präoperative Vorbereitung des Patienten auf der Station sollte, außer der rein chirurgischen und anästhesiologischen Aufklärung und dem Versuch der Angstverminderung durch Pflegepersonal und Arzt, auch schon Maßnahmen zur späteren Infektionsverhütung umfassen.

Seit der Untersuchung von Cruse und Ford [60, 61] gehört dazu auch der möglichst kurze Aufenthalt der Patienten präoperativ, was später mehrfach bestätigt wurde [95, 172].

Daß die präoperative Rasur, wenn überhaupt nötig, unmittelbar vor die Operation und damit in den OP-Trakt gehört, wird im Kapitel OP-Bereich diskutiert.

Die präoperative Dusche des Patienten mit antimikrobieller Seife als hygienische Handlung zur Reduktion der postoperativen Wundinfektionen ist immer noch eine kontrovers diskutierte Maßnahme.

Cruse [58, 61] konnte aufzeigen, daß durch präoperatives Duschen mit Hexachlorophen die Wundinfektionsrate in der Gruppe der sauberen Operationen mit 1,3% niedriger lag als in den Kontrollgruppen ohne Dusche (2,3%) oder nur mit Seife (2,1%).

Dies führte zu einer Reihe von Untersuchungen von antimikrobiellen Substanzen, hauptsächlich Chlorhexidin. Einige Autoren [45, 46, 47, 93, 94, 112, 113, 134, 169] zeigten, daß die Anzahl der Hautkeime durch 2–8maliges (!) präoperatives Duschen deutlich reduziert werden.

Eine Reduktion der Infektionsrate fanden nur wenige Untersucher [47, 113, 223].

Brandberg [47] konnte eine Reduktion der Infektionsrate nach gefäßchirurgischen Eingriffen von 17,5% ohne Chlorhexidindusche auf 8% bei 3 bis 8 präoperativen Duschen feststellen. Hayek [113] fand bei 2015 Patienten eine Reduktion von 12,8% bzw. 11,7% bei den Kontrollgruppen auf 9% in der Chlorhexidingruppe.

Ob eine bis zu 8malige Duschorgie präoperativ überhaupt in die Praxis umzusetzen ist, sei dahingestellt, aber keine dieser Studien war randomisiert und erfüllte damit Kriterien für einen hohen Evidenzgrad [141].

Wesentlich auffallender ist jedoch die Tatsache, daß in beiden Arbeiten extrem hohe Infektionsraten für Operationen der „sauberen“ Gruppe angegeben werden.

Diese sollten nicht über 1–5% liegen und lägen selbst für die „sauber-kontaminierte" Gruppe (3–10%) hoch [59, 94, 97, 172].

Whilborg [223] fand in seiner kontrollierten Arbeit zwar einen Unterschied zugunsten der Chlorhexidingruppe (1,7% vs 4,1% bzw. 4,6%), hatte aber nur ein eingeschränktes Operationsspektrum (Hernien, Brustkrebs, Gallenchirurgie) und seine Patienten entsprechend der OP-Vorbereitung stationsweise untergebracht.

Mehrere andere Untersuchungen ergaben keinen Effekt von präoperativen antimikrobiellen Duschen mit Chlorhexidin auf die Infektionsrate [14, 94, 146, 169, 188].

Garibaldi [93, 94] fand zwar eine Reduktion der Hautkeime bei 716 Patienten [93], bei den 575 nachuntersuchten Patienten [94] waren in beiden Gruppen 4% Infektionen aufgetreten.

Auch Newsome [169] fand bei 250 Patienten keinen Unterschied in der Infektionsrate, die Verminderung der Hautflora wurde von ihm bestätigt, Leigh [146] kam bei 240 Patienten zu dem gleichen Ergebnis.

Ayliffe [14] untersuchte prospektiv kontrolliert den Effekt von Chlorhexidin-Duschen gegen Duschen ohne Zusatz an 4657 Patienten. Weder in der Gesamtheit von 2249 Patienten, die mit Chlorhexidin geduscht hatten, fand sich ein Unterschied in der Infektionsrate zu den 2408 Kontrollpatienten (5,6%/5,0%), noch in den Untergruppen „saubere Operationen" (3,9%/3,3%) oder „sauber/kontaminiert" (10,7%/9,2%) – eher sogar ein umgekehrter Trend. Bei dieser Untersuchung waren die angegebenen Infektionsraten im Bereich internationaler Standards.

Letztlich konnte Rotter [188] in einer prospektiv randomisierten, doppelblinden und placebokontrollierten Multicenterstudie bei „sauberen" Operationen an 2813 Patienten keinen Effekt nachweisen.

Bei 37 von 1413 Patienten der Chlorhexidingruppe (2,6%) und bei 33 von 1400 der Kontrollgruppe (2,4%) fanden sich Infektionen. Hier wurden zwar nur 2 präoperative Duschen durchgeführt, ob diese (realistische) Vorgehensweise ausschlaggebend für das Ergebnis der Studie ist, muß bezweifelt werden.

Da weiterhin mit S. aureus [211, 215] ein transienter Hautkeim, der sein Hauptreservoir im Nasen-Rachenraum hat, häufigster Wundinfektionserreger ist, muß auch theoretisch der Sinn der antimikrobiellen Dusche angezweifelt werden.

Der Nasen-Rachenraum wird durch die Duschen nicht erreicht, und die nur gelegentlich für Infektionen verantwortliche residente Hautflora (Implantate) mit ihrer postoperativen Schutzfunktion wird langfristig zerstört.

In diesem Zusammenhang müssen auch die Ergebnisse von van Diehmen [212] mit prä- und postoperativen Chlorhexidin-Duschen vorsichtig interpretiert werden. Die Anwendung präoperativer antimikrobieller Duschen (z. B. Chlorhexidin) kann aufgrund der vorliegenden Ergebnisse nicht empfohlen werden.

Daher formulieren wir folgende *Hygieneregel:*

9. Am Morgen der Operation sollten die Patienten duschen, alle weiteren Maßnahmen finden im OP-Bereich statt.
   Für die Säuberung der Patientenzimmer gelten in abgeschwächter Form die Regeln der Intensivstation.
10. Patientenzimmer werden 1× tgl. mit einem umweltfreundlichen Reiniger gewischt, besondere Aufmerksamkeit gilt den Waschbecken. Patientenbetten werden nach der Entlassung des Patienten mit umweltfreundlichem Reiniger gesäubert. Nach Patienten mit meldepflichtigen Erkrankungen und bei sichtbarer Verschmutzung (Blut, Exkremente) werden die Betten mit einer 0,5% Desinfektionslösung abgewischt.

Ambulanzbereich

Die Ambulanz ist der Bereich einer Klinik, den Patienten als erstes kennenlernen. Außer der Möglichkeit, hier die Einstellung des Patienten zum Krankenhaus grundsätzlich zu beeinflussen, dem Patienten also sowohl Professionalität als auch Menschlichkeit zu demonstrieren und zu vermitteln, muß das gegenseitige Nicht-Kennen das Verhalten des Personals beeinflussen.

Obwohl die weiße Kleidung für die Hygiene keine eigentliche Bedeutung hat (Kapitel Normalstation), signalisiert sie dem Patienten in der ihm ansonsten unbekannten Umgebung Klinikpersonal und damit Ansprechpartner. Dies ist hier wichtiger als auf der Normalstation, wo der Patient das für ihn zuständige Personal schnell kennengelernt hat.

Die *Hygieneregel* lautet also:

1. Das Personal trägt weiße Bereichskleidung oder Privatkleidung mit/ohne weißem Schutzkittel. Bei sichtbarer Verschmutzung ist die Kleidung zu wechseln.

Da dem Personal die Patienten zum Teil ebenfalls nicht bekannt sind, sind zum Schutz des Personals Vorkehrungen zu treffen [17, 52, 177], also Handschuhe bei vielen Maßnahmen am Patienten, bei speziell verletzungsträchtigen Tätigkeiten doppelt, und Masken, wenn mit Aerosolen und Blutspritzern gerechnet werden muß.

Obwohl Wunden nach Verletzungen im Straßenverkehr oder durch Hobbys, die zum Teil stark kontaminiert sind, natürlich eine tendenziell höhere Infektionsrate haben [78, 92, 190], verringern Handschuhe [41] und Masken sowie Hauben [51, 191] nicht das Risiko späterer Infektionen [119].

Diese Tatsachen konnten ja auch für den OP-Bereich inzwischen belegt werden (Kapitel OP-Bereich), die Anforderungen des BGA [26, 34, 38] zu diesem Punkt sind daher überzogen. Bei Eingriffen am Gelenk und bei größeren Wundversorgungen mit freiliegenden tieferen Strukturen sollten OP-ähnliche Verhältnisse herbeigeführt werden.

Immer wichtiger erscheint heute der Schutz des Personals [99], der bei der doch nicht unerheblichen Verletzungsgefahr bei Eingriffen am Patienten immer mehr in den Vordergrund rückt. Obwohl dies allgemein bekannt ist, werden die empfohlenen Maßnahmen nach Hammond [109] vom Personal nur in 16% eingehalten, selbst wenn eine spezielle Aufklärung stattgefunden hat.

Spence [203] konnte 1982 zeigen, daß die räumliche Trennung in septisch/aseptisch keinen Einfluß auf die Infektionsrate hat, bei 506 prospektiv verfolgten Patienten fand er in 6,1% leichte Rötungen und nur bei 1,6% Wundinfektionen.

Sebben [196] regt zwar an, einen Raum für nicht-kontaminierte Eingriffe vorzusehen, eine Begründung hierfür fehlt allerdings. Entsprechend den Ausführungen im ersten Kapitel sehen wir keinen Grund, eine Trennung zu empfehlen.

Die entsprechenden *Hygieneregeln* sehen so aus:

2. Bei allen Maßnahmen am Patienten, bei denen Kontakt mit Körpersekreten befürchtet werden muß, sind Handschuhe zu tragen (Verbandwechsel, spezielle Untersuchungen, Wundversorgungen). Eine räumliche Trennung septisch/aseptisch ist unnötig.
3. Nach jedem Patientenkontakt ist eine hygienische Händedesinfektion durchzuführen. Während aller Tätigkeiten mit Verletzungsgefahr bei Patienten mit HIV oder Hepatitis sind doppelte Handschuhe, bei Sekret-/Blutverspritzen Maske zu tragen.
4. Routinemäßiges Tragen von Haar- und Mundschutz ist unnötig.
   Bei kleineren Wundversorgungen sind eine hygienische Händedesinfektion und Handschuhe notwendig. Reinigung der Wunde vom Grobschmutz und sparsame Haarentfernung.
   Desinfektion mit alkoholischen Präparaten 2–3 Minuten.
5. Größere Wundversorgungen und vor allem Gelenkpunktionen sind unter sterilen Bedingungen durchzuführen:
   Sterile Kittel, Handschuhe und Haarschutz für den Arzt, chirurgische Händedesinfektion. Abwaschen und Abdecken des OP-Feldes wie bei operativen Eingriffen.

Die Behandlung offener Frakturen wird nach Tscherne [210] und Weist [216] in den Operationssaal verlegt; je häufiger offene Frakturen angesehen werden, desto größer ist die Kontaminations- und Infektionsrate. Einmal abgedeckte Frakturen bleiben daher bis in den OP-Saal ungeöffnet.

Für das Stethoskop gelten die Ausführungen im Kapitel Normalstation, ebenso wie für Injektionen und Blutabnahmen.

Die *Hygieneregeln* lauten:

6. Offene Frakturen werden entweder steril abgedeckt oder der bestehende Verband bis in den OP-Saal belassen.
7. Vor jeder Injektion oder Blutabnahme wird der entsprechende Hautbezirk mit einem Desinfektionsmittel auf Alkoholbasis desinfiziert.

8. Das Stethoskop sollte nach jedem Patientenkontakt, bei dem es potentiell kontaminiert wurde, mit Desinfektionsmittel auf Alkoholbasis abgerieben werden, mindestens 1 × tgl.

Bei endoskopischen Eingriffen besteht natürlich auch ein Infektionsrisiko. Wahrscheinlich selten, wird doch in der Literatur von Übertragungen von Keimen berichtet [7, 40].

Bei strikter Einhaltung der z. B. von Leiß [147] oder dem Arbeitskreis Endoskopie [8] empfohlenen Maßnahmen kann das Übertragungsrisiko auf ein Minimum reduziert werden. Hierbei sind manuelle, halbautomatische und vollautomatische Verfahren [138] in ihrer Wirksamkeit gleichwertig, einmal angeschafft, tragen z. B. vollautomatische Endoskop-Waschmaschinen zur Arbeitsentlastung nicht unwesentlich bei. Andere Instrumente werden entweder in der Zentralsterilisation oder im Ambulanzbereich vorzugsweise thermisch sterilisiert [36, 64].

Die *Hygieneregel:*

9. Benutzte Instrumente werden zur Zentralsterilisation gebracht. Gebrauchte endoskopische Instrumente werden nach der Grobreinigung einer chemisch/thermischen Desinfektion unterzogen (Waschmaschine).
   Die Einrichtung und der Fußboden einer Ambulanz werden entsprechend den Ausführungen unter Normalstation, Intensivstation und bei Daschner [64] und BGA 1 × tgl. mit umweltfreundlichem Reiniger gesäubert.
10. 1 × tgl. ist eine Flächenreinigung des Fußbodens, der Liegen, aller patientennaher Flächen und der Verbandwagen durchzuführen.

Zusammenfassung

Trotz einer Zunahme der schwerstkranken und alten Patienten im klinischen Alltag liegen die Infektionsraten, sofern sie denn erhoben werden, heute in einem extrem niedrigen Bereich, der ohne Pionierarbeiten wie die von Semmelweis und Lister nicht möglich wäre.

Wie wir bei unseren Literaturrecherchen zum Kongreß und zu diesem Buch erfahren mußten, sind seitdem viele Hygienemaßnahmen zur Tradition geworden und als Riten immer wieder übernommen und weitergegeben worden. Erhärtung oder Überarbeitung dieser Traditionen und Riten anhand sauber durchgeführter Studien (prospektiv, randomisiert) mit dem richtigen Zielkriterium (Infektion anstelle von Kontamination) ist eher die Ausnahme und hat, wenn durchgeführt, vor allen Dingen nicht in Deutschland Eingang in entsprechende Richtlinien (BGA) gefunden.

Dies hat dazu geführt, daß bei uns eine Reihe von teuren und das Personal belastenden Maßnahmen langfristig eingeplant und angewendet werden, die in anderen europäischen Ländern und den USA nicht mehr durchgeführt werden oder vorgeschrieben sind [77].

Wir haben versucht, in der Erstellung der Hygieneregeln alle uns zugängliche Literatur einzuarbeiten, wobei wir eine Anzahl von Arbeiten, die modernen Anforderungen an Studien [81] nicht entsprachen, nur als Basisinformation verwandt haben.

Regeln können den chirurgischen Alltag nie bis in alle Einzelheiten vorgeben oder festlegen, Ausnahmesituationen erfordern Ausnahmen im chirurgischen und hygienischen Handeln. Wenn aber die Grundprinzipien der Infektionsverhütung durch Hygienemaßnahmen verstanden und durch dauernde Auffrischung verinnerlicht sind, sollten auch Grenzsituationen unproblematisch bleiben [53].

Grundvoraussetzung ist eine ausreichende Disziplin und Kooperation aller Mitarbeiter der Abteilung, wobei hier auch die eigentlichen Probleme zu liegen scheinen.

Infektionsraten schnellen nicht deshalb in die Höhe, weil, z. B. bei stark behaarten Patienten oder in der Herzchirurgie bei großen Flächen, die Entfernung der Haare in der Ausnahme nicht unmittelbar präoperativ, sondern 2 Stunden vorher auf der Station durchgeführt wird. Vielmehr ist die Übertragung pathogener Keime durch die Hände des Personals mangels ausreichender und häufiger Händedesinfektion der Hauptgrund für die Ausbreitung von Infektionen.

Neben der häufigen Erinnerung untereinander ist auch die Entlastung des Personals von anderen, unnötigen Maßnahmen ein Faktor, um Zeit und Energie für die wichtigen Hygienemaßnahmen zu gewinnen.

Die große Teilnehmerzahl und Resonanz an unserem Kongreß hat gezeigt, daß Interesse und Unsicherheit an diesem Thema besteht, viele Abteilungen machen ihre eigenen Regeln und verunsichern dadurch Mitarbeiter, was fast zwangsläufig zu Hygienefehlern führt.

Durch unsere Hygieneregeln für die einzelnen Bereiche haben wir versucht, Anhaltspunkte für den chirurgischen Alltag zu schaffen, die unseres Erachtens breite Anwendung finden können.

Die prospektive und systematische Erfassung der in der Chirurgie auftretenden Infektionen, um eine Qualitätssicherung endlich auch bei uns möglich zu machen, muß in Deutschland nun auch Routine werden. Nur so können wir uns im internationalen Vergleich messen, vor allen Dingen haben wir aber nur damit die Möglichkeit, eventuell auftretende Probleme den richtigen Ursachen zuzuordnen und entsprechend zu reagieren, z. B. Hygieneregeln zu verschärfen wie beim Auftreten resistenter Staphylokokken-Stämme.

Wir empfehlen daher gleichzeitig mit der Kenntlichmachung und Umsetzung dieser Hygieneregeln die prospektive Erfassung der Infektionen in der Chirurgie in Zusammenarbeit mit dem Hygienefachteam der Klinik.

Literatur

[1] Abramson, D. J.: Improved triple lumen all purpose drains and their care and management. Am. Surgeon 49 (1983) 539 – 541.
[2] Ad hoc Committee of the Committee of Trauma: Factors influencing the incidence of wound infection. Ann. Surg. 160 (Suppl 2) (1964) 32 – 80.
[3] Albert, R. K., R. Condie: Hand-washing patterns in medical intensive-care units. N. Engl. J. Med. 304 (1981) 1465 – 1466.
[4] Alexander, J. W., J. E. Fischer, M. Boyajian et al.: The influence of hair-removal methods on wound infections. Arch. Surg. 118 (1983) 347 – 352.
[5] Altemeier, W. A., J. F. Burke, B. A. Pruitt et al.: Manual of control of infection in surgical patients. In: S. 348 – 350. J. B. Lipincott, Philadelphia 1984.
[6] Anding, K., G. Salrein, R. Mattowitz et al.: Wann müssen Infusionssysteme ausgewechselt werden? Krankenpflege J. 29 (1991) 521 – 525.
[7] Ansink-Schipper, M. C., J. G. G. Van der Horst Brujn, H. C. Zanen: The nidden source; hospital infections caused by endoscopes contaminated with Pseudomonas aeruginosa. Ned. T. Geneesk. 125 (1981) 956 – 959.
[8] Arbeitskreis Endoskopie: Infektionsprophylaxe in der Endoskopie. Krh. Hyg. Inf. Verh. 13 (1991) 16 – 17.
[9] Ayliffe, G. A. J.: Surgical Srub and Skin Disinfection. Inf. Contr. 5 (1984) 23 – 27.
[10] Ayliffe, G. A. J.: Role of the Environment of the Operating Suite in Surgical Wound Infection. Rev. Infect. Dis. 13 (Suppl 10) (1991) 800 – 804.
[11] Ayliffe, G. A. J.: Masks in Surgery? J. Hosp. Infect. 18 (1991) 165 – 166.
[12] Ayliffe, G. A. J.: Surgery and face masks in Sweden. J. Hosp. Infect. (1992) 55 – 62.
[13] Ayliffe, G. A. J., B. J. Collins, L. J. Taylor: In: Hospital-aquired infection: Principles and prevention. Wright, London 1990.
[14] Ayliffe, G. A. J., M. F. Noy, J. R. Babb et al.: A comparism of pre-operative bathing with chlorhexidine-detergent and non-medicated soap in the prevention of wound infection. J. Hosp. Infect. 4 (1983) 237 – 244.
[15] Ayyash, K., M. Khammash, S. Tibblin: Drain vs no drain in primary thyroid and parathyroid surgery. Eur. J. Surg. 157 (1991) 113 – 114.
[16] Babb, J. R., J. G. Davies, G. A. J. Ayliffe: A test procedure for evaluating hand disinfection. J. Hosp. Infect. 18 (Suppl B) (1991) 41 – 49.
[17] Baker, J. L., G. D. Kelen, K. T. Sivertson et al.: Unsuspected human immunodeficiency virus in critical ill emergency patients. JAMA 257 (1987) 2609 – 2611.
[18] Bauer, T. M., E. Ofner, H. M. Just et al.: An epidemiological study assessing the relative importance of airborne and direct contact transmission of microorganisms in a medical intensive care unit. J. Hosp. Infect. 15 (1990) 301 – 309.
[19] Beck, W. C.: Aseptic Barriers in Surgery. Arch. Surg. 116 (1981) 240 – 244.
[20] Beck, W. C.: A new depilatory tool for asepsis. Infect. Surg. 1 (1987) 78.
[21] Beck, W. C., T. S. Collette: False faith in the surgeon's gown and surgical drape. Am. J. Surg. 83 (1952) 125 – 126.
[22] Bendig, J. W. A.: Surgical hand disinfection: comparision of 4% chlorhexidine detergent solution and 2% triclosan detergent solution. J. Hosp. Infect. 15 (1990) 143 – 148.
[23] Bengtsson, S., A. Hambraeus, G. Laurell: Wound infections after surgery in a modern operating suite: clinical, bacteriological and epidemiologic findings. J. Hyg. Camb. 83 (1979) 41 – 56.
[24] BGA: 4.2.3 Anforderungen der Hygiene an Schleusen im Krankenhaus. (aus Bundesgesundhbl. 22/1979, Nr. 10; S. 181 – 183). In: Richtlinie Krankenhausinfektion, S. 1 – 5. Gustav Fischer Verlag, Stuttgart 1979.

[25] BGA: 4.3.4 Anforderungen der Hygiene an die funktionelle und bauliche Gestaltung von Einheiten für Intensivmedizin (Intensivtherapie) (aus Bundesgesundheitsblatt 22/1979, Nr. 24, S. 446 – 448). In: Richtlinie Krankenhausinfektion, S. 1 – 5. Gustav Fischer Verlag, Stuttgart 1980.
[26] BGA: 4.3.1 Anforderungen der Hygiene an die funktionelle und bauliche Gestaltung von Pflegeeinheiten. Bundesgesundhbl. 24 (1981) 212 – 214. In: Richtlinie Krankenhausinfektion, S. 1 – 5. Gustav Fischer Verlag, Stuttgart 1981.
[27] BGA: 5.1 Anforderungen der Krankenhaushygiene bei Intubation, Tracheotomie, Beatmung und Inhalation (Bundesgesundhbl. 28 (1985) 188. In: Richtlinie Krankenhausinfektion, S. 13 – 14. Gustav Fischer Verlag, Stuttgart 1986.
[28] BGA: 5.1 Anforderungen der Krankenhaushygiene in der operativen Medizin (Bundesgesundhbl. 28 (1985) 279 – 280. In: Richtlinie Krankenhausinfektion, S. 17 – 20. Gustav Fischer Verlag, Stuttgart 1986.
[29] BGA: 5.1 Anforderungen der Krankenhaushygiene bei Injektionen und Punktionen. Bundesgesundhbl. 28 (1985) 186 – 187. In: Richtlinie Krankenhausinfektion, S. 7 – 8. Gustav Fischer Verlag, Stuttgart 1986.
[30] BGA: 5.1 Anforderungen der Krankenhaushygiene an Schutzkleidung (Bundesgesundhbl. 28 (1985) 185 – 186. In: Richtlinie Krankenhausinfektion, S. 5 – 6. Gustav Fischer Verlag, Stuttgart 1986.
[31] BGA: 5.1 Anforderungen der Krankenhaushygiene bei der Katheterisierung der Harnblase (Bundesgesundhbl. 28 (1985) 187 – 188. In: Richtlinie Krankenhausinfektion, S. 11 – 12. Gustav Fischer Verlag, Stuttgart 1986.
[32] BGA: 5.1 Anforderungen der Krankenhaushygiene an Wundverband und Verbandwechsel (Bundesgesundhbl. 28 (1985) 278 – 279. In: Richtlinie Krankenhausinfektion, S. 15 – 16. Gustav Fischer Verlag, Stuttgart 1986.
[33] BGA: 5.1 Händewaschen und Händedesinfektion. (Bundesgesundhbl. 28 (1985) 185. In: Richtlinie Krankenhausinfektion, S. 3 – 4. Gustav Fischer Verlag, Stuttgart 1986.
[34] BGA: 5.1 Anforderungen der Krankenhaushygiene bei Infusionstherapie und Katheterisierung von Gefäßen (Bundesgesundhbl. 28 (1985) 187. In: Richtlinie Krankenhausinfektion, S. 9 – 10. Gustav Fischer Verlag, Stuttgart 1986.
[35] BGA: 5.1 Hygienische Maßnahmen zur Verhütung der Übertragung von HIV im Krankenhaus. In: Richtline Krankenhausinfektion, S. 25 – 30. Gustav Fischer Verlag, Stuttgart 1988.
[36] BGA: 5.1 Anforderungen der Hygiene bei endoskopischen Maßnahmen (aus Bundesgesundhbl. 31/1988, Nr. 11, S. 456 – 457). In: Richtlinie Krankenhausinfektion, S. 31 – 33. Gustav Fischer Verlag, Stuttgart 1989.
[37] BGA: Anforderungen der Hygiene an die funktionell-bauliche Gestaltung von Operationsabteilungen, von Einheiten für kleine operative Eingriffe sowie von Untersuchungs- und Behandlungsräumen für operative Fachgebiete. In: Richtlinie Krankenhaushygiene, S. 1 – 5. Gustav Fischer Verlag, Stuttgart – Jena 1991.
[38] BGA: 5.1 u. 4.3.3 Anforderungen der Krankenhaushygiene in der operativen Medizin. In: Richtlinie Krankenhaushygiene, S. 35 – 44. Gustav Fischer Verlag, Stuttgart – Jena 1991.
[39] Bird, B. J., D. B. Chrisp, G. Scrimgeour: Extensive pre-operative shaving: a costly exercise. NZ Med. J. 97 (1984) 727 – 729.
[40] Birnie, G. G., E. M. Quigley, G. B. Clements et al: Endoscopic transmission of hepatitis B virus. Gut 24 (1983) 171 – 174.
[41] Bodiwala, G. G., T. K. George: Surgical gloves during wound repair in the accident-and-emergency department. The Lancet ii (1982) 91 – 92.
[42] Borst, M., C. J. Jr. Fisher, T. P. Clemmer et al: Sepsis syndrome: A valid clinical entity. Crit. Care Med. 17 (1989) 389 – 393.

[43] Borst, M., C. Collier, D. Miller: Operating room surveillance: A new approach in reducing hip and knee prothetic wound infections. Am. J. Infect. Control. 14 (1986) 161 – 166.

[44] Brandberg, A.: Wound dressing routines and nosocomial risks – a comparison of hydrocolloidal occlusive method (HCD) and nonocclusive gauze dressing (NOGD). unknown.

[45] Brandberg, A.: Preoperative Whole Body Disinfection (Viewpoint Sweden). J. Chemother. 1 (1989) 19 – 24.

[46] Brandberg, A., I. Andersson: Whole body disinfection by Shower-Bath with chlorhexidine soap. In: S. W. B. Newsom, A. D. S. Caldwell (Hrsg.): Problems in the control of Hospital infections, S. 65 – 70. Academic Press and the Royal Soc Med, London 1980.

[47] Brandberg, A., J. Holm, J. Hammarsten et al: Post-operative wound infections in vascular surgery – Effect of pre-operative whole body disinfection by shower-bath with chlorhexidine soap. In: S. W. B. Newsom, A. D. S. Caldwell (Hrsg.): Problems in the control of hospital infection, S. 71 – 75. Academic Press and Royal Society of Medicine, London 1980.

[48] Brough, S. J., T. M. Hunt, W. W. Barrie: Surgical glove perforations. Br. J. Surg. 75 (1988) 317.

[49] Brown, T. R., Ehrlich, C. E., F. B. Stehman et al: A Clinical Evaluation of Chlorhexidine Gluconate Spray as Compared with Iodophor Srub for Preoperative Skin Preparation. Surg. Gynecol. Obstet. 158 (1984) 363 – 366.

[50] Butler, L. D., J. M. Munson, P. P. DeLuca: Effect of inline filtration on the potency of low-dose drugs. Am. J. Hosp., Pharm. 37 (1980) 935 – 941.

[51] Caliendo, J. E.: Surgical during laceration repair. JACEP 5 (1976) 278 – 279.

[52] CDC: Recommandations for prevention of HIV transmission in health care settings. MMW 36 (1987) 1 – 18.

[53] Celentano, D. D., L. L. Morlock, F. E. Malitz: Diffusion and adoption of CDC guidelines for the prevention and control of nosocomial infections in US hospitals. Inf. Control. 8 (1987) 415 – 423.

[54] Chamberlain, G. V., E. Houang: Trial of the use of masks in the gynaecological operating theatre. Ann. Royal Coll. Surgeons 66 (1984) 432 – 433.

[55] Chrintz, H., H. Vibits, T. O. Cordtz et al.: Need for surgical wound dressing. Br. J. Surg. 76 (1989) 204 – 205.

[56] Chrintz, H., H. Vibits, J. S. Harreby et al.: Are postoperative dressings necessary? Ugeskr. Laeger 151 (1989) 2667 – 2668.

[57] Conly, L. M., K. Grieves, B. Peters: A prospective, randomized study comparing transparent and dry gauze dressings for central venous catheters. J. Infect. Dis. 159 (1989) 310 – 319.

[58] Cruse, P.: Wound Infection Surveillance. Rev. Infect. Dis. 3 (1981) 734 – 737.

[59] Cruse, P. J. E.: Wound infectionis: epidemiology and clinical characteristics. In: R. L. Simmons, R. J. Howard (Hrsg.): Surgical infectious diseases, S. 429 – 441. Appleton-Century-Croft, New York 1982.

[60] Cruse, P. J. E., R. Foord: A Five-Year Prospective Study of 23,649 Surgical Wounds. Arch. Surg. 107 (1973) 206 – 210.

[61] Cruse, P. J. E., R. Foord: The epidemiology of wound infection. A 10-year prospective study of 62,939 wounds. Surg. Clin. North Am. 60 (1980) 27 – 40.

[62] Daschner, F.: Cost-effectiveness in hospital infection control-lessons for the 1990s. J. Hosp. Infect. 13 (1989) 325 – 336.

[63] Daschner, F.: Forum Hygienicum. MMV Medizin Verlag München, München 1990.

[64] Daschner, F.: Diskussionsbemerkungen zu „Septischer Operationssaal? Stellungnahme zu Äußerungen von Prof. Daschner.“ Von M. Hansis und S. Weller. (Chirurg BDC (1990) 29:92) 1. Diskussionsbemerkung. Chir. BDC 29 (1990) 168 – 170.

[65] Daschner, F.: Hygieneriten in der Chirurgie. Chirurg 62 (1991) 876 – 877.

[66] Daschner, F.: Plastik oder Leinen: Nutzen, Kosten und Probleme. In: M. Schweins, U. Holthausen (Hrsg.): Hygiene im chirurgischen Alltag – Traditionen, Glaubensbekenntnisse, Fakten, Walter de Gruyter, Berlin – New York 1992.

[67] Daschner, F., M. Bassler, G. Bönig et al.: Luft- und Bodenkeimspektren in einer septischen und aseptischen Operationseinheit. Akt. Chir. 19 (1984) 17 – 20.

[68] Daschner, F., H. Langemaack, G. Maros-Schwörer et al.: Reduzieren Plastikinzisionsfolien die postoperative Wundinfektionsrate? Hyg. Med. 7 (1982) 304.

[69] Davies, J., J. R. Babb, G. A. J. Ayliffe et al.: Disinfection of the skin of the abdomen. Br. J. Surg. 65 (1978) 855 – 858.

[70] Deutsche Gesellschaft für Hygiene und Mikrobiologie: Richtlinien für die Prüfung und Bewertung chemischer Desinfektionsverfahren. Erster Teilabschnitt (Stand 1. 1. 81). Fischer Verlag, Stuttgart – New York 1981.

[71] Dietschi, C., S. Martinoli, A. Husnik: Wann soll in der Chirurgie des Bewegungsapparates präoperativ rasiert werden? Z. Orthop. 123 (1985) 895 – 896.

[72] Dineen, P.: The role of impervious drapes and gowns in preventing surgical infection. Clin. Orthop. Rel. Res. 96 (1973) 210 – 212.

[73] Dineen, P.: Influence of Operating Room Conduct on Wound Infections. Surg. Clin. North. Am. 55 (1975) 1283 – 1287.

[74] Dodds, R. D. A., S. G. E. Barker, N. H. Norgan et al.. Self protection in surgery: the use of double gloves. Br. J. Surg. 77 (1990) 219 – 220.

[75] Doebbeling, B. N., G. L. Stanley, C. T. Sheetz et al.: Comparative efficacy of alternative hand-washing agents in reducing nosocomial infections in intensive care units. N. Engl. J. Med. 327 (1992) 88 – 93.

[76] Donowitz, L. G.: Failure of the overgown to prevent nosocomial infection in a pediatric intensive care unit. Pediatrics 77 (1986) 35 – 38.

[77] Duffy, K. R.: Cost-effective applications of the Centers for Disease Control Guidelines for Prevention of Nosocomial Infections. Am. J. Infect. Control. 13 (1985) 216 – 217.

[78] Edlich, R. F., G. T. Rodeheaver, T. R. Stevenson et al.: Management of the contaminated wounds. Compr. Ther. 3 (1977) 67 – 74.

[79] Edlich, R. F., W. Rogers, G. Kasper et al.: Studies in the management of the contaminated wound. Am. J. Surg. 117 (1969) 323 – 329.

[80] Ehrenkranz, N. J.: Bland soap handwash or hand antisepsis? The pressing need for clarity. Infect. Control. Hosp. Epidemiol. 13 (1992) 299 – 301.

[81] Evans, M., A. V. Pollock: A score system for evaluating random control clinical trials of prophylaxis of abdominal surgical wound infection. Br. J. Surg. 72 (1985) 256 – 260.

[82] Everett, W. D., H. Kipp: Epidemiologic observations of operating room infections resulting from variations in ventilation and temperature. Am. J. Infect. Control. 19 (1991) 277 – 282.

[83] Eyer, S., C. Brummitt, K. Crossley et al.: Catheter-related sepsis: Prospective, randomized study of three methods of long-term catheter maintenance. Crit. Care Med. 18 (1990) 1073 – 1079.

[84] Fairclough, J., P. D. Evans, T. S. J. Elliot et al.: Skin shaving: a cause for concern. J. Royal Coll. Surgeons Edinburgh. 32 (2) (1987) 76 – 78.

[85] Falchuk, K. H., L. Peterson, B. J. McNeil: Mikroparticulate-induced phlebites. Its prevention by in-line filtration. N. Engl. J. Med. 312 (1985) 78 – 82.

[86] Feigenberg, Z., Y. Wolloch, R. Sokolovsky et al: Routine drainage in cholecystectomy. A bacteriologic and clinical assessment. Am J Surg 137 (1979) 313 – 316.

[87] Fischetti, M.. Sull'efficienza delle maschere facciali in uso presso alcuni blocchi operatori romani. J. Nuovi Ann. 29 (1978) 199 – 210.

[88] Ford, C. R., D. E. Peterson, C. R. Mitchell: An Appraisal of the Role of Surgical Face masks. Am. J. Surg. 113 (1967) 787–790.

[89] Freeman, J., J. E. McGowan, Jr.: Risk factors for nosocomial infection. J. Infect. Dis. 138 (1978) 811–819.

[90] Friedland, G.: Infusion-related phlebitis – is the in-line filter the solution? N. Engl. J. Med. 312 (1984) 113–115.

[91] Galandiuk, S., V. W. Fazio: Postoperative irrigation-suction drainage after pelvic colonic surgery. Dis. Colon Rectum 34 (1991) 223–228.

[92] Galvin, J. R., D. DeSimone: Infection rate of simple suturing. JACEP 5 (1976) 332–333.

[93] Garibaldi, R. A.: Prevention of intraoperative wound contamination with chlorhexidinie shower and scrub. J. Hosp. Infect. 11, Supp. B (1988) 5–9.

[94] Garibaldi, R. A., D. Skolnick, T. Lerer et al.: The Impact of Preoperative Skin Disinfection on Preventing Intraoperative Wound Contamination. Infect. Control. Hosp. Epidemiol. 9 (1988) 109–113.

[95] Garner, J. S.: CDC guidelines for the prevention and control of nosocomial infections: Guidelines for prevention of surgical wound infections. Am. J. Infect. Control. 14 (1986) 71–82.

[96] Garner, J. S., T. G. Emori, R. W. Haley: Operating room practices for the control of infection in U.S. hospitals, October 1976 to July 1977. Surg. Gynecol. Obstet. 155 (1982) 873–880.

[97] Garner, J. S., W. R. Jarvis, T. G. Emori et al.: CDC definitions for nosocomial infections, 1988. Am. J. Infect. Control 16 (1988) 128–140.

[98] Garner, J. S., B. P. Simmons: Guideline for isolation precautions in hospitals. Inf. Control 4 (1983) 245–325.

[99] Gerberding, J. L., C. Littell, A. Tarkington et al.: Risk of exposure of surgical personnel to patients' blood during surgery at San Francisco General Hospital. N. Engl. J. Med. 322 (1990) 1788–1793.

[100] Goldmann, D., E. Larson: Hand-washing and nosocomial infections. N. Engl. J. Med. 327 (1992) 120–122.

[101] Gopal Rao, G., J. Harman, R. Pollard: Face masks and postoperative infection. J. Hosp. Infect. 20 (1992) 55–62.

[102] Gottrup, F., P. Gjode, F. Lundhus et al.: Management of severe incisional abscesses following laparotomy. Arch. Surg. 124 (1989) 702–704.

[103] Ha'eri, G. B.: The efficacy of adhesive plastic incise drapes in preventing wound contamination. Int. Surg. 68 (1983) 31–32.

[104] Hainge, F., J. M. Bucholz: Principles and methods of clean surgical wound irrigation. J. Foot Surg. 21 (1982) 241–246.

[105] Hambraeus, A., S. Bengtsson, G. Laurell: Bacterial contamination in a modern operating suite, 2. Effect of a zoning system on contamination of floors and other surfaces. J. Hyg. Camb. 80 (1978) 57–67.

[106] Hambraeus, A., A.-S. Malmborg: The influence of different footwear on floor contamination. Scand. J. Infect. Dis. 11 (1979) 243–246.

[107] Hamilton, H. W., A. D. Booth, F. J. Lone et al.: Penetration of Gown Material by Organisms from the Surgical Team. Clin. Orthop. Rel. Res. 141 (1979) 237–246.

[108] Hamilton, H. W., K. R. Hamilton, F. J. Lone: Preoperative hair removal. Can. J. Surg. 20 (1977) 269–275.

[109] Hammond, J., J. Eckes, G. Gomez et al.: HIV, Trauma, and Infection Control: Universal Precautions are Universally Ignored. J. Trauma 30 (1990) 555–561.

[110] Hansis, M., S. Weller: Septischer Operationssaal? Stellungnahme zu Äußerungen von Professor Daschner. Chir. BDC 29 (1990) 92–96.

[111] Hansis, M., S. Weller: Septischer OP? Kommentar zu Äußerungen von Herrn Professor Daschner. Unfallchir. 16 (1990) 335–339.

[112] Hayek, L. J., J. M. Emerson: Preoperative whole body disinfection – a controlled clinical study. J. Hosp. Infect. 11 (1988) 15–19.

[113] Hayek, L. J., J. M. Emerson, A. M. N. Gardner: A placebo-controlled trial of the effect of two preoperative baths or showers with chlorhexidine detergent on postoperative wound infection rates. J. Hosp. Infect. 10 (1987) 165–172.

[114] Härle, A.: Die postoperative Wund-Saug-Drainage und ihr Einfluß auf die Wundheilung. Z. Orthop. 123 (1985) 395–402.

[115] Healy, D. A., J. III. Keyser, W. III Holcomb et al.: Prophylactic closed suction drainage of femoral wounds in patients undergoing vascular reconstruction. J. Vasc. Surg. 10 (1989) 166–168.

[116] Heeg, P., R. Ulmer, N. Schwenzer: Verbessern Händewaschen und Verwendung der Handbürste das Ergebnis der chirurgischen Händedesinfektion? Hyg. Med. 13 (1988) 270–272.

[117] Hingst, V.: Chemothermische Desinfektion von Instrumenten und Anästhesiematerial. Krh. Hyg. Inf. Verh. 5 (1987) 147–152.

[118] Holloway, P. M., J. H. Platt, G. Reybrouck et al.: A multi-centre evaluation of two chlorhexidine-containing formulations for surgical hand disinfection: J. Hosp. Infect. 16 (1990) 151–159.

[119] Howell, J. M., J. A. Morgan: Scalp Laceration Repair Without Prior Hair Removal. Am. J. Emerg. Med. 6 (1988) 7–10.

[120] Howells, C. H. L., H. B. Young: A study of completely undressed surgical wounds. Br. J. Surg. 53 (1966) 436–439.

[121] Humhreys, H., D. Lewis, D. Reeves: Why isolate theatre suites? Lancet 337 (1991) 430–431.

[122] Humphreys, H., R. J. Marshall, V. E. Richketts et al.: Theatre over-shoes do not operating theatre floor bacterial counts. J. Hosp. Infect. 17 (1991) 117–123.

[123] Humphreys, H., A. J. Russell, R. J. Marshall et al.: The effect of surgical theatre headgear on air bacterial counts. J. Hosp. Infect. 19 (1991) 175–180.

[124] Hussain, S. A., A. B. A. Latif, A. A. A. A. Choudhary: Risk to surgeons: a survey of accidental injuries during operations. Br. J. Surg. 75 (1988) 314–316.

[125] Hutchinson, J. J., J. C. Lawrence: Wound infection under occlusive dressings. J. Hosp. Infect. 17 (1991) 83–94.

[126] Hübner, J., U. Frank, I. Kappstein et al.: Influence of architectural design on nosocomial infections in intensive care units: a prospective 2-year analysis. Intens. Care Med. 15 (1989) 179–183.

[127] Hübner, J., H. Habel, E. H. Farthmann et al.: Der Einfluß der Richtlinien des Bundesgesundheitsamtes auf die Luft-, Flächen- und Bodenkeimzahl in einer allgemeinchirurgischen und einer orthopädischen Operationsabteilung. Chirurg 62 (1991) 871–874.

[128] Irvin, T. T., J. C. Goligher: A controlled clinical trial of three different methods of perineal wound management following excision of the rectum. Br. J. Surg. 62 (1975) 287–291.

[129] Jacobsen, G., J. E. Thiele, J. H. McCune et al.: Handwashing: Ring-wearing and number of microorganisms. Nursing Res. 34 (1985) 186–188.

[130] Jakobsen, C.-J., N. Grabe, E. Nielsen et al.: Contamination of intravenous infusion systems – the effect of changing administration sets. J. Hosp. Infect. 8 (1986) 217–223.

[131] Jannelli, F., G. Cavarra, F. Puccio: Prophylaxis against infection during vascular surgery. J. Cardiovasc. Surg. 25 (1984) 437–439.

[132] Jones, M. A., J. C. Johnson, M. L. V. French et al.: Unidirectional Air Flow and Surgical Face Mask Exhaust System in the Prevention of Airborne Surgical Infection. Am. J. Surg. 124 (1972) 49–51.

[133] Josephson, A., M. E. Gombert, M. F. Sierra et al.: The relationship between intravenous fluid contamination and the frequency of tubing replacement. Inf. Control. 6 (1985) 367 – 370.

[134] Kaiser, A. B., D. S. Kernodle, N. L. Barg et al.: Influence of Preoperative Showers on Staphylococcal Skin Colonization: A Comparative Trial of Antiseptic Skin Cleansers. Ann. Thorac. Surg. 45 (1988) 35 – 38.

[135] Kallings, L. O.: Program for Surveillance and Intervention in Specific Problem Areas of Nosocomial Infections. Rev. Infect. Dis. 3 (1981) 721 – 727.

[136] Kalmar, P., R. H. Steinhagen: Chirurgische Händedesinfektion mit alkoholischen Einreibepräparaten. Chirurg 55 (1984) 280 – 287.

[137] Kappstein, I., F. D. Daschner: Potential inroads to reducing hospital-acquired staphylococcal infection and its cost. J. Hosp. Infect. 19 (1991) 31 – 34.

[138] Klostermeier, H.. Reinigung von Endoskopen: Manuelle Aufbereitung und Endoskop-Waschmaschine. Krankenpflege J. 29 (1991) 558 – 559.

[139] Ko, W., W. D. Lazenby, J. A. Zelano et al.: Effects of Shaving Methods and Intraoperative Irrigation on Suppurative Mediastinitis After Bypass Operations. Ann. Thorac. Surg. 53 (1992) 301 – 305.

[140] Kronborg, O., H. Olson: Incision and drainage v. incision, curettage and suture under antibiotic cover in anorectal abscess. Acta Chir. Scand. 150 (1984) 689 – 692.

[141] LaForce, F. M.: Immunizations, immunoprophylaxis, and chemoprophylaxis to prevent selected infections. US preventive services task force. JAMA 257 (1987) 2464 – 2470.

[142] Laslett, L. J., A. Sabin: Wearing of Caps and Masks Not necessary during Cardiac Catheterization. Cathet. Cardiovasc. Diagn. 17 (1989) 158 – 160.

[143] Laufman, H.: Current Use of Skin and Wound Cleansers and Antiseptics. Am. J. Surg. 157 (1989) 359 – 365.

[144] Leaman, D. U., R. F. Zeis: What is the appropriate „dress code“ for the cardiac catheterization laboratory? Cathet. Cardiovasc. Diag. 9 (1983) 33 – 38.

[145] Lefering, R., M. Schweins: Hygiene in deutschen Krankenhäusern: Auswertung einer Erhebung im März 1992. In: M. Schweins, U. Holthausen (Hrsg.): Hygiene im chirurgischen Alltag – Traditionen, Glaubensbekenntnisse, Fakten, Walter De Gruyter Verlag, Berlin – New York 1992.

[146] Leigh, D. A., J. L. Stronge, J. Marriner et al.: Total body bathing with „Hibiscrub“ (chlorhexidine) in surgical patients: a controlled trial. J. Hosp. Infect. 4 (1983) 229 – 235.

[147] Leiß, O., M. Exner: Endoskopie – welche hygienischen Maßnahmen sind erforderlich? Krankenpflege J. 29 (1991) 552 – 556.

[148] Letts, R. M., E. Doermer: Conversation in the Operating Theater as a Cause of Airborne Bacterial Contamination. J. Bone Joint Surg. 65-A (1983) 357 – 362.

[149] Lewis, D. A., G. Weymont, C. M. Nokes et al.: A bacteriological study of the effect on the environment of using a one- or two-trolles system in theatre. J. Hosp. Infect. 15 (1990) 35 – 53.

[150] Lidwell, O. M.: Airborne Bacteria and surgical Infection. Am. J. Med. 70 (1981) 693 – 697.

[151] Lilly, H. A., E. J. L. Lowbury, M. D. Wilkins et al.: Delayed antimicrobial effects of skin disinfection by alkohol. J. Hyg. Camb. 82 (1979) 497 – 500.

[152] Lowbury, E. J. L., H. A. Lilly: Disinfection of the hands of surgeons and nurses. Br. Med. J. 14 (1960) 1445 – 1450.

[153] Maffulli, N., G. Capasso, V. Testa: Glove perforation in elective orthopedic surgery. Acta Orthop. Scand. 60 (1989) 565 – 566.

[154] Maffulli, N., G. Capasso, V. Testa: Glove Perforation in Pediatric Orthopaedic Surgey. J. Pediatr. Orthop. 11 (1991) 25 – 27.

[155] Mailhot, C. B., L. G. Slezak, G. Copp et al.: Cover Gowns. AORN J. 46 (1987) 482 – 490.

[156] Maki, D. G., C. J. Alvarado, C. Hassemer et al.: Relation of the inanimate environment to endemic nosocomial infection. N. Engl. J. Med. 307 (1982) 1562 – 1566.
[157] Maki, D. G., J. T. Botticelli, M. L. LeRoy et al.: Prospective study of replacing administration sets for intravenous therapy at 48- vs 72-hour intervals. JAMA 258 (1987) 1777 – 1781.
[158] Maki, D. G., D. A. Goldmann, F. S. Rahme: Infection control in intravenous therapy. Ann. Intern. Med. 79 (1973) 867 – 887.
[159] Maki, D. G., M. Ringer: Evaluation of dressing regimens for prevention of infection with peripheral intravenous catheters. Gauze, a transparent polyurethane dressing, and an iodophor-transparent dressing. JAMA 258 (1987) 2396 – 2403.
[160] Marples, R. R., E. M. Cooke: Current problems with methicillin-resistent Staphylococcus aureus. J. Hosp. Infect. 11 (1988) 381 – 392.
[161] Masterson, B. J.: Skin Preparation. Clin. Obstet. Gynecol. 31 (1988) 736 – 743.
[162] McCue, S. F., E. W. Berg, E. A. Saunders: Efficacy of Double-Gloving as a Barrier to Microbial Contamination during Total Joint Arthroplasty. J. Bone Joint Surg. 63-A (1981) 811 – 813.
[163] Miles, A. J. G., C. Wastell, T. G. Allen-Mersh: Protection for the left index finger whilst operating on HIV positive patients. Ann. R. Coll. Curg. Engl. 71 (1989) 225.
[164] Millar, K. J.: The impact of a new operating theatre suite on surgical wound infections. Aust. N. Z. J. Surg. 49 (1979) 437 – 440.
[165] Mitchell, N. J., S. Hunt: Surgical face masks in modern operating rooms – a costly and unnecessary ritual? J. Hosp. Infect. 18 (1991) 239 – 242.
[166] Moylan, J. A., K. T. Fitzpatrick, K. E. Davenport: Reducing wound infections: improved gown and drape barrier performance. Arch. Surg. 122 (1987) 152 – 157.
[167] Moylan, J. A., B. V. Kennedey: The importance of gown and drape barriers in the prevention of wound infection. Surg. Gynecol. Obstet. 151 (1980) 465 – 470.
[168] Mulhall, A. B., R. G. Chapman, R. A. Crow: Bacteruria during indwelling urethral catheterization. J. Hosp. Infect. 11 (1988) 253 – 262.
[169] Newsom, S. W. B., C. Rowland: Studies on perioperative skin flora. J. Hosp. Infect. 11. Suppl B (1988) 21 – 26.
[170] Nyström, P.-O.: Postoperative hygienic measures: wound dressing and management of catheters. In: M. Schweins, U. Holthausen (Hrsg.): Hygienemaßnahmen im chirurgischen Alltag – Traditionen, Glaubensbekenntnisse, Fakten, Walter de Gruyter Verlag, Berlin – New York 1992.
[171] O'Shaughnessy, M., V. P. O'Malley, G. Corbett et al.: Optimum duration of surgical scrub-time. Br. J. Surg. 78 (1991) 685 – 686.
[172] Olson, M., M. O'Connor, M. L. Schwartz: Surgical wound infections: A 5-year prospective study of 20,193 wounds at the Minneapolis VA Medical Center. Ann. Surg. 199 (1984) 253 – 259.
[173] Orr, N. W. M.: Is a mask necessary in the operating theatre? Ann. Royal Coll. Surgeons 63 (1981) 390 – 392.
[174] Pamilio, A. L., D. R. Foy, J. R. Edwards et al.: Blood contacts during surgical proceedures. JAMA 265 (1991) 1533 – 1537.
[175] Pare, A.: Wound Dressing or Window Dressing? Arch Surg. 109 (1974) 457.
[176] Pereira, L. J., G. M. Lee, K. J. Wade: The effect of surgical handwashig routines on the microbial counts of operating room nurses. Am. J. Infect. Control 18 (1990) 354 – 364.
[177] Pfeifer, Th.: AIDS in der Chirurgie – Was müssen wir wissen? In: M. Schweins, U. Holthausen (Hrsg.): Hygiene im chirurgischen Alltag – Traditionen, Glaubensbekenntnisse, Fakten. Walter De Gruyter Verlag, Berlin – New York 1992.
[178] Probst, J.: Diskussionsbemerkung. Chir. BDC 11 (1990) 169 – 170.

[179] Proskauer, C.: Development and use of the rubber glove in surgery and gynecology. J. History Med. 13 (1958) 373 – 381.
[180] Psaila, J. V., M. H. Wheeler, D. L. Crosby: The role of plastic wound drapes in the prevention of wound infection following abdominal surgery. Br. J. Surg. (1976) 729 – 732.
[181] Quebbeman, E., J., L. Telford, G., K. Wadsworth et al.: Double Gloving: Protecting surgeons from blood contamination in the operating room. Arch. Surg. 127 (1992) 213 – 217.
[182] Raahave, D.: Aseptic barriers of plastic to prevent bacterial contamination of operation wounds. Acta Chir. Scand. 140 (1974) 603 – 610.
[183] Rehork, B., H. Rüden: Investigations into the efficacy of different procedures for surgical hand disinfection between consecutive operations. J. Hosp. Infect. 19 (1991) 115 – 127.
[184] Ritter, M. A., H. Eitzen, M. L. French et al.: The Operating Room Environment as Affected by People and the Surgical Face Mask. Clin. Orthop. Rel. Res. (1975) 147 – 150.
[185] Ritter, M. A., M. L. V. French, H. E. Eitzen et al.: The antimicrobial effectiveness of operative-site preparative agents. J. Bone Joint Surg. 62-A (1980) 826 – 828.
[186] Robson, M. C., T. J. Krizek: Predicting skin graft survival. J. Trauma 13 (1973) 213 – 217.
[187] Rotter, M. L., W. Koller: Surgical hand disinfection: effect of sequential use of two chlorhexidine preparations. J. Hosp. Infect. 16 (1990) 161 – 166.
[188] Rotter, M. L., Larsen S. O., E. M. Cooke et al.: A comparison of the effects of preoperative whole-body bathing with detergent alone and with detergent containing chlorhexidine gluconate on the frequency of wound infections after clean surgery. J. Hosp. Infect. 11 (1988) 310 – 320.
[189] Rubio, P. A.: Septisol Antiseptic Foam: a Sensible Alternative to the Conventional Surgical Scrub. Int. Surg. 72 (1987) 243 – 246.
[190] Rutherford, W. H., R. A. J. Spence: Infection in wounds sutured in the accident- and emergency department. Ann. Emerg. Med. 9 (1980) 350 – 352.
[191] Ruthman, J. C., D. Hendricksen, R. F. Miller et al.: Effect of Cap and Mask on Infection Rates. Illinois Med. J. 165 (1984) 397 – 399.
[192] Rüden, H., H. Martiny: Hygienische Anforderungen an OP-Abteilungen unter besonderer Berücksichtigung septischer und aseptischer Operationen. Krh. Hyg. Inf. Verh. 5 (1987) 153 – 156.
[193] Salrein, G.: Normalstation: Wieviel Hygiene ist erforderlich und möglich? In: M. Schweins, U. Holthausen (Hrsg.): Hygiene im chirurgischen Alltag – Traditionen, Glaubensbekenntnisse, Fakten. Walter De Gruyter Verlag, Berlin – New York 1992.
[194] Schweins, M.: Der Umgang mit Antibiotika: Standards und Gefahren. In: M. Schweins, U. Holthausen (Hrsg.): Hygiene im chirurgischen Alltag – Traditionen, Glaubensbekenntnisse, Fakten. Walter De Gruyter Verlag, Berlin – New York 1992.
[195] Schweizer, R. T.: Mask Wiggling as a Potential Cause of Wound Contamination. Lancet II (1976) 1129 – 1130.
[196] Sebben, J. E.: Sterile Technique and the Prevention of Wound Infection in Office Surgery – Part 1. J. Dermatol. Surg. Oncol. 14 (1988) 1364 – 1371.
[197] Selwyn, S., H. Ellis: Skin bacteria and skin disinfection reconsidered. Br. Med. J. 1 (1972) 136 – 140.
[198] Seropian, R., B. M. Reynolds: Wound infections after preoperative depilatory versus razor preparation. Am. J. Surg. 121 (1971) 251 – 254.
[199] Shaffner, D., P. N. Benotti, A. Jr. Bothe et al.: A prospective, randomized trial of abdominal wound drainage in gastric bypass surgery. Ann. Surg. 206 (1987) 134 – 137.
[200] Shaw, D., C. M. Doig, D. Douglas: Is airborne infection in operating-theatres an important cause of wound infection in general surgery? Lancet I (1973) 17 – 20.
[201] Simmons, B. P., T. M. Hooton, E. S. Wong et al.: Guidelines for prevention of intravascular infections. Inf. Control 3 (1982) 61 – 67.

[202] Smith, J. W., R. L. Nichols: Barrier Efficiency of Surgical Gowns. Arch. Surg. 126 (1991) 756–763.

[203] Spence, R. A. J., W. H. Rutherford: Do accident departments need two theatres? Lancet II (1982) 1284.

[204] Stamm, W. E.: Infections related to medical devices. Ann. Intern. Med. 89 (1978) 764–769.

[205] Steen, M.: Besuch von Brandverletztenzentren in den USA. Mitteilungen Dt. Ges. Chirurgie 21 (1992) 138–146.

[206] Steere, A. C., G. F. Mallison: Handwashing practices for the prevention of nosocomial infections. Ann. Intern. Med. 83 (1975) 683–690.

[207] Steuer, W., K. Lutz-Dettlinger: In: Leitfaden der Desinfektion und Entwesung. S. 98. Fischer Verlag, Stuttgart – New York 1980.

[208] Thomas, M., M. Hollins: Epidemic of postoperative wound infection associated with ungloved abdominal palpation. Lancet I (1974) 1215–1217.

[209] Tronnier, H.: Die Wirkung von Desinfektionsmitteln auf die Haut; Möglichkeiten von Hautschutz und Pflege. Umweltmed. 2 (1982) 35–37.

[210] Tscherne, H., M. Rojczyk: Bedeutung der praeklinischen Versorgung bei offenen Frakturen. Unfallheilkunde 85 (1982) 72–75.

[211] Tunevall, Th. G.: Postoperative Wound Infections and Surgical Face Masks: A Controlled Study. World J. Surg. 15 (1991) 383–388.

[212] Van Diehmen, A. H.: Prevention of post-operative infection by using chlorhexidin soap. Ziekenhuis Hyg. Infektieprev. 4 (1985) 123–127.

[213] VHD-Verbandsnachrichten: Verbandwechsel – Qualität – Qualitätssicherung – Standards. Krh. Hyg. Inf. Verh. 13 (1991) 95–96.

[214] Weissauer, : Mündlich (1992).

[215] Weist, K., J. Krieger, H. Rüden: Vergleichende Untersuchung bei aseptischen und septischen Operationen unter besonderer Berücksichtigung von S. aureus. Hyg. Med. 13 (1988) 369–374.

[216] Weist, K., H. Rüden: Zur Infektionsprophylaxe in der Unfallchirurgie aus krankenhaushygienischer Sicht. Chirurg 62 (1991) 837–845.

[217] Wenzel, R. P., C. A. Osterman, L. G. Donowitz et al.: Identification of procedure-related nosocomial infections in high-risk patients. Rev. Infect. Dis. 3 (1981) 701–707.

[218] Wenzel, R. P., C. A. Osterman, K. J. Hunting: Hospital-aquired infections: II. Infection rates by site, service and common procedures in a university hospital. Am. J. Epidemiol. 104 (1976) 645–651.

[219] Wey, S. B., M. Mori, M. A. Pfaller et al.: Hospital-aquired candidemia: the attributable mortality and excess length of stay. Arch. Intern. Med. 148 (1988) 2642–2645.

[220] Whyte, W.: The role of clothing and drapes in the operating room. J. Hosp. Infect. 11 (1988) 2–17.

[221] Whyte, W., A. Hambraeus, G. Laurell et al.: The relative importance of routes and sources of wound contamination during general surgery. J. Hosp. Infect. 18 (1991) 93–107.

[222] Whyte, W., D. Vesley, R. Hodgson: Bacterial dispersion in relation to operating room clothing. J. Hyg. Camb. 76 (1976) 367–378.

[223] Wihlborg, O.: The effect of washing with chlorhexidine soap on wound infection rate in general surgery. A controlled clinical study. Ann. Chir. Gynaec. 76 (1987) 263–265.

[224] Wiley, A. M., M. Barnett: Clean Surgeons and clean Air. Clin. Orthop. Rel. Res. 96 (1973) 168–175.

[225] Willemen, D., J. Paul, S. H. White et al.: Closed suction drainage following knee arthroplasty. Effectiveness and Risks. Clin. Orthop. Rel. Res. 264 (1991) 232–234.

[226] Williams, J. A., G. D. Oates, P. P. Brown et al.: Abdominal Wound Infections and Plastic Wound Guards. Br. J. Surg. *59* (1972) 142 – 146.
[227] Windorfer, A.: Rechtliche Hilfen für die Durchsetzung der Hygiene-Richtlinien des Bundesgesundheitsamtes. Krh. Hyg. Inf. Verh. *5* (1987) 130 – 137.
[228] Wooster, D. L., R. E. Louch, S. Krajden: Intraoperative Bacterial Contamination of Vascular Grafts: A Prospective Study. Can. J. Surg. 28 (1985) 407 – 409.

Anhang

Im folgenden werden die 10 Hygieneregeln für die einzelnen chirurgischen Bereiche noch einmal zusammengefaßt. Sie sind einfach gehalten und daher in allen Kliniken anwendbar. Sie gewähren bei entsprechender Disziplin ausreichende Sicherheit, sind patienten- und personalfreundlich und leicht überprüfbar. Natürlich können sie nicht alle Situationen des chirurgischen Alltages bis ins Letzte vorgeben, im Einzelfall kann und muß eventuell anders entschieden und gehandelt werden. Hier sollte dann im Zweifel die sicherste Alternative zum Schutz für Patienten und Personal gewählt werden. Sind die Infektionen einer Klinik systematisch erfaßt, kann auf Probleme, wie z. B. das Auftreten resistenter Keime auf einer Intensivstation, schnell mit einer Verschärfung der Regeln reagiert werden.

Die Regeln basieren auf den im vorherigen Kapitel diskutierten Literaturstellen und der Diskussion anläßlich unseres Kongresses am 20./21. März 1992 und sind außer von den Herausgebern (Schweins, Holthausen, Neugebauer, Troidl, Daschner) auch von Prof. Fahrtmann überarbeitet worden.

Die Zahlen in eckigen Klammern beziehen sich auf die Literaturzitate im vorigen Kapitel.

Hygieneregeln OP-Bereich

1. Betreten des OP-Bereiches nach dem Umkleiden in der Personalschleuse mit OP-Kleidung und OP-Schuhen. Vor dem Betreten ist eine hygienische Händedesinfektion durchzuführen (30 Sekunden). [24, 30, 122, 202, 220, 222, 12]
2. Von allen Personen sind Hauben zu tragen. Gesichtsmasken nur von den Personen, die unmittelbar an der Operation beteiligt sind (OP-Team, Anästhesist bei der Intubation). Vor jeder Operation sind neue Masken anzulegen. [11, 12, 87, 88, 101, 123, 142, 144, 148, 165, 173, 184, 195, 211]
3. Aus Sicherheitsgründen sind Schmuckstücke aller Art abzulegen. [129, 30]
4. Die chirurgische Händedesinfektion wird folgendermaßen durchgeführt:
   Vor der 1. Operation:
   a) Wasch/Reinigungsphase:
      Bei grober Verschmutzung 1(–2) Minuten mit Seife waschen, dabei Bürsten nur von Nägeln und Nagelfalz.
   b) Desinfektionsphase:
      3 Minuten Verreiben eines Desinfektionsmittels auf Alkoholbasis, dabei Feuchthalten von Unterarmen und Händen.

   Vor jeder weiteren Operation:
   1(–2) Minuten Desinfizieren von Unterarmen und Händen. [9, 11, 13, 64, 65, 72, 136, 151, 161, 171, 152, 197]

5. Jede Operation wird im sterilen Kittel und mit sterilen Einmalhandschuhen durchgeführt. Aus Sicherheitsgründen und bei bekannten Risikopatienten (Hepatitis, HIV-positiv) werden doppelte Handschuhe empfohlen, in der Unfallchirurgie und Orthopädie immer. Bei sichtbarer Perforation werden die Handschuhe gewechselt. Einmalhandschuhe, Kittel und Mundschutz werden nach jeder Operation im OP-Saal ausgezogen und in die entsprechenden Müllbehälter entsorgt. Nach der Operation ist eine hygienische Händedesinfektion durchzuführen:
   Desinfektionsmittel auf die Innen- und Außenfläche der Hände, der Unterarme und zwischen den Fingern verteilen und gründlich verreiben (30 Sekunden). [58, 60, 61, 72, 74, 99, 153, 154, 161, 167, 174, 181, 208]
6. Die Patienten werden durch die Patientenschleuse in den OP-Trakt befördert. Gehfähige Patienten können sich auf Wunsch selbständig auf die vorbereitete Lafette legen. [149, 156]
7. Die Rasur des OP-Feldes erfolgt unmittelbar nach der Intubation nur im Bereich der zu erwartenden Wunde mit dem elektrischen Rasierer. Die Hautdesinfektion beim Patienten erfolgt durch 2–3minütiges Verreiben einer Desinfektionslösung auf PVP-Jod- oder Alkoholbasis. Dabei wird von zentral nach peripher abgewaschen, nach dem Abwaschen der unsterilen Randbereiche ist der Tupfer auszutauschen. Es erfolgt in der Regel eine einfache Abdeckung um das OP-Feld. [20, 30, 49, 58, 61, 69, 84, 95, 108, 139, 143, 161, 198]
8. Die Türen im OP-Saal sind immer geschlossen zu halten. Personenverkehr und Gespräche sind auf das Notwendigste zu beschränken. [10, 43, 164]
9. Alle verbrauchten Einmalmaterialien sind nach der Operation im OP-Saal in die entsprechenden Abfallbehälter zu entsorgen.
   OP-Instrumente werden nach Plan (hauptsächlich thermisch) in der Zentralsterilisation wieder aufbereitet.
   Der Fußboden ist nach jeder Operation nur unmittelbar um den OP-Tisch herum zu desinfizieren (z. B. TETA-S, Ultrasol F 0,5% – 1%, Incidin perfekt 0,5%). Das OP-Programm kann ohne Verzögerung weiterlaufen. Nach Beendigung des OP-Programmes sind der gesamte Fußboden, OP-Tische, Beleuchtung und andere Geräte einmal zu desinfizieren. [30, 38, 64, 105, 192, 215]
10. Die Operationen sind so zu organisieren, daß entsprechend der Einteilung von CDC und BGA in saubere bis schmutzige Operationen eine zeitliche Reihenfolge von a = sauber über b = sauber/kontaminiert nach c = schmutzig eingehalten wird. Eine räumliche Zuordnung von z. B. septischen Operationen zu bestimmten Operationssälen ist nicht notwendig. [2, 10, 63, 65, 67, 75, 82, 95, 110, 111, 178, 192]

Hygieneregeln chirurgische Intensivstation

1. Das immer auf der Intensivstation arbeitende Personal trägt eine spezielle Bereichskleidung. Haarschutz und Gesichtsmasken sind routinemäßig nicht zu tragen. [25, 29, 76, 205]
2. Vor dem Betreten der Intensivstation und nach jedem Patientenkontakt mit Infektionsgefahr ist eine hygienische Händedesinfektion durchzuführen: Desinfektionsmittel auf die Innen- und Außenfläche der Hände, der Unterarme und zwischen den Fingern verteilen und gründlich verreiben (30 Sekunden). [3, 13, 18, 24, 75, 206]
3. Bei Visiten kann normale Straßenkleidung mit oder ohne weißen Schutzkittel getragen werden. Bei Tätigkeiten am Patienten mit Infektionsgefahr sind Handschuhe anzulegen, anschließend erfolgt eine hygienische Händedesinfektion. [3, 13, 18, 24, 25, 29]
4. Größere Maßnahmen am Patienten sind außerhalb der Routinevisiten durchzuführen (Verband-/Katheterwechsel etc). Dazu wird ein spezieller Schutzkittel oder eine Plastikschürze übergezogen. [13, 137, 205]
5. An jedem Patientenbett hängt ein gesondertes Stethoskop, was ausschließlich dem Patienten zugeteilt ist. Bei Patientenwechsel und mindestens 1 × tgl. gründliche Reinigung des Stethoskops mit Desinfektionsmittel auf Alkoholbasis. [13, 18]
6. Vor Injektionen (i. m., s. c., i. v.) und Blutabnahmen wird an der Einstichstelle eine Desinfektion mit einem Desinfektionsmittel auf Alkoholbasis durchgeführt. [28, 31, 90, 158]
7. Infusionsbestecke werden alle 48–72 Stunden gewechselt. Periphere Verweilkanülen alle 3 Tage. Zentrale Venenkatheter werden an der Eintrittsstelle nicht verbunden und weiter peripher fixiert. Der Wechsel von ZVK ist nicht routinemäßig, sondern nur bei sichtbarer Rötung oder klinischem Verdacht auf eine Katheterinfektion notwendig. [30, 57, 130, 133, 157, 159, 201]
8. Besucher müssen aus hygienischen Gründen keinen Schutzkittel, Haar- oder Mundschutz tragen, direkter Patientenkontakt ist möglich. Bei Betreten der Intensivstation muß eine hygienische Händedesinfektion durchgeführt werden. [15, 29, 76, 205, 211]
9. Waschbecken sollten 3 × tgl. mit umweltfreundlichem Mittel gereinigt, Betten 1 × tgl. z. B. mit TETA-S und einem frischen Tuch abgewischt werden. Patientennahes Mobiliar und Geräte mit häufigem Händekontakt mindestens 1 × pro Schicht scheuer-/wischreinigen. Der Fußboden muß mindestens 2 × tgl. (auch Sa/So) mit umweltfreundlichem Reiniger gereinigt werden. [64, 70, 117]
10. Instrumente werden nach dem einmaligen Gebrauch in der Zentralsterilisation sterilisiert oder chemisch/thermisch (Endoskope) sterilisiert. [70, 117]

Hygieneregeln chirurgische Normalstation

1. Das Personal trägt weiße Bereichskleidung oder Privatkleidung mit weißem Schutzkittel. [64]
2. Bei allen Maßnahmen am Patienten, bei denen Kontakt mit Körpersekreten erwartet werden muß, sind Handschuhe zu tragen (Verbandwechsel, spezielle Untersuchungen, Wundversorgungen, Katheterwechsel). [25, 29, 33, 95, 98, 100, 193]
3. Nach jedem Patientenkontakt mit Infektionsgefahr ist eine hygienische Händedesinfektion durchzuführen:
   Desinfektionsmittel auf die Innen- und Außenfläche der Hände, der Unterarme und zwischen den Fingern verteilen und gründlich verreiben (30 Sekunden).
   Bei allen Patienten mit Hepatitis oder HIV sind bei Tätigkeiten mit Verletzungsgefahr als Schutzmaßnahme doppelte Handschuhe und bei Blutverspritzen Masken zum Selbstschutz zu tragen. Das routinemäßige Tragen von Haar- oder Mundschutz ist unnötig. [74, 99, 153, 154, 174, 208]
4. Vor Injektionen (i. m., s. c., i. v.) und Blutabnahmen wird an der Einstichstelle eine Desinfektion mit einem Desinfektionsmittel auf Alkoholbasis durchgeführt. [28, 31, 90, 158]
5. Infusionsbestecke werden alle 48 – 72 Stunden gewechselt, periphere Verweilkanülen alle 3 Tage. Zentrale Venenkatheter werden an der Eintrittsstelle nicht verbunden und weiter peripher fixiert. Der Wechsel von ZVK ist nicht routinemäßig, sondern nur bei sichtbarer Rötung oder klinischem Verdacht auf Katheterinfektion notwendig. [30, 57, 130, 133, 157, 159, 201]
6. Saubere Wunden werden am 2. postoperativen Tag vom Pflaster/Verband befreit und ohne Pflaster/Verband belassen, es sei denn, der Patient wünscht Pflaster oder Verband. Bei Wunden in Problemzonen (Leiste, adipöse Bauchdecken) wird bis zur Klammer-/Fädenentfernung der Verband in 2tägigen Abständen gewechselt. [55, 56, 59, 170, 213]
7. Schmierende oder sekundär heilende Wunden werden der Hygienefachschwester oder dem Hygienebeauftragten gemeldet. Der Verbandwechsel erfolgt so häufig wie nötig (sauberer Verband). Offene Wunden werden im Bett oder unter der Dusche gespült. [5, 44, 64, 104, 125, 160, 170]
8. Wenn möglich sollen Patienten mit septischen Wunden in eigenen Zimmern untergebracht sein. Ein separater Verbandwagen ist nicht erforderlich. [5, 64, 160, 170]
9. Am Morgen der Operation sollten die Patienten duschen, alle weiteren Maßnahmen finden im OP-Bereich statt. [14, 47, 60, 93, 94, 95, 188]
10. Patientenzimmer werden 1 × tgl. mit einem umweltfreundlichen Reiniger gewischt, besondere Aufmerksamkeit gilt den Waschbecken.

Patientenbetten werden nach der Entlassung des Patienten mit umweltfreundlichem Reiniger gesäubert. Nach Patienten mit meldepflichtigen Erkrankungen und bei sichtbarer Verschmutzung (Blut, Exkremente) werden die Betten mit einer 0,5% Desinfektionslösung abgewischt. [64, 70, 117]

Hygieneregeln chirurgische Ambulanz

1. Das Personal trägt weiße Bereichskleidung oder Privatkleidung mit/ohne weißem Schutzkittel. Bei sichtbarer Verschmutzung ist die Kleidung zu wechseln. [64]
2. Bei allen Maßnahmen am Patienten, bei denen Kontakt mit Körpersekreten befürchtet werden muß, sind Handschuhe zu tragen (Verbandwechsel, spezielle Untersuchungen, Wundversorgungen). Eine räumliche Trennung septisch/aseptisch ist unnötig. [25, 29, 33, 95, 98, 100, 193]
3. Nach jedem Patientenkontakt ist eine hygienische Händedesinfektion durchzuführen. Während aller Tätigkeiten mit Verletzungsgefahr bei Patienten mit HIV oder Hepatitis sind doppelte Handschuhe, bei Sekret-/Blutverspritzen Maske zu tragen. [74, 99, 109, 153, 154, 174, 208]
4. Routinemäßiges Tragen von Haar- und Mundschutz ist unnötig.
   Bei kleineren Wundversorgungen sind eine hygienische Händedesinfektion und Handschuhe notwendig. Reinigung der Wunde vom Grobschmutz und sparsame Haarentfernung. Desinfektion mit alkoholischen Präparaten 2–3 Minuten. [41, 51, 119, 191]
5. Größere Wundversorgungen und vor allem Gelenkpunktionen sind unter sterilen Bedingungen durchzuführen:
   Sterile Kittel, Handschuhe und Haarschutz für den Arzt, chirurgische Händedesinfektion. Abwaschen und Abdecken des OP-Feldes wie bei operativen Eingriffen. [41, 51, 119, 191]
6. Offene Frakturen werden entweder steril abgedeckt oder der bestehende Verband bis in den OP-Saal belassen. [210, 216]
7. Vor jeder Injektion oder Blutabnahme wird der entsprechende Hautbezirk mit einem Desinfektionsmittel auf Alkoholbasis desinfiziert. [28, 31, 90, 158]
8. Das Stethoskop sollte nach jedem Patientenkontakt, bei dem es potentiell kontaminiert wurde, mit Desinfektionsmittel auf Alkoholbasis abgerieben werden, mindestens 1 × tgl. [13, 18]
9. Benutzte Instrumente werden zur Zentralsterilisation gebracht.
   Gebrauchte endoskopische Instrumente werden nach der Grobreinigung einer chemisch/thermischen Desinfektion unterzogen (Waschmaschine). [70, 117]
10. 1 × tgl. ist eine Flächenreinigung des Fußbodens, der Liegen, aller patientennahen Flächen und der Verbandwagen durchzuführen. [64, 70, 117]

Sachregister